医学免疫学与微生物学

（第 2 版）

郝 钰 主 编

国家开放大学出版社·北京

图书在版编目（CIP）数据

医学免疫学与微生物学/郝钰主编. —2 版. —北京：国家开放大学出版社，2022.1（2023.5重印）

ISBN 978 - 7 - 304 - 11212 - 7

Ⅰ.①医… Ⅱ.①郝… Ⅲ.①医学 - 免疫学 - 开放教育 - 教材②医学微生物学 - 开放教育 - 教材 Ⅳ.①R392②R37

中国版本图书馆 CIP 数据核字（2021）第 271972 号

医学免疫学与微生物学（第 2 版）

YIXUE MIANYIXUE YU WEISHENGWUXUE

郝 钰 主 编

出版·发行：国家开放大学出版社

电话：营销中心 010 - 68180820 　　　总编室 010 - 68182524

网址：http://www.crtvup.com.cn

地址：北京市海淀区西四环中路 45 号 　　　邮编：100039

经销：新华书店北京发行所

策划编辑：王 普 　　　　　版式设计：何智杰

责任编辑：刘 洁 　　　　　责任校对：吕昀鑫

责任印制：武 鹏 马 严

印刷：河北华商印刷有限公司

版本：2022 年 1 月第 2 版 　　　2023 年 5 月第 3 次印刷

开本：787mm×1092mm　1/16 　　　印张：19.25　　字数：445 千字

书号：ISBN 978 - 7 - 304 - 11212 - 7

定价：43.00 元

（如有缺页或倒装，本社负责退换）

意见及建议：OUCP_KFJY@ ouchn. edu. cn

　　本教材第 1 版于 2015 年出版，经过多年的使用实践，收获了广大读者的好评。第 2 版是在第 1 版的基础上，总结教师和学生的使用体验和学科发展进行修订的。

　　本教材主要是为国家开放大学护理学等专科专业的学生编写的，包括医学免疫学和医学微生物学两门课的内容。医学免疫学与医学微生物学在学科发展及学科内容上内在联系紧密，因而整合为一门课程，但二者又是相对独立的学科。医学免疫学与医学微生物学是重要的医学基础课程，是学习临床专业课的必要基础。

　　本版教材完整保留了上一版的体系框架和模块，在保持各学科知识的系统性和完整性的基础上，突出基本理论、基本知识和基本技能的内容，贯彻理论联系实际、基础与临床相结合的原则。在教学内容的选取上，本教材充分考虑护理学等专业的特点及开放教育学生学习方式的特殊性，使内容更有针对性和可读性，体现"好学，易懂，有新鲜感"的特色。每章均包括"学习目标""本章知识结构导图""正文""本章小结""学习活动"等模块。"学习目标"依据教学大纲要求，以简明扼要的语言叙述。"本章知识结构导图"以清晰的网络线条展现该章的内容框架。"正文"基本按传统的方式介绍，力求语言简明易懂，抽象的免疫学原理配以图片使之形象化；有的内容配以"提示"，或引导学习者学以致用，或点明学习要点。"本章小结"帮助学习者梳理和掌握重点知识内容。章末"学习活动"包括"案例与分析"和"自测练习"，"案例与分析"使理论和实际紧密联系，培养学习者的临床思维能力；"自测练习"与考核内容紧密相关，帮助学习者有效地复习。本版教材秉承思想性、科学性、先进性、启发性和适用性的原则进行修订，使内容更新、更精。

　　本教材第一章、第六章、第八章、第十一章由北京中医药大学郝钰教授编写，第二章、第三章、第五章、第十二章由北京中医药大学曾郁敏副教授编写，第四章由北京中医药大学贾翎副教授编写，第七章、第十章、第十四章由北京中医药大学王旭丹副教授编写，第九章由黑龙江开放大学李凤华副教授和北京中医药大学贾翎副教授编写，第十三章由国家开放大学唐已婷副教授编写。全书由郝钰教授统稿和定稿。

　　在本课程教学大纲的制定、多媒体教材一体化设计方案的编制、教材样章的编写及第 1 版书稿的修改和审定过程中，北京中医药大学邱全瑛教授，首都医科大学张力平教授、王炜副教授等专家提出了许多宝贵意见和修改建议，在此表示衷心感谢！

　　本教材既适合国家开放大学护理学等专科专业学生使用，也适合其他网络教育、普通高校同层次护理学专业学生使用，还可供各层次护理教学的教师作为参考教材使用。

编　者

2021 年 10 月

　　本教材主要是为国家开放大学护理学等专科专业的学生编写的，包括医学免疫学和医学微生物学两门课的内容。医学免疫学与医学微生物学从学科发展及学科内容上内在联系紧密，因而整合为一门课程，但二者又是相对独立的学科。医学免疫学与医学微生物学是重要的医学基础课程，是学习临床专业课的必要基础。

　　本教材分为上、下两篇，共14章，上篇为医学免疫学，下篇为医学微生物学。本教材在保持各学科知识的系统性和完整性的基础上，突出基本理论、基本知识和基本技能（"三基"）的内容，贯彻理论联系实际、基础与临床相结合的原则。在教学内容的选取上，充分考虑护理学等专业的特点及开放教育学生学习方式的特殊性，使得本教材的内容更有针对性和可读性，体现"好学，易懂，有新鲜感"的特色。每章均包括"学习目标""本章知识结构导图""正文""本章小结""学习活动"等模块。"学习目标"依据教学大纲要求，以简明扼要的语言叙述。"本章知识结构导图"以清晰的网络线条展现该章的内容框架。"正文"基本按传统的方式介绍，力求语言简明易懂，抽象的免疫学原理配以图片使之形象化；有的内容配以"提示"，或引导学习者学以致用，或点明学习要点。"本章小结"帮助学习者梳理和掌握重点知识内容。章末"学习活动"包括"案例与分析"和"自测练习"，"案例与分析"使理论和实际紧密联系，培养学习者的临床思维能力；"自测练习"与考核内容紧密相关，帮助学习者有效地复习。另外，与这本文字教材配套的还有录像教材和网络课程，三者既相对独立，又优势互补，学习者可将三者有机结合，提高学习效率和学习效果。

　　本教材第一章、第六章、第八章、第十一章由北京中医药大学郝钰教授编写，第二章、第三章、第五章、第十二章由北京中医药大学曾郁敏副教授编写，第四章由北京中医药大学贾翎副教授编写，第七章、第十章、第十四章由北京中医药大学王旭丹副教授编写，第九章由黑龙江广播电视大学李凤华副教授和北京中医药大学贾翎副教授编写，第十三章由国家开放大学唐巳婷副教授编写。全书由郝钰教授统稿和定稿。

　　在本课程教学大纲的制定、多媒体教材一体化设计方案的编制、教材样章的编写及书稿的修改和审定过程中，北京中医药大学邱全瑛教授，首都医科大学张力平教授、王炜副教授等专家提出了许多宝贵意见和修改建议，在此表示衷心感谢！

　　本教材既适合国家开放大学护理学等专科专业学生使用，也适合其他网络教育、普通高校同层次护理学专业学生使用，还可供各层次护理教学的教师作为参考教材使用。

　　由于编者学术水平和写作能力所限，教材中难免存在遗漏和不足，敬请读者和同道批评指正。诚挚欢迎使用了本教材的教师与学生为其进一步改进提出意见和建议。

编　者

2014 年 9 月

上篇　医学免疫学

下篇　医学微生物学

上 篇
医学免疫学

第一章

医学免疫学概论

本章知识结构导图

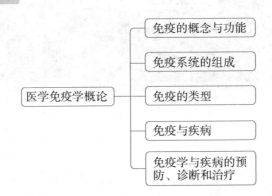

医学免疫学概论
- 免疫的概念与功能
- 免疫系统的组成
- 免疫的类型
- 免疫与疾病
- 免疫学与疾病的预防、诊断和治疗

　　免疫学是研究机体免疫系统结构和功能的科学，包括免疫系统的组织结构，免疫系统对"自己"和"非己"的识别，对"非己"产生应答及清除的效应机制，对"自己"产生免疫耐受及其维持、破坏的机制等。医学免疫学还研究免疫功能异常所致的病理损伤及其机制，以及免疫学理论、方法和技术在疾病预防、诊断和治疗中的应用等。免疫学已渗透到医学、生物学的多个学科，形成广泛交叉，并成为生命科学的支柱学科之一，极大地推动了医学和生物学的发展。医学免疫学是免疫学的重要分支学科，是医学领域的重要基础课之一。

第一节　免疫的概念与功能

　　我们生存的环境中存在各种各样的微生物，包括细菌、病毒和真菌等，随时可能感染我们的机体，造成感染性甚或传染性疾病。但通常情况下，患感染性或传染性疾病的人还是少数。某些传染病在人群中的传播和流行能够成为严重危害人类的烈性传染病或瘟疫，有很高的病死率，曾夺去无数人的生命。但每次瘟疫之后，总有人能生存下来，且获得了更强的对这种病的抵抗力。免疫即为免除疫病，疫病指传染性疾病。免疫的英文 immunity 一词源于拉丁文 immunitas，意为免除劳役和税赋，在医学领域则寓意机体对感染性疾病具有抵抗力。历史上，免疫一度被认为仅是抵抗病原生物感染而保护机体的一种功能。然而，随着对更多现象的观察，人们发现非感染性异物也能引起免疫反应，而且在某些情况下，机体对病原体的防御或对异物的清除作用也能引起组织损伤和疾病。因此，现代免疫学认为，免疫是机体识别"自己"和"非己"，对"非己"产生免疫应答加以清除，对"自己"产生免疫耐受的一种生理功能。正常情况下，产生免疫保护作用以维持机体内环境的稳定；异常情况下，产生免疫损伤，导致疾病的发生和发展。

> **提 示**
>
> 免疫是一把双刃剑，正常情况下对机体产生免疫保护作用；异常情况下，对机体产生免疫损伤而导致疾病。因此，并非在任何情况下增强机体免疫功能对机体都是有利的。

机体的免疫功能由免疫系统执行，免疫系统的功能可表述为以下三个方面（表1-1）。

表1-1　免疫系统的功能

功　能	正常情况下	异常情况下
免疫防御	防止病原生物侵害	超敏反应或免疫缺陷
免疫自稳	清除损伤或衰老的自身细胞	自身免疫病
免疫监视	清除突变细胞/被感染细胞	细胞癌变或持续感染

1. 免疫防御　免疫防御是指机体抵抗病原生物的入侵并将其清除的免疫保护作用，即抗感染免疫。若此种反应过强或持续时间过长，则在清除病原生物的同时，也可能引起组织损伤或功能异常，发生超敏反应；若反应过低或缺失，则可发生免疫缺陷病。

2. 免疫自稳　免疫自稳是指免疫系统通过对"自己"耐受和清除体内损伤、衰老和死亡的细胞，维持机体内环境相对稳定的一种生理调节功能。此调节功能紊乱，免疫系统将"自己"视为"非己"，对自身成分产生免疫应答，则引起自身免疫病。

3. 免疫监视　免疫监视是指免疫系统识别体内不断出现的畸变和突变细胞及被病原体感染的细胞，并将其清除。此种功能减弱，将会发生肿瘤或持续性感染。

> **提 示**
>
> 免疫系统对"非己"物质产生免疫应答加以清除。病原生物属于外来的"非己"物质，畸变细胞和突变细胞属于体内产生的"非己"物质，所以免疫系统有抗感染和抗肿瘤作用。

第二节　免疫系统的组成

机体的免疫系统（Immune System）是执行免疫功能的组织系统，由免疫器官与组织、免疫细胞和免疫分子三部分组成。

1. 免疫器官与组织　免疫器官分为中枢免疫器官和外周免疫器官，中枢免疫器官包括骨髓、胸腺（禽类还有腔上囊），是免疫细胞发生和分化发育的场所；外周免疫器官和组织包括淋巴结、脾脏和黏膜相关淋巴组织等，是成熟免疫细胞定居的部位，也是适应性免疫应答发生的主要场所。

2. 免疫细胞　免疫细胞是免疫应答的主要执行者，其中绝大多数来源于骨髓造血干细胞。免疫细胞可分为固有免疫细胞和介导适应性免疫应答的细胞。固有免疫细胞包括吞噬细胞（单核/巨噬细胞、中性粒细胞等）、树突状细胞（Dendritic Cell，DC）、自然杀伤细胞（Natural Killer Cell，NK）、固有样淋巴细胞（NKT 细胞、γδT 细胞、B1 细胞）、固有淋巴样细胞（Innate Lymphoid Cells，ILCs）（ILC1、ILC2、ILC3）及肥大细胞、嗜酸/碱粒细胞等，履行固有免疫功能。其中树突状细胞、巨噬细胞（Macrophage，M）又是抗原呈递细胞（Antigen Presenting Cell，APC），也参与适应性免疫应答。介导适应性免疫应答的细胞主要是 T 淋巴细胞（简称 T 细胞）和 B 淋巴细胞（简称 B 细胞）。各类细胞间相互协作，共同完成机体的免疫功能。此外，从广义上讲，红细胞、血小板、上皮细胞、内皮细胞、脂肪细胞等多种细胞均具有免疫功能。

3. 免疫分子　免疫分子种类繁多，包括由免疫细胞分泌的可溶性分子和表达于免疫细胞表面的膜分子。前者包括多种免疫效应分子，如抗体、补体（Complement，C）和细胞因子（Cytokin，CK）等；后者包括 T 细胞抗原受体（T Cell Antigen Receptor，TCR）和 B 细胞抗原受体（B Cell Antigen Receptor，BCR），某些固有免疫细胞的模式识别受体（Pattern Recognition Receptor，PRR），白细胞分化抗原、黏附分子、主要组织相容性分子和各类受体分子（如补体受体、细胞因子受体）等。它们参与对"非己"物质的识别、介导免疫细胞之间的相互协作，具有极其广泛的作用。

在免疫系统自身的调节及神经–内分泌–免疫网络的调节下，免疫系统各组分的功能协调，维持机体内环境的相对稳定；否则，将引起各种免疫性疾病。

> **提　示**
>
> 免疫系统因先天（基因突变）或后天因素造成的其中任何组分的缺乏或异常均可导致免疫缺陷，其主要临床表现为反复发生且难以控制的感染。

第三节　免疫的类型

根据种系和个体免疫系统的进化、发育及免疫效应机制和作用特点，机体的免疫可分为固有免疫和适应性免疫两种类型（图 1 - 1）。从种系进化上，最早出现的是固有免疫，随着种系发育逐渐出现适应性免疫；从个体反应上，接触异物先由固有免疫发挥作用，后发生适应性免疫。固有免疫是适应性免疫的基础，参与适应性免疫的启动、效应和调节；适应性免疫是固有免疫的延续，进一步加强和优化固有免疫的效应。两者协同发挥机体的免疫功能。

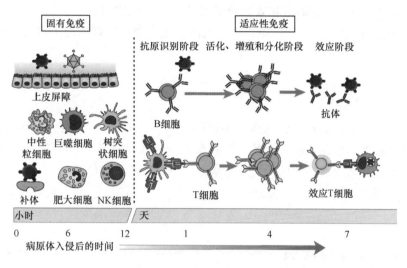

图 1 - 1　固有免疫和适应性免疫应答的基本过程

1. 固有免疫　固有免疫（Innate Immunity）在个体出生时就具备，可以遗传，故又称天然免疫（Natural Immunity）或先天免疫（Native Immunity）。其主要特点是：① 非特异性。固有免疫的识别方式是模式识别，识别的是一类病原体的共有组分，而不能精细区别不同的病原体，故其作用范围广，亦称非特异性免疫（Nonspecific Immunity）。② 发挥效应迅速。固有免疫在接触病原体后即刻发挥作用，最先由各种屏障和体内预存的免疫分子发挥作用，随后固有免疫细胞如巨噬细胞等介导炎症反应以清除病原体。因细胞无须进行克隆增殖，故发挥效应快，是机体抵抗病原体感染的第一道防线和第二道防线。③ 无免疫记忆。固有免疫的应答模式和强度并不因病原体的反复感染而改变。

2. 适应性免疫　适应性免疫（Adaptive Immunity）为非遗传获得，是个体在生活过程中接触抗原物质后产生的，故又称获得性免疫（Acquired Immunity）。其主要特点是：① 特异性。适应性免疫的识别方式是抗原特异性识别，由 T/B 细胞表面高度多样性的抗原识别受体 TCR/BCR 对抗原进行精细识别，仅针对特定抗原发挥免疫效应，故又称为特异性免疫（Specific Immunity）。② 发挥效应较迟。适应性免疫在接触病原体后，需经历淋巴细胞的活化、增殖和分化，产生效应细胞和效应分子，才能发挥免疫效应，是机体抵抗病原体感染的第三道防线。③ 有免疫记忆。免疫系统初次接触抗原发生应答后留下记忆细胞，再次接触相同抗原时，产生比初次加快、增强的免疫应答和效应。

适应性免疫应答分为 T 细胞介导的细胞免疫（Cellular Immunity）和 B 细胞介导的体液免疫（Humoral Immunity），两者有不同的效应机制，负责清除不同性质的抗原性异物。适应性免疫应答是一个由多种免疫细胞和免疫分子参与的极为复杂的过程，其基本过程大致可分为三个阶段：① 抗原识别阶段。抗原呈递细胞摄取、加工处理和呈递抗原，T/B 细胞抗原受体特异性识别抗原。② 活化、增殖和分化阶段。T/B 细胞识别抗原后活化、增殖并分化为效应 T 细胞或浆细胞并产生抗体。在此阶段，部分 T/B 细胞可分化为长寿命的记忆细胞。③ 效应阶段。免疫效应细胞和效应分子发挥作用。正常情况下，可通过细胞免疫效应和体液免疫效应，清除"非己"抗原，维持机体生理平衡；病理情况下也可引起免疫损伤，导致相关疾病。

> **提 示**
>
> 　　免疫系统由三个层次的防御组成，保护机体的第一道防线是皮肤黏膜屏障；如果病原体突破屏障而进入机体，固有免疫系统的细胞和分子迅速反应，即第二道防线，常足以抵御病原体感染；否则启动适应性免疫系统，形成第三道防线。

第四节　免疫与疾病

　　免疫系统能够识别"自己"和"非己"，对"非己"产生应答并加以清除，对"自己"则处于免疫耐受（免疫耐受的相关介绍详见第六章第三节）。免疫系统拥有严密的调控机制，以维持内环境稳定。如果免疫失调，则可能发生免疫相关疾病。免疫系统对"非己"物质的应答常伴随炎症反应；如果免疫应答失控，则导致病理损伤而产生超敏反应，如结核病等。在某些情况下，免疫系统因"自己"的免疫耐受被打破而产生免疫应答，则导致自身组织和器官损伤，产生自身免疫病，如类风湿关节炎、系统性红斑狼疮等。如果免疫系统的某种成分有缺陷，则影响机体的免疫功能，产生免疫缺陷病。免疫系统对来自异体的组织和器官会发生移植排斥反应；对体内出现的肿瘤细胞发生抗肿瘤免疫反应，但肿瘤细胞可通过各种方式进行免疫逃逸。现已发现许多临床疾病的发生发展与免疫有关。

第五节　免疫学与疾病的预防、诊断和治疗

　　随着医学免疫学的快速发展，应用免疫学的原理、技术和方法进行疾病的预防、诊断和治疗也愈加广泛。根据特异性免疫及免疫记忆的原理，通过接种疫苗等生物制品预防某些传染病卓有成效；应用免疫学技术诊断疾病具有特异性强、灵敏度高及快速简便等优点，已成为临床疾病的重要诊断手段之一；采用抗体、细胞因子、体外扩增的免疫细胞、治疗性疫苗等调节机体的免疫功能以达到治疗疾病的目的，这种免疫生物疗法已应用于肿瘤、自身免疫病、移植排斥反应等疾病的治疗，并有更广泛的应用前景。

机体经历了某种微生物感染后会获得针对该微生物的抵抗力（免疫力），一定时间内一般不会再次被同一种微生物感染，这种现象称为免疫记忆，由初次感染后体内产生的记忆性淋巴细胞介导。当同一种微生物再次进入体内时，这些记忆细胞迅速活化，产生抗微生物效应。用灭活的病原微生物或其组分制成疫苗对机体进行接种可以人为诱导免疫记忆，起到预防传染病的作用。

附：免疫学发展简史

免疫学是人类在防治疾病过程中发展起来的，可将其发展过程分为以下三个时期。

1. 经验免疫学时期　我国人民在很早以前就已认识到免疫现象及其在防病中的重要性。如在古医书《黄帝内经》中记载"正气存内，邪不可干"，表明疾病的发生与机体的抗邪防病能力密切相关。中医治疗疾病也非常注重增强机体的抵抗力以促进康复，即所谓的扶正祛邪。我国晋代葛洪所著的《肘后方》中记载了防治狂犬病"杀犬取脑敷之则后不复发"，可以说是人工免疫防治疾病的萌芽。公元16世纪，我国医书有了接种人痘苗预防天花的记载，人痘接种传至国外多个国家。1798年，詹纳（Jenner）成功应用接种牛痘苗预防天花，成为免疫学发展的第一个里程碑。

2. 科学免疫学时期　免疫学的形成源于抗感染免疫。自19世纪中叶开始，随着微生物检测、培养、分离等技术的发展，科学家们先后发现了多种病原菌。法国科学家巴斯德（Pasteur）首先研制出鸡霍乱疫苗、炭疽疫苗和狂犬病疫苗，并证明接种疫苗后可预防相应的传染病，人工主动免疫预防疾病从此得到迅速发展和广泛应用。俄国生物学家梅契尼科夫（Metchnikoff）发现吞噬细胞可吞噬微生物，于1883年提出了细胞免疫假说。19世纪后叶，贝林（Behring）和北里（Kitasato）研制出白喉抗毒素用于治疗白喉患者，开创了人工被动免疫防治疾病的新方法，同时也兴起了体液免疫的研究。随后，人们将能诱导抗体产生的物质称为抗原。基于抗原与抗体特异性结合的特点，于1900年前后建立了传染病的血清学诊断方法。博德特（Bordet）发现了补体，埃利希（Ehrlich）深入研究了抗体的形成并于1897年提出了侧链学说，他们成为免疫化学研究的先驱。19世纪末，对机体免疫机制的认识出现了体液免疫学派和细胞免疫学派两种不同的学派并有争论，从而推动了免疫学的发展。

进入20世纪中叶，免疫学开始突破抗感染免疫的束缚，人们对其的认识逐步趋向全面。1945年欧文（Owen）发现了异卵双生牛天然免疫耐受现象，在此基础上，免疫耐受以及免疫自身识别作为免疫识别的基础逐渐被明确。1955年，耶那（Jerne）提出天然抗体选择学说，并以此为基础于1974年最终完成免疫网络学说。1957年，伯内特（Burnet）和塔尔梅奇（Talmage）完善了克隆选择学说，初步奠定了现代免疫区分"自己"与"非己"的理论基础。1959 年阐明了抗体的四肽链结构。20 世纪 60 年代后，逐步证实 T 细胞和 B 细胞分别负责细胞免疫和体液免疫，二者之间有协同作用，并证明 T 细胞和 B 细胞各自存在不同的亚群。20 世纪 70 年代发现自然杀伤细胞。1975 年科勒（Kohler）和米尔斯坦（Milstein）建立的单克隆抗体技术在医学和生物学领域影响深远，同时也进一步证实了克隆选择学说。

3. 现代免疫学时期　20 世纪中后期，逐步进入现代免疫学时期。分子生物学的兴起，推动了免疫学的快速发展，人们对免疫应答的认识已深入到分子和基因水平。1978 年，日本分子生物学家利根川进（Susumu Tonegawa）揭示了抗体多样性的机制；1984 年，马克·戴维斯（Mark Davis）和斋藤（Chien Saito）等成功克隆了 T 细胞抗原受体的基因。同时，免疫识别及 T 细胞和免疫细胞相互作用的分子基础与机制，以及免疫细胞发育、分化、活化与信号转导的机制等逐步被阐明。如多尔蒂（Doherty）和辛克纳吉（Zinkernagel）发现并明确 T 细胞识别抗原有主要组织相容性复合体（Major Histocompatibility Complex，MHC）限制性，斯坦曼（Steinman）发现并证实树突状细胞在启动适应性免疫中的关键作用，博伊特勒（Beutler）和霍夫曼（Hoffman）揭示了固有免疫重要受体（Toll 样受体）与功能等。免疫学方法在疾病诊断、防治等方面的应用研究也取得很大进展，詹姆斯·艾利森（James Allision）和本庶佑（Tasuku Honjo）发现了抑制负性免疫调节的肿瘤免疫疗法。

很多学者为免疫学的发展做出了重要贡献，迄今已有 20 余位科学家由于免疫学理论或相关应用研究成果而获得诺贝尔奖。

本章小结

免疫是机体识别"自己"和"非己"，对"非己"产生免疫应答加以清除，对"自己"产生免疫耐受的一种生理功能。免疫是一把双刃剑，有免疫保护和免疫损伤两种作用。机体有免疫防御、免疫自稳和免疫监视三大免疫功能。免疫功能由免疫系统执行，免疫系统由免疫器官与组织、免疫细胞和免疫分子组成。机体有固有免疫和适应性免疫两种类型。固有免疫为天然免疫，有非特异性、作用迅速、无免疫记忆等特点；适应性免疫为获得性免疫，有特异性、作用较迟、有免疫记忆等特点。机体的组织屏障、固有免疫和适应性免疫是抵御微生物侵袭的三道防线。免疫系统拥有严密的调控机制，如果免疫失调，则可能发生免疫相关疾病，如过敏性疾病、自身免疫病、免疫缺陷病、肿瘤等。应用免疫学的原理、技术和方法进行疾病的预防、诊断和治疗，在临床应用愈加广泛。

学习活动 1-1

案例与分析

案例： 戴维（David）（图 1-2）是著名的重症联合免疫缺陷病（Severe Combined Immunodeficiency，SCID）患儿，于1970年出生于美国，他在无菌隔离罩中度过了他的一生。SCID是一种遗传性疾病，戴维的哥哥死于此病，戴维有50%的遗传可能。为了保证其生存，经剖宫产手术，戴维出生，并马上被放入无菌隔离罩，之后他被确诊患有SCID。他在无菌隔离罩中长大，与其他人的接触只能通过隔离罩的手套端口。为了让他能走出隔离罩自由生活，在他12岁的时候，医生给他移植了他姐姐的骨髓。移植的骨髓中带有一种常见的疱疹病毒——EB病毒（Epstein-Barr Virus，EBV），这是一种可致癌的病毒。戴维因此患了恶性淋巴瘤，并很快死于全身转移性淋巴瘤。

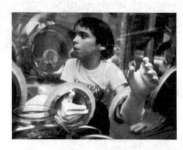

图1-2 生活在隔离罩中的戴维

案例与分析
参考答案

问题：

1. 戴维为什么必须生活在无菌环境中？

2. 戴维姐姐的骨髓带有EB病毒，但姐姐未患恶性淋巴瘤；戴维移植了姐姐的骨髓，为何患了恶性淋巴瘤并迅速转移？

3. 戴维进行骨髓移植后还应该考虑的主要问题是什么？

学习活动 1-2

自 测 练 习

一、单项选择题（请扫二维码进行在线测试）

在线自测

二、问答题

1. 简述固有免疫和适应性免疫的主要特点。

2. 免疫的功能有哪些？其免疫保护和免疫损伤的表现各有哪些？

3. 举出几种免疫性疾病。

（郝　钰）

第二章

抗 原

学习目标

掌握:

抗原、完全抗原与半抗原、抗原表位、胸腺依赖性抗原、非胸腺依赖性抗原的基本概念。

熟悉:

影响抗原免疫原性的因素,医学上重要的抗原物质。

了解:

丝裂原、超抗原和免疫佐剂的概念。

本章知识结构导图

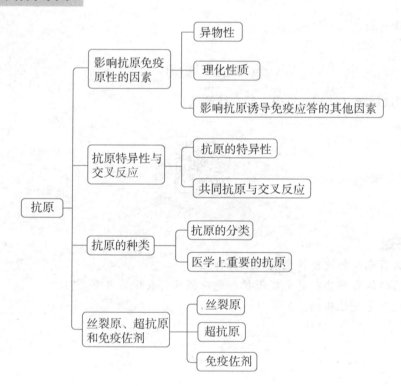

抗原（Antigen，Ag）是指能刺激机体T/B细胞活化，发生适应性免疫应答，并能与相应免疫应答产物（抗体或效应T细胞）在体内外发生特异性结合的物质。抗原物质的前一种性能，即刺激特定免疫细胞，使之活化、增殖、分化，最终产生免疫效应物质的性能，称为免疫原性；而后一种性能称为反应原性或抗原性，指抗原可在体内外与相应的免疫效应物质发生特异性结合的特性。

同时具有免疫原性和反应原性的物质称为完全抗原，如大多数蛋白质、细菌及其产生的外毒素等。只有反应原性而无免疫原性的物质称为半抗原或不完全抗原，一般为一些小分子物质如青霉素的降解产物、普鲁卡因、多糖、类脂等。

半抗原无免疫原性，不能引起免疫应答，但若将其与某些蛋白质载体（Carrier）结合在一起，则可使其获得免疫原性而变为完全抗原。某些小分子药物或其降解产物（半抗原）进入机体后可以和血浆蛋白或组织蛋白（载体）结合，成为完全抗原，刺激机体产生抗体。当这些药物半抗原再次注入体内时，由于其具有反应原性，可立即与其相应抗体结合，诱发病理性免疫反应，严重时甚至危及生命。

第一节 影响抗原免疫原性的因素

自然界中的物质种类很多，进入机体能否具有免疫原性，一方面取决于抗原物质本身，另一方面则取决于机体的反应性及抗原物质进入机体的方式。

一、异物性

异物性是抗原物质的首要性质。正常情况下，机体的免疫系统具有识别"自己"和"非己"物质的能力。"非己"物质就是异物，其特征是化学结构上与自身成分相异或机体的免疫细胞在胚胎期从未与它接触过。不同种属之间的生物，其组成成分差异性大，异物性强，如微生物的表面成分和人体比较，具有较强的免疫原性。同种动物不同个体之间，其组织成分的化学结构也有所不同，如人血型抗原等。因此，同种异体成分也具免疫原性。特殊情况下（如外伤、感染、辐射、使用药物等），若自身成分发生改变或某些从未与免疫细胞接触过的自身物质暴露，也可被机体识别为"非己"物质。

> **提 示**
>
> 一般来说，生物间的亲缘关系越远，其组织成分的化学结构差异越大，免疫原性越强。例如，鸡卵白蛋白相对于鸭来说其免疫原性较弱，而对哺乳动物则免疫原性较强。

二、理化性质

（一）化学属性

天然抗原多为大分子有机物。蛋白质类物质相对分子质量大，结构复杂，多具有较强的免疫原性。多糖也是重要的抗原物质。核酸的免疫原性较弱，类脂一般无免疫原性。

（二）相对分子质量

一般而言，物质的相对分子质量越大，结构越复杂，免疫原性越强。完全抗原的分子质量一般应大于 10 kDa[①]。若相对分子质量大于 100 kDa，通常为强抗原。大分子物质表面抗原表位多，对淋巴细胞的刺激作用强。此外，大分子物质化学结构较稳定，在体内存留时间长，可与淋巴细胞充分接触。大多数蛋白质属于此类。相对分子质量低于 4 kDa 的肽类一般无免疫原性。核酸、类脂相对分子质量较小，常作为半抗原出现。

（三）分子结构

并非所有大分子物质的免疫原性都强。良好的抗原物质还须有一定的化学结构。例如，明胶相对分子质量可高达 100 kDa 以上，但其主要由直链氨基酸组成，缺乏酪氨酸等含苯环的芳香族氨基酸，稳定性差，易被降解，故免疫原性很弱。若在其表面连接 2% 酪氨酸，其免疫原性则大大增强。而胰岛素相对分子质量仅为 5.7 kDa，由于其含有芳香族氨基酸，不易被降解，却是良好的抗原。

（四）易接近性

易接近性是指抗原分子表面的抗原表位与 B 细胞表面抗原受体结合的难易程度。抗原表位与抗原受体越易接近，其免疫原性越强。如图 2-1 所示，以多聚赖氨酸为骨架，以多聚丙氨酸和谷氨酸、酪氨酸为侧链，人工合成抗原分子。当酪氨酸和谷氨酸残基在侧链的外侧时，该抗原的免疫原性较强（A）；当酪氨酸和谷氨酸残基位于侧链内侧时，其免疫原性大大减弱甚至消失（B）；但是若将各侧链的间距加大，尽管酪氨酸和谷氨酸仍位于侧链内侧，但其免疫原性仍然较强（C）。因此，抗原氨基酸残基的位置和间距决定了该抗原的免疫原性。

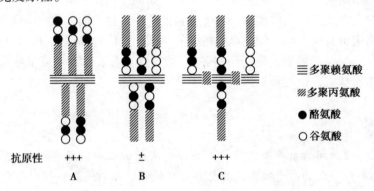

图 2-1 合成多肽时氨基酸残基在骨架侧链上的位置与其免疫原性的关系

A. 酪氨酸和谷氨酸残基在侧链外侧；B. 酪氨酸和谷氨酸残基在侧链内侧；C. 各侧链的间距加大

---

① 编者注：Da 为非法定计量单位，1 Da = 1 u。

（五）物理性状

一般来说，颗粒性抗原免疫原性强于可溶性抗原，聚合态蛋白质免疫原性强于单体。将免疫原性弱的物质吸附在颗粒物表面或组装为颗粒性物质，可显著增强其免疫原性。常见颗粒性抗原有细胞、病毒、细菌等；常见可溶性抗原有免疫球蛋白（Immunoglobulin，Ig）、补体、细胞因子、细菌外毒素等。聚合态蛋白质如聚合鞭毛素，其免疫原性强于单体鞭毛蛋白。

> **提　示**
>
> 总而言之，相对分子质量越大、表面存在的抗原表位越多、结构越复杂的物质，进入机体后可长时间存留，对淋巴细胞刺激作用越强，免疫原性越强。

三、影响抗原诱导免疫应答的其他因素

（一）宿主因素

宿主的年龄、性别、健康状态、遗传以及应激等因素均会影响抗原物质刺激机体产生免疫应答的能力。一般来说，青壮年动物比幼年和老年动物的免疫应答能力强，新生动物或婴儿对多糖类抗原不应答，故易发生细菌感染；雌性动物比雄性动物抗体生成水平高，但妊娠期应答能力受到显著抑制。手术、有创检查、精神打击、心理创伤等应激刺激可降低机体对抗原的免疫应答能力。不同个体的遗传基因不同，也会影响机体对抗原物质的应答强度。

（二）免疫方式

抗原进入机体的数量、途径、次数、间隔时间及免疫佐剂的应用等均影响其诱导免疫应答的强弱。一般来说，抗原剂量过高或过低均易导致耐受。同一抗原物质经不同途径进入机体，所产生的免疫应答强度不同。皮内和皮下注射效果最佳，肌内注射次之，腹腔注射和静脉注射效果差。口服蛋白质类抗原，可因消化道内酶的降解而失去免疫原性。有的抗原经口服可引起免疫耐受。适当间隔（如 1～2 周）注入抗原物质可诱导较好的免疫应答，频繁注射则可能诱导耐受。不同类型的佐剂可显著改变免疫应答的强度和类型，如弗氏佐剂主要诱导 IgG 类抗体，明矾则易诱导 IgE 类抗体产生。

> **提　示**
>
> 抗原通过"非经口"途径（如注射、吸入、混入伤口等）进入机体，才可保持其结构的完整性而具有免疫原性。

第二节 抗原特异性与交叉反应

一、抗原的特异性

抗原刺激机体免疫系统只能产生与其相应的抗体或效应细胞，并且只能与其相应的抗体或效应细胞在体内外发生特异性结合，这种性质称为特异性。它同时表现在免疫原性和反应原性两方面，因此特异性不但是免疫反应的基本特点，也是免疫学诊断和防治的基础。

抗原的特异性是由抗原分子的特殊化学基团决定的，这种化学基团称为抗原表位。抗原表位的大小与相应免疫球蛋白互补决定区（Complementarity Determining Region，CDR）的大小相匹配，一般由 5~15 个氨基酸残基、5~7 个单糖或核苷酸组成一个抗原表位。一个抗原分子中能与抗体结合的抗原表位的数目称为抗原结合价。天然蛋白大分子通常为多价抗原，即含多种、多个抗原表位，可诱导机体产生多种抗体（多克隆抗体）。

抗原大分子中所含抗原表位的性质、数目、位置和空间构象均可影响抗原的免疫原性和反应原性。例如，间位氨基苯甲酸、间位氨基苯砷酸和间位氨基苯磺酸在结构上相似，仅一个化学基团不同，均可诱生特异性抗体。但抗间位氨基苯磺酸抗体仅与间位氨基苯磺酸高度结合产生强反应，而对相似的间位氨基苯砷酸和间位氨基苯甲酸只起中等和弱的反应（表 2-1），这表明化学基团性质可影响抗原表位的抗原性。即使化学基团相同，但位置不同，也会影响抗原表位的免疫原性和反应原性。如表 2-1 所示，抗间位氨基苯磺酸抗体仅与间位氨基苯磺酸产生强烈反应，对邻位氨基苯磺酸和对位氨基苯磺酸则仅起中等和弱的反应。

表 2-1 抗原表位的性质、空间位置对抗原-抗体反应特异性的影响

抗 血 清	基团的组成 / 反应 / 基团的位置	邻 (NH_2, R)	间 (NH_2, R)	对 (NH_2, R)
抗间位氨基苯磺酸血清 (NH_2, SO_2H)	R = SO_2H 苯磺酸	++	+++	±
	R = AsO_3H_2 苯砷酸	−	+	−
	R = COOH 苯甲酸	−	±	

注：+++表示强反应，++/+表示中等反应，±表示弱反应。

根据抗原表位中多肽结构的特点，可将其分为线性表位和构象表位。抗原表位的空间构象很大程度上影响了抗原的免疫原性。某些抗原分子在天然状态下可诱生特异性抗体，但变

性后，由于其构象表位的变化，可失去诱生抗体的能力。

T/B 细胞所识别的抗原表位不同，亦可将表位分为 T 细胞表位和 B 细胞表位（图 2 - 2）。对于 B 细胞表位而言，只有存在于抗原分子表面的表位才能被 BCR 或抗体所结合，故将此类表位称为功能性表位；而存在于抗原分子内部的表位只有当抗原分子被降解后才能暴露出来，进而和 BCR 或抗体结合，故称为隐蔽性表位。

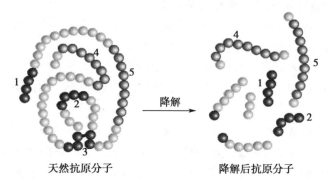

图 2 - 2　抗原分子中的表位

图 2 - 2 中 1、2、3 均为 B 细胞表位：1、2 为线性表位，1 位于抗原分子表面，为功能性表位，2 位于分子内部，为隐蔽性表位；3 为构象表位，降解后消失。4、5 为 T 细胞表位，均为线性表位，可位于抗原分子任意部位。

二、共同抗原与交叉反应

两种抗原具有相同或相似的抗原表位，称为共同抗原（Common Antigen），该表位称为共同表位。由此抗原表位刺激机体产生的抗体与此两种抗原都能发生反应，称为交叉反应（Cross Reaction）。如图 2 - 3 所示，甲菌和乙菌均有 A 表位（共同表位），甲菌和乙菌的抗血清中均含有 a 抗体，故两种细菌既可和相应的抗血清发生反应（称为特异性反应），又可和另一种抗血清发生交叉反应。

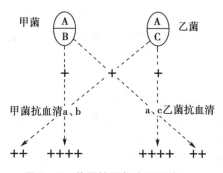

图 2 - 3　共同抗原与交叉反应

第三节　抗原的种类

一、抗原的分类

（一）根据抗原来源与机体的亲缘关系分类

1. 异种抗原　异种抗原可以是完全抗原或半抗原，指来自不同种属的生物的抗原物质或某些小分子化学物质，如病原微生物、某些药物等。

2. 同种异型抗原　人类或动物同种不同个体之间的组织和细胞成分也有差异，称为同种异型抗原，如人类红细胞抗原、人类主要组织相容性抗原（Human Leukocyte Antigen，HLA）等。

3. 自身抗原　在正常情况下，机体对自身组织细胞不产生免疫应答，即自身耐受。但在某些情况下，也能引起免疫应答。这种能够引起机体免疫应答的自身成分称为自身抗原，如暴露的眼晶状体球蛋白、甲状腺球蛋白或由于理化因素变性的自身成分等。

4. 异嗜性抗原　异嗜性抗原指存在于不同种属间（人、动物、植物或微生物之间）的共同抗原。此为临床上发生某些免疫性疾病的物质基础。

（二）根据抗原刺激 B 细胞产生抗体时是否需要 T 细胞辅助来分类

1. 胸腺依赖性抗原　胸腺依赖性抗原（Thymus Dependent Antigen，TD－Ag）需要在抗原呈递细胞及 Th 细胞参与下才能激活 B 细胞产生抗体。绝大多数抗原属于此类，如牛血清白蛋白、细菌类毒素、血细胞、血清蛋白等。TD－Ag 多为蛋白质，相对分子质量大，抗原表位种类很多而每种表位的数量少且分布不均，因此不能直接刺激 B 细胞活化。TD－Ag 刺激 B 细胞产生的抗体以 IgG 为主，同时还能引起细胞免疫和免疫记忆，如图 2－4A 所示。

2. 非胸腺依赖性抗原　非胸腺依赖性抗原（Thymus Independent Antigen，TI－Ag）可直接活化 B 细胞产生抗体，无须 T 细胞辅助，如葡聚糖、脂多糖、肺炎链球菌荚膜多糖、聚合鞭毛素等。TI－Ag 的特点是表面有许多重复排列的相同抗原表位。TI－Ag 刺激机体只产生 IgM 类抗体，不能产生细胞免疫和免疫记忆，如图 2－4B 所示。

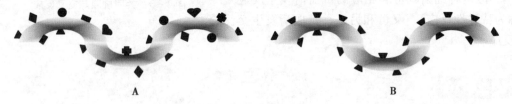

图 2－4　TD 抗原和 TI 抗原

A. TD－Ag；B. TI－Ag

（三）根据抗原的来源分类

1. 外源性抗原　外源性抗原如某些细菌，动、植物蛋白等，它们须被抗原呈递细胞摄取、加工、处理，并以与 MHC Ⅱ类分子结合成复合物的形式表达于细胞表面，被 $CD4^+T$ 细胞识别。

2. 内源性抗原 内源性抗原如病毒感染细胞和肿瘤细胞合成的抗原，在胞质中降解后与 MHC Ⅰ类分子结合成复合物表达于细胞表面，可被 $CD8^+T$ 细胞识别。

（四）其他分类方法

抗原根据化学性质不同可分为蛋白质抗原、脂蛋白抗原、核蛋白抗原、多糖抗原等；根据抗原性能可分为完全抗原和半抗原；根据抗原的获得方式可分为天然抗原、人工合成抗原、重组抗原等。

二、医学上重要的抗原

（一）异种抗原

常见的异种抗原主要有病原微生物及其代谢产物、植物花粉、动物免疫血清等。

1. 病原微生物及其代谢产物 各种病原微生物对机体均有较强的免疫原性，可刺激机体产生免疫应答而清除病原微生物或导致免疫病理损伤。

微生物虽结构简单，但化学组成复杂，是有多种抗原表位的天然抗原，如细菌有表面抗原、鞭毛抗原、菌毛抗原及菌体抗原等。抗原组成的分析可作为微生物分型和临床上病原微生物鉴定的依据。

外毒素是蛋白质，通常为细菌合成并分泌到菌体外的代谢产物，是良好的完全抗原。外毒素可刺激机体产生抗体即抗毒素，对再次感染有预防作用。外毒素经 0.3%～0.4% 的甲醛处理后，失去毒性，保留免疫原性，称为类毒素。类毒素注入机体后，可刺激机体产生相应的抗体（抗毒素），在预防相应疾病中起重要作用。

寄生虫的抗原组成极其复杂，可分为虫体抗原、分泌抗原和代谢抗原等，它们在体内可致保护性或病理性的免疫应答，在体外可用于寄生虫病的免疫学诊断。

2. 植物花粉 植物花粉属于植物蛋白，有的可引起Ⅰ型超敏反应，是引起哮喘和过敏性鼻炎的重要抗原。

3. 动物免疫血清 用细菌外毒素或类毒素免疫动物后，动物血清中可存在大量的抗体，称为抗毒素，即动物免疫血清。临床上用于由细菌外毒素所致的疾病的特异性治疗和紧急预防，如破伤风抗毒素用于治疗和预防破伤风。这种来源于动物（常为马）的免疫血清对人具有两重性，既是特异性抗体，可中和相应外毒素的毒性，又是异种抗原，可刺激机体产生抗马血清抗体，导致超敏反应的发生。其他动物免疫血清还有抗蛇毒血清等。

（二）同种异型抗原

常见的人类同种异型抗原有红细胞血型抗原和 HLA。

1. 红细胞血型抗原 红细胞血型抗原有 40 多种体系，主要有 ABO 血型系统和 Rh 血型系统。

ABO 血型系统是人类最早认识也是最为重要的血型系统。ABO 血型由红细胞膜上的不同抗原所决定，A 型血的个体，其红细胞膜上表达 A 抗原，血清中存在抗 B 抗体；B 型血的个体，其红细胞膜上表达 B 抗原，血清中存在抗 A 抗体；AB 型血的个体，其红细胞膜上表达 A、B 抗原，血清中不存在抗 A、B 抗原的抗体；O 型血的个体，其红细胞膜上 A、B 抗原均不表达，而血清中同时存在抗 A、B 抗原的抗体。若 B 型血患者错输了 A 型血，则其血清中的抗 A 抗体就会和输入的 A 型血红细胞表面的抗原结合，造成红细胞的破坏，从而发生溶血反应。Rh 血型抗原系统具有相似的现象。此外，母胎 Rh 血型不合有可能导致严重的新生儿溶血症（详见第七章第一节中的 II 型超敏反应）。

> **提 示**
>
> 输血前慎重地检测和配血是避免输血反应的重要环节。

2. HLA　HLA 是人体最为复杂的同种异型抗原，在人群中具有高度的多态性，成为个体区别于他人的独特的遗传标志，是介导人体间移植排斥反应的强移植抗原。

（三）自身抗原

某些与自身免疫细胞隔离的隐蔽成分（如眼晶状体蛋白、精子蛋白、神经髓鞘膜蛋白等）入血或由于理化、药物、感染等因素引起改变的自身组织可诱发机体的免疫应答，称为自身抗原，可引起自身免疫病。

自身抗原可分为以下两种：

（1）隐蔽的自身抗原。眼晶状体蛋白、甲状腺球蛋白等处于"免疫赦免区"，与免疫系统相对隔绝，因此免疫细胞从未与其接触过，当感染、外伤或服用某些药物等使相关部位屏障破坏时，被隔离的隐蔽抗原释放，即成为自身抗原。

（2）修饰的自身抗原。物理、化学和生物（如感染）因素使自身组织的成分、结构发生改变和修饰而成为自身抗原。

（四）异嗜性抗原

异嗜性抗原参与某些自身免疫病的发生。例如，A 族链球菌表面成分与人肾小球基底膜及心肌组织间具有共同抗原，故 A 族链球菌感染机体所产生的抗体可与肾、心组织发生交叉反应，导致肾小球肾炎或心肌炎；大肠埃希菌 O14 型脂多糖与人结肠黏膜具有共同抗原，可能导致溃疡性结肠炎。

（五）肿瘤抗原

肿瘤抗原有肿瘤特异性抗原和肿瘤相关抗原两类。肿瘤特异性抗原只存在于某种癌变细胞表面；而肿瘤相关抗原并非肿瘤细胞所特有，在正常细胞上也可存在，但在细胞癌变时，其含量明显增加或表达部位发生改变。肿瘤抗原可用于某些肿瘤的辅助诊断。

（六）其他

某些药物如抗生素、磺胺以及油漆、染料、塑料等化学物质作为半抗原，进入机体与蛋白质结合成为完全抗原,可刺激机体发生超敏反应。

第四节　丝裂原、超抗原和免疫佐剂

除了抗原能通过特异性激活 T/B 细胞产生免疫应答,某些物质还可非特异性激活 T/B 细胞而发生增殖,称为免疫刺激剂。免疫刺激剂包括丝裂原、超抗原和免疫佐剂等。

一、丝裂原

丝裂原(Mitogen)亦称为有丝分裂原,可通过与淋巴细胞表面相应受体结合,刺激静息淋巴细胞发生有丝分裂,属于非特异性淋巴细胞激活物质。

T/B 细胞表面表达多种丝裂原受体,可对相应丝裂原刺激产生强烈增殖反应,被广泛用于体外检测免疫细胞的活性(表 2-2)。

表 2-2　作用于人和小鼠 T/B 细胞的丝裂原

丝 裂 原	人		小鼠	
	T 细胞	B 细胞	T 细胞	B 细胞
刀豆蛋白 A（ConA）	+		+	
植物血凝素（PHA）	+		+	
美洲商陆（PWM）	+	+	+	
脂多糖（LPS）				+
葡萄球菌 A 蛋白（SPA）		+		

二、超抗原

超抗原(Super Antigen,SAg)是在极微量浓度下(1~10 ng/mL)即可激活大量 T 细胞或 B 细胞,产生极强的免疫应答的特殊抗原类物质,不同于一般抗原但也不同于丝裂原的作用。

超抗原可参与机体多种病理或生理效应,主要是通过活化多数淋巴细胞,使之分泌大量细胞因子产生生物学效应,引起机体严重反应(如某些中毒综合征的发生)。另外,超抗原也可激活体内自身反应性 T 细胞和 B 细胞克隆,诱发或加重自身免疫性疾病,如类风湿关节炎等。

三、免疫佐剂

免疫佐剂(Adjuvant)本身并非抗原物质,但当与抗原一起注射或预先注入机体时,可增强机体对抗原的免疫应答或改变免疫应答的类型。佐剂效应并无特异性，故免疫佐剂属于非特异性免疫增强剂。

常用于动物的免疫佐剂有弗氏完全佐剂和弗氏不完全佐剂。在人的免疫预防中，常用氢氧化铝作为免疫佐剂。临床上将卡介苗、短小棒状杆菌作为免疫佐剂，对肿瘤、慢性感染的治疗有较好效果。

本章小结

抗原是指能刺激机体 T/B 细胞活化，产生适应性免疫应答，并能与相应免疫应答产物（抗体或效应 T 细胞）在体内外发生特异性结合的物质。抗原的两个基本特性是免疫原性和反应原性，两者都具备的抗原为完全抗原，仅有反应原性而无免疫原性的小分子物质为半抗原。抗原分子结构中决定其特异性的特殊化学功能基团称为抗原表位。根据抗原刺激 B 细胞产生抗体时是否需要 T 细胞辅助可将其分为 TD - Ag 和 TI - Ag。决定抗原免疫原性的因素包括抗原的异物性、理化性质、宿主因素及抗原进入机体的方式。

常见的异种抗原主要有病原微生物及其代谢产物、植物花粉、动物免疫血清等；常见的人类同种异型抗原有红细胞血型抗原和 HLA。此外还有自身抗原、异嗜性抗原、肿瘤抗原及某些药物半抗原在医学上也具有重要意义。

学习活动 2 - 1

案例与分析

案例：2007 年 12 月 29 日，美国佛罗里达医院的一名 67 岁的患者将要进行一个外科手术。手术中，这名患者输血后不久即出现溶血反应，并于同日死亡。

事后，医疗事故调查小组开始对此事进行调查。奇怪的是，调查人员发现，当时给这名患者输入的血液 ABO 血型与其术前检验血型是相符的（AB 型），而且也排除了其他罕见血型的影响。究竟是什么原因导致这起严重的医疗事故呢？

最终，调查人员认定是采血过程出现了差错。根据医院的规定，采血者在抽血和标记采血容器时必须至少核对两项患者信息，如患者姓名和其病案号。此外，采血者应该人工将患者臂环上的病案号抄写到采血管上。在这个案例中，采血者没有将患者臂环上的信息抄写到采血管的标签上。虽然采血管上的名字是死亡患者的，但管内的血液是同病室另一名患者的。当基于错误血样配血的结果而对此患者（实际为 O 型血）进行输血时，输血反应就发生了。

案例与分析
参考答案

问题：

1. 此例输血反应的免疫学基础是什么？

2. 通过对此医疗事故的思考，你认为应如何避免此类情况？

自 测 练 习

一、单项选择题（请扫二维码进行在线测试）

在线自测

二、问答题

1. 何为抗原？何为半抗原？

2. 何为抗原表位？

3. 何为 TD - Ag？何为 TI - Ag？试各举一例。

（曾郁敏）

第三章

免疫器官和组织

本章知识结构导图

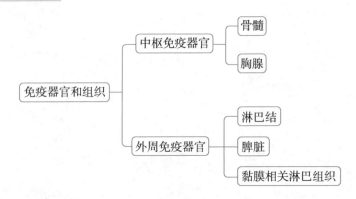

　　免疫系统（Immune System）是机体执行免疫功能的物质基础，由免疫器官和组织、免疫细胞及免疫分子等多种不同层次的成分所组成。本章仅涉及免疫器官和组织的结构与功能，其他内容将在后续相关章节介绍。

　　根据免疫器官的功能不同，可将其分为中枢免疫器官和外周免疫器官，二者通过血液循环和淋巴循环互相联系（图3-1）。除此之外，人体内胃肠道、呼吸道、泌尿生殖道等黏膜下还含有大量弥散的淋巴组织和淋巴小结，其在黏膜免疫中发挥重要的作用。

　　骨髓和胸腺为人体的中枢免疫器官，是免疫细胞发生、发育和分化成熟的场所。淋巴结、脾脏及黏膜相关淋巴组织属于外周免疫器官，是成熟的T/B细胞定居及发生适应性免疫应答的主要场所。

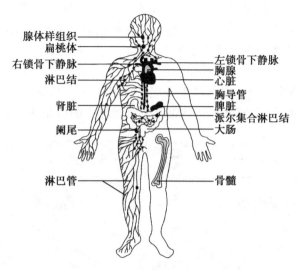

图 3 – 1　人体的免疫器官和组织

腺体样组织
扁桃体
右锁骨下静脉
淋巴结
肾脏
阑尾
淋巴管

左锁骨下静脉
胸腺
心脏
胸导管
脾脏
派尔集合淋巴结
大肠
骨髓

第一节　中枢免疫器官

中枢免疫器官又称初级免疫器官，是免疫细胞发生、发育、分化和成熟的场所，并对外周免疫器官的发育起主导作用。人和其他哺乳动物的中枢免疫器官包括骨髓和胸腺。

一、骨髓

骨髓（Bone Marrow）是人和其他哺乳动物的造血器官，是各类血细胞（包括免疫细胞）的发源地，也是人类和哺乳动物 B 细胞发育成熟的场所。

> **提　示**
>
> 禽类 B 细胞发育成熟的场所是腔上囊，亦称为法氏囊。

（一）骨髓微环境

骨髓位于骨髓腔中，分为红骨髓和黄骨髓，后者主要为脂肪组织。红骨髓是人类和哺乳动物胚胎末期以及出生以后主要的造血场所，具有活跃的造血功能。红骨髓由造血组织和血窦构成。造血组织主要由造血细胞和基质细胞组成。基质细胞及其所分泌的多种造血生长因子与细胞外基质共同构成了造血细胞生长发育和成熟的环境，称为造血诱导微环境。

（二）骨髓的功能

1. 各类血细胞和免疫细胞发生的场所　骨髓中含有分化潜力强大的造血干细胞（Hematopoietic Stem Cell，HSC），它们同时具有高度自我更新的能力和多向分化潜能，因此也被称为多潜能造血干细胞，是各种血细胞的祖先细胞。造血干细胞在骨髓微环境中首先分化为髓样干细胞和淋巴样干细胞。髓样干细胞最终分化为红细胞、各种粒细胞（Granulocyte，G）、单核/巨噬细胞和血小板等。淋巴样干细胞则分化为各类淋巴细胞（T细胞、B细胞、NK细胞），其中前体B细胞和NK细胞在骨髓中进一步发育成熟，前体T细胞则离开骨髓经血液循环迁移至胸腺，在胸腺中分化为成熟T细胞。成熟的T/B细胞离开骨髓或胸腺，经血液循环迁移并定居在外周免疫器官。树突状细胞来自髓样干细胞和淋巴样干细胞（图3-2）。

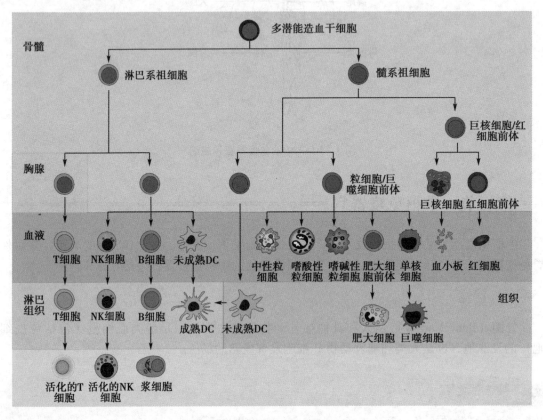

图3-2 多潜能造血干细胞的分化

2. B细胞分化、成熟的场所　在骨髓造血微环境中，B细胞前体经过多个发育环节，最终成为成熟的B细胞。成熟的B细胞进入血液循环，最终定居在外周免疫器官的非胸腺依赖区。

3. 再次免疫应答时产生抗体的主要场所　记忆性B细胞在外周免疫器官受到抗原再次刺激时活化，并在生发中心分化为长命浆细胞，随后经淋巴液和血液迁移至骨髓。长命浆细胞在此持久地分泌大量抗体（以IgG为主）并释放入血液循环，是血清抗体的主要来源。

骨髓功能若发生缺陷，不仅会严重损伤机体的造血功能，而且将导致严重的细胞免疫缺陷和体液免疫缺陷。如大剂量射线照射导致骨髓细胞受损将造成机体造血功能和免疫功能同时受到抑制或丧失，植入正常骨髓则可重建造血和免疫的正常功能。将免疫功能正常的造血干细胞或淋巴样干细胞移植给免疫缺陷者，可全部或部分恢复其免疫功能，此方法用于治疗免疫缺陷病。

二、胸腺

胸腺是 T 细胞分化、发育、成熟的场所，其功能状态直接决定机体的细胞免疫水平，并间接影响体液免疫功能。

胸腺位于胸腔纵隔内，胸骨正后方，分为左右两叶。胸腺的大小和结构随年龄增长而发生变化，在个体刚出生时质量为 10~15 g，以后逐渐增大，青春期达 30~40 g，其后胸腺开始缓慢退化，老年期胸腺组织大部分被脂肪组织所取代。

> **提 示**
>
> 胸腺随年龄增长而萎缩的现象，称为生理性胸腺萎缩。生理性胸腺萎缩会导致老年人免疫功能减退。

（一）胸腺的结构与细胞组成

胸腺的外表面有一层结缔组织被膜覆盖，并被其分隔成许多小叶。小叶的外层为皮质，内层为髓质，皮质、髓质交界处含大量血管。胸腺内的细胞有两类：① 胸腺细胞。胸腺细胞实际上是由骨髓迁移而来的前体 T 细胞，在胸腺中处于不同的发育阶段。皮质中胸腺细胞数量很多，大量密集，为不成熟 T 细胞；髓质中胸腺细胞数量明显减少，分布稀疏，多为成熟 T 细胞。② 胸腺基质细胞（Thymic Stromal Cell，TSC）。以胸腺上皮细胞为主，还有巨噬细胞、树突状细胞及成纤维细胞等。TSC 互相连接成网，并表达多种表面分子，分泌多种胸腺激素及细胞因子，参与构成胸腺微环境，为胸腺细胞的发育提供必需的信号。髓质有呈环状的胸腺小体，又称哈索尔（Hassall）小体。胸腺小体由上皮细胞、巨噬细胞和细胞碎片形成，是胸腺正常发育的标志，在胸腺炎症或肿瘤时消失（图 3-3）。

> **提 示**
>
> 胸腺皮质区内的胸腺上皮细胞可包绕胸腺细胞，称为胸腺抚育细胞，可产生某些促进胸腺细胞分化、发育的激素和细胞因子。此外，胸腺上皮细胞与胸腺细胞间可通过细胞表面分子的相互作用，诱导和促进胸腺细胞的分化、发育和成熟。

（二）胸腺的功能

1. **T 细胞发育的主要场所**　这是胸腺最主要的功能。来源于骨髓的前 T 细胞，经血液循环迁移至胸腺，并逐渐由皮质向髓质移行。在此过程中经历复杂的选择性发育，约 95% 以上的胸腺细胞发生凋亡，仅不足 5% 分化为成熟 T 细胞，并由此获得对自身抗原的耐受性

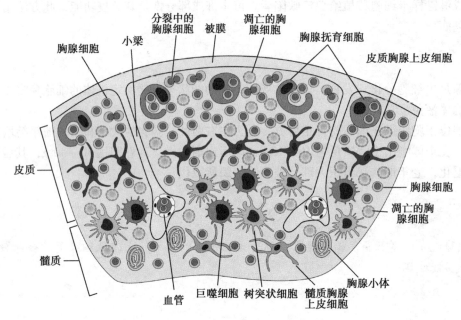

图 3-3 胸腺的结构与细胞组成

和自身 MHC 限制性（参见第四章第五节）。此时的成熟 T 细胞尚未接触过抗原，称之为初始 T 细胞。初始 T 细胞离开胸腺经血液循环定居于外周免疫器官。胸腺发生病变，将导致严重的细胞免疫障碍，对体液免疫也会造成一定影响。若胸腺发育不全或缺失，如乔治综合征（Di George's syndrome）的患儿因先天性胸腺发育不全，缺乏 T 细胞，极易受到病毒和真菌的反复感染，甚至死亡。

2. 免疫调节作用　胸腺基质细胞可产生多种细胞因子和胸腺激素，不仅能调控胸腺细胞的分化和发育，对外周免疫器官和其他免疫细胞也有一定的调节作用。

3. 建立与维持自身免疫耐受　T 细胞在胸腺选择性发育的过程中，能够识别和结合自身抗原的自身反应性 T 细胞通过细胞凋亡被消除或抑制，形成对自身抗原的免疫耐受（中枢耐受）。若胸腺基质细胞缺陷，无法消除或抑制自身反应性 T 细胞克隆，出生后易患自身免疫病。

第二节　外周免疫器官

外周免疫器官又称为次级淋巴器官，包括淋巴结、脾脏和黏膜相关淋巴组织。外周免疫器官是成熟 T/B 细胞定居的场所，也是淋巴细胞对外来抗原产生免疫应答的主要场所。

一、淋巴结

淋巴结（Lymph Node）是结构最完善的外周免疫器官，广泛分布于全身非黏膜部位的淋巴通道上，包括皮下、颈部、腋窝、腹股沟、肺门及肠系膜等易受微生物或其他抗原异物侵入的部位（图3-4）。组织或器官的淋巴液通过淋巴管引流至局部淋巴结，并逐级向上汇入胸导管，最终经左锁骨下静脉进入血液循环。局部淋巴结肿大或疼痛提示引流区域内的器官或组织发生炎症或其他病变。

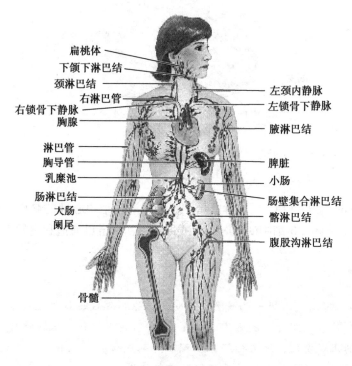

扁桃体
下颌下淋巴结
颈淋巴结
右淋巴管
右锁骨下静脉
胸腺
淋巴管
胸导管
乳糜池
肠淋巴结
大肠
阑尾

左颈内静脉
左锁骨下静脉
腋淋巴结
脾脏
小肠
肠壁集合淋巴结
髂淋巴结
腹股沟淋巴结

骨髓

图3-4 淋巴结的分布

提 示

　　全身的淋巴结数量有500~600个，正常情况下每个淋巴结直径不超过0.5 cm。当局部发生感染时，淋巴结可明显增大。

（一）淋巴结的结构

　　淋巴结状如豆形，有输入淋巴管和输出淋巴管，表面由结缔组织被膜覆盖，被膜深入实质形成小梁。其实质分为皮质区和髓质区，彼此通过淋巴窦相通（图3-5）。

　　1. 皮质　皮质位于被膜下，包括浅皮质区、副皮质区和皮质淋巴窦。

　　靠近被膜下为浅皮质区，是B细胞定居的场所，称为非胸腺依赖区，该区内有淋巴滤泡（或称淋巴小结）。未受抗原刺激的初始B细胞聚集于初级淋巴滤泡，滤泡内无生发中心；受抗原刺激后，淋巴小结内出现生发中心，称为次级淋巴滤泡，内含大量增殖分化的B淋巴母细胞、滤泡辅助性T细胞（Follicular Helper T Cell, Tfh）以及滤泡树突状细胞

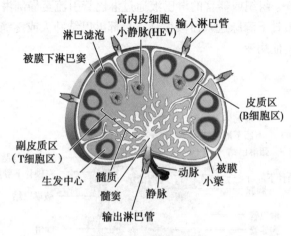

图 3-5　淋巴结的结构

（Follicular Dendritic Cell，FDC），B 淋巴母细胞可向淋巴结中心部的髓质转移，在髓索内分化为浆细胞并产生抗体。B 细胞缺陷时，皮质区缺乏初级淋巴滤泡和生发中心。

提　示

　　"生发中心"即所谓次级淋巴滤泡，是受到抗原刺激后的 B 细胞增殖、分化的场所。

　　浅皮质区和髓质之间为深皮质区（副皮质区），是 T 细胞定居的场所。切除新生动物的胸腺，该区则出现萎缩，故又称胸腺依赖区。副皮质区还含有自组织迁移而来的树突状细胞，对于刺激初始 T 细胞的免疫应答有重要作用。

　　在深皮质区还有许多由高柱状内皮细胞组成的毛细血管后微静脉，又称高内皮细胞小静脉（High Endothelial Venule，HEV），在淋巴细胞再循环中起重要作用。

　　2. 髓质　髓质由髓索和髓窦组成。髓索内主要含有大量的 B 细胞和浆细胞，也含有部分 T 细胞和巨噬细胞；髓窦内巨噬细胞较多，有较强的捕获、清除病原体或其他异物的作用。

（二）淋巴结的功能

　　1. T/B 细胞居留的场所　T/B 细胞在中枢免疫器官发育成熟后随血液迁移到外周淋巴器官和组织中定居，在淋巴结分布的淋巴细胞中，T 细胞约占 75%，B 细胞约占 25%。此外，淋巴结中还含有巨噬细胞和树突状细胞等。

　　2. 发生免疫应答的场所　淋巴结是淋巴细胞接受抗原刺激、产生适应性免疫应答的主要部位之一。存在于组织中的游离抗原随淋巴液引流至局部淋巴结，可被副皮质区内的树突状细胞摄取。抗原也可以在组织中即被树突状细胞摄取，随后树突状细胞迁移至副皮质区。树突状细胞将加工处理后的抗原肽呈递给 T 细胞，使其活化、增殖、分化为效应 T 细胞而发挥特异性细胞免疫功能。B细胞在此也可接受抗原刺激，一部分B细胞迁移至髓质区在T细胞辅助下分化为"短命"浆细胞并分泌抗体（以IgM为主）；另一部分B细胞则在Tfh及FDC的辅助下在浅皮质区（初级淋巴滤泡）形成生发中心，并增殖分化为"长命"浆细胞，且经淋巴和血液循环迁移至骨髓，持续性产生以IgG为主的高亲和力抗体，成为抗体的主要来源。效应T细胞除在淋巴结内发挥免疫效应外，多数进入血液循环分布于全身，并发挥免疫效应。

3. 参与淋巴细胞再循环　淋巴细胞在血液、淋巴液和淋巴器官之间的反复循环称为淋巴细胞再循环。淋巴结副皮质区的HEV在淋巴细胞再循环中发挥重要作用。通过淋巴细胞再循环，淋巴细胞能在体内各淋巴组织合理分布，增加淋巴细胞和相应抗原的接触机会，有利于发挥免疫应答作用，对维护机体免疫稳定起到重要的作用。

> **提　示**
>
> 　　淋巴细胞再循环的机制告诉我们，所谓淋巴细胞在外周免疫器官的"定居"，仅仅是指在该器官的某特定部位有大量淋巴细胞聚集。这些淋巴细胞不是终生不变只在某个特定淋巴结或只在脾脏中停留至死的，而是要经常在淋巴通路和血液循环中循行往复。

4. 过滤作用　淋巴结是淋巴液的有效滤器。当病原微生物、毒素或其他有害异物随淋巴液进入局部引流淋巴结时，可被淋巴结内的巨噬细胞吞噬、清除，这起到净化淋巴液和防止病原体扩散的作用。

二、脾脏

（一）脾脏的结构

脾脏最外层亦为结缔组织被膜，被膜向实质内伸展形成若干小梁。脾小梁在脾脏内反复分支，构成纤维网状结构，对其内的淋巴组织（白髓）和红髓发挥支撑作用（图3-6）。

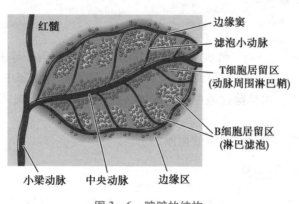

图3-6　脾脏的结构

1. 白髓 白髓由密集的淋巴组织构成，包括围绕中央动脉分布的动脉周围淋巴鞘、淋巴滤泡和边缘区，相当于淋巴结的皮质。脾动脉入脾脏后分支形成小梁动脉，后者继续分支进入脾实质，称为中央动脉。包绕在中央动脉周围的动脉周围淋巴鞘为 T 细胞居留区，由密集的 T 细胞、少量树突状细胞和巨噬细胞构成。动脉周围淋巴鞘旁侧的淋巴滤泡为 B 细胞居留区，内含大量 B 细胞及少量巨噬细胞和滤泡树突状细胞。这些淋巴滤泡未受抗原刺激时为初级滤泡，受抗原刺激后出现生发中心，为次级滤泡。

白髓与红髓交界处的狭窄区域为边缘区，中央动脉侧支末端在此处膨大形成边缘窦，是淋巴细胞由血液进入淋巴组织的重要通道。白髓内的淋巴细胞也可经边缘窦参与淋巴细胞再循环。

> **提 示**
>
> 脾脏也可参与淋巴细胞再循环。

2. 红髓 白髓和边缘区外侧的广大区域为红髓，包括脾索和脾血窦。脾索主要为 B 细胞居留区，也含巨噬细胞和树突状细胞；脾血窦内为循环的血液。

（二）脾脏的功能

1. T/B 细胞定居的场所 成熟的淋巴细胞可定居于脾脏。B 细胞约占脾脏中淋巴细胞总数的 60%，T 细胞约占 40%。

2. 免疫应答发生的场所 不同于淋巴结，脾脏是对血液来源的抗原产生免疫应答的主要场所。脾脏切除的个体对血液中病原菌导致的菌血症和败血症易感。

> **提 示**
>
> 淋巴结主要对由引流淋巴液而来的组织中抗原产生免疫应答，而脾脏主要是对血源性抗原产生免疫应答的场所。

3. 合成多种生物活性物质 脾脏可合成并分泌补体和细胞因子等多种生物活性物质。

4. 过滤作用 体内约 90% 的循环血液流经脾脏。脾索和脾血窦中的巨噬细胞与树突状细胞有较强的吞噬能力，可清除血液中的病原体、衰老死亡的自身血细胞、免疫复合物及其他异物等。

此外，脾脏也是机体储存红细胞的血库。

三、黏膜相关淋巴组织

黏膜相关淋巴组织（Mucosal – associated Lymphoid Tissue，MALT），包括呼吸道、肠道、泌尿生殖道黏膜固有层和上皮细胞下散在的无被膜淋巴组织，以及某些有生发中心的器官化的淋巴组织，如扁桃体、小肠的派尔集合淋巴结（Peyer Patch）、阑尾等。MALT 是黏膜免疫系统的重要组成部分。

> **提 示**
>
> MALT 主要包括肠相关淋巴组织、鼻相关淋巴组织和支气管相关淋巴组织。

黏膜免疫系统是机体重要的免疫防御屏障，其机制是：① 人体近 50% 淋巴组织存在于黏膜系统；② 人体黏膜表面积约为 400 m²，通过黏膜相关淋巴组织的作用可有效阻止病原微生物等的入侵。

黏膜相关淋巴组织的功能有：① 通过黏膜局部发生的适应性免疫应答，在消化道、呼吸道和泌尿生殖道免疫防御中发挥重要作用。② 黏膜局部产生的分泌型 Ig（Secretory Ig，sIg）A，在黏膜局部发挥重要的免疫防御功能。③ 参与口服抗原介导的免疫耐受，对经口进入的大多数抗原（食物、共生菌）产生耐受或低应答，以维持内环境稳定。口服抗原诱导免疫耐受的机制尚未阐明，但为某些自身免疫性疾病的治疗提供了新途径。

本章小结

免疫系统是机体执行免疫功能的物质基础，免疫器官和组织是其重要的组成部分。免疫器官分为中枢免疫器官和外周免疫器官。中枢免疫器官由骨髓和胸腺组成，是免疫细胞发生、发育、分化、成熟的场所。骨髓是各种血细胞和免疫细胞的发源地，也是 B 细胞发育、分化和成熟的场所，还是再次免疫应答产生抗体的主要场所。胸腺是 T 细胞发育、分化和成熟的场所。外周免疫器官包括淋巴结、脾脏和黏膜相关淋巴组织，是成熟的 T/B 细胞及其他免疫细胞定居的场所，也是发生初次免疫应答的主要部位。成熟淋巴细胞可通过淋巴细胞再循环在全身循行游走，增加和相应抗原接触的机会，提高免疫应答的效率，增强免疫效应。

学习活动 3-1

案例与分析

案例： 杨某，5 个月，为先天性乔治综合征患儿，呈特殊面容，眼距增宽，外耳低平，鱼形唇，短人中。生后第 3 天发现有低钙、低镁性抽搐，胸部计算机断层扫描术（Computer Tomography，CT）未见甲状旁腺及胸腺显示，心脏彩超示先天性心脏病。近来反复发生严重的肺炎，且难以治愈。

案例与分析
参考答案

问题：

1. 乔治综合征是一种什么病？

2. 该患儿外周血淋巴细胞的数量和种类变化是怎样的？其淋巴结深皮质区（副皮质区）的淋巴细胞数量与正常儿童有何不同？

3. 该患儿反复发生难以治愈的肺炎是什么原因？

学习活动 3－2

自测练习

一、单项选择题（请扫二维码进行在线测试）

在线自测

二、问答题

1. 试述中枢免疫器官和外周免疫器官的组成与主要功能。
2. 试述骨髓和胸腺的主要功能。
3. 试述淋巴结和脾脏的主要功能。

（曾郁敏）

第四章

免 疫 分 子

学习目标

掌握：

免疫球蛋白与抗体的概念，免疫球蛋白的结构、功能区与水解片段，免疫球蛋白的生物学活性；补体系统的概念，补体系统的生物学作用；细胞因子的概念及分类；HLA的基本概念。

熟悉：

各类免疫球蛋白的特性及功能；细胞因子的共同特性；HLA分子的结构、分布及功能。

了解：

单克隆抗体的概念；补体系统的激活；细胞因子的功能；白细胞分化抗原和黏附分子的基本概念，HLA的医学意义。

本章知识结构导图

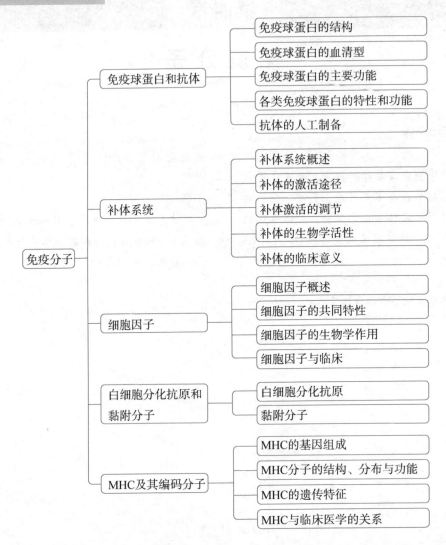

免疫分子是指参与免疫应答或与免疫应答有关的分子，包括分泌型分子和膜型分子。分泌型分子产生后分泌至细胞外发挥作用，主要有免疫球蛋白、补体分子和细胞因子等；膜型分子表达在细胞表面，主要包括白细胞分化抗原（Leukocyte Differentiation Antigen，LDA）、黏附分子（Adhesion Molecule，AM）、MHC 分子及某些存在于膜表面的免疫球蛋白、某些补体调节蛋白及补体受体、抗原受体、模式识别受体等。

第一节　免疫球蛋白和抗体

抗体是能以高亲和力与抗原结合的糖蛋白，它们是血清中最早被鉴定的免疫分子，也被称为"免疫球蛋白"。1939 年蒂塞利乌斯（Tiselius）等在对血清蛋白电泳时，发现抗体活性主要存在于 γ 区，故认为抗体即是 γ 球蛋白。1968 年和 1972 年世界卫生组织和国际免疫学会联合会的专门委员会先后决定，将具有抗体活性或化学结构与抗体相似的球蛋白统称为免疫球蛋白。

免疫球蛋白可分为分泌型和膜型（Membrane Immunoglobulin，mIg）。前者主要存在于血液及组织液中，具有抗体的功能；后者构成 B 细胞表面的抗原受体 BCR。抗体是介导体液免疫的重要效应分子，是 B 细胞接受抗原刺激后增殖分化为浆细胞所产生的糖蛋白。

一、免疫球蛋白的结构

（一）免疫球蛋白的基本结构

所有的免疫球蛋白都是由同样的基本结构 Y 形四肽链构成的（图 4 - 1），四肽链为两条完全相同的重链（Heavy Chain，H 链）和两条完全相同的轻链（Light Chain，L 链），一条重链和一条轻链之间以及两条重链之间通过链间二硫键结合在一起。四条肽链两端游离的氨基或羧基方向是一致的，分别称为氨基端（N 端）和羧基端（C 端）。

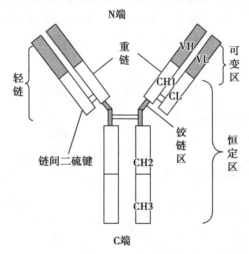

图 4 - 1　免疫球蛋白的基本结构示意图

1. 重链和轻链

（1）重链。免疫球蛋白的重链由 450 ~ 550 个氨基酸残基组成，分子质量为 50 ~ 75 kDa。根据重链恒定区结构和免疫原性的差异，将其分为 μ、δ、γ、α 和 ε 五种链，据此免疫球蛋白分为五类，即 IgM、IgD、IgG、IgA 和 IgE。每类免疫球蛋白又可根据铰链区氨基酸组成和重链二硫键的数目、位置不同，分为不同亚类，如 IgG 有 IgG1 ~ IgG4 四个亚类，IgA 有 IgA1 和 IgA2 两个亚类。

> **提　示**
>
> 不同类的抗体，其半衰期、在体内的分布、固定补体的能力、结合到细胞表面的 Fc 受体（Fc Receptor，FcR）等方面表现得各不相同，与其具有不同的重链有关。

（2）轻链。免疫球蛋白的轻链约含210个氨基酸残基，分子质量约25 kDa。轻链分为κ和λ链两种，据此可将免疫球蛋白分为κ和λ两型。每一个抗体分子仅有κ或λ型轻链。同一型免疫球蛋白，根据其C区N端个别氨基酸残基的差异，又可分为不同亚型。如λ链可以分为λ1～λ4四个亚型。

2. 可变区和恒定区

（1）可变区（Variable Region，V区）。免疫球蛋白重链和轻链近N端约110个氨基酸的组成和排列顺序变化很大，称可变区，约占重链的1/4或1/5和轻链的1/2。重链和轻链的V区分别称为VH和VL，其中各有3个区域的氨基酸组成和排列顺序具有更高的可变性，称为高变区（Hypervariable Region，HVR）或互补决定区（Complementarity Determining Region，CDR），分别称为CDR1、CDR2和CDR3。相邻重链和轻链上的6个CDR共同组成免疫球蛋白的抗原结合部位或称抗原结合位点，可特异性结合抗原表位，发挥免疫效应（图4-2）。互补决定区的高度异质性决定了免疫球蛋白的多样性，即抗体可识别和结合不同的抗原表位。CDR以外区域的氨基酸组成和排列顺序相对不易变化，主要发挥支撑空间构象的作用，称为骨架区（Framework Region，FR），VH和VL各有4个骨架区，分别为FR1、FR2、FR3和FR4。

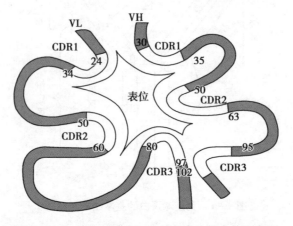

图4-2　Ig的互补决定区与抗原表位结合的示意图

> **提　示**
>
> 　　抗原结合价是抗体能结合的抗原表位的最大数量。IgG有2个抗原结合位点，能结合两个抗原分子或同一抗原分子上相同的两个抗原表位，因此抗原结合价是2；而二聚体IgA的抗原结合价是4；五聚体IgM的抗原结合价理论上是10，实际是5～6。

（2）恒定区（Constant Region，C区）。免疫球蛋白轻链和重链中氨基酸数量、种类、排列顺序及糖含量均较稳定的区域称为恒定区，位于肽段的羧基端，占重链的3/4或4/5和轻链的 1/2。重链和轻链的 C 区分别称为 CH 和 CL。同一种属内所有个体的同一类免疫球蛋白的 C 区具有相同的抗原特异性,称为免疫球蛋白同种型抗原。

3. 铰链区 铰链区位于 CH1 与 CH2 之间。该区含较多脯氨酸残基,不易构成氢键,易伸展弯曲,能改变两个 Y 形臂之间的距离,有利于两臂同时结合两个不同空间位置的抗原表位。铰链区对蛋白酶敏感,易被水解。IgM 和 IgE 无铰链区。

4. 免疫球蛋白的辅助成分 除基本结构外,某些类别的免疫球蛋白还有辅助成分(图 4 - 3)。

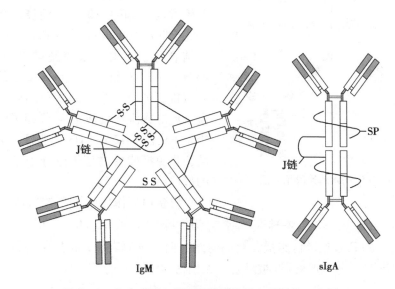

图 4 - 3 免疫球蛋白多聚体的连接链和分泌片示意图

(1)连接链(Joining Chain,J 链)。连接链是一段富含半胱氨酸的多肽链,由浆细胞合成,主要功能是连接免疫球蛋白分子的恒定区,将单体免疫球蛋白分子连接为多聚体。IgA 二聚体和 IgM 五聚体均含 J 链;IgG、IgD 和 IgE 为单体,无 J 链。

(2)分泌片(Secretory Piece,SP)。分泌片又称分泌成分(Secretory Component,SC),为一含糖肽链,由黏膜上皮细胞合成和分泌,以非共价键形式结合于 IgA 的二聚体上,使其成为分泌型 IgA(sIgA)。SP 的作用是:① 使 IgA 分泌到黏膜表面,发挥黏膜免疫作用;② 保护 sIgA,使其免遭蛋白酶降解。

(二)免疫球蛋白的功能区

免疫球蛋白的重链和轻链每隔 90 个氨基酸残基都有链内二硫键,由此形成由 110 个氨基酸组成的免疫球蛋白的功能区,也称结构域。功能区为肽链反复折叠形成的立体结构,这些结构在机体内担负着不同的生物学功能,具有这种结构的分子称为免疫球蛋白超家族(Immuno-globulin Superfamily,IgSF)。免疫球蛋白的 L 链有两个功能区(VL 和 CL),IgG、IgD 和 IgA 的 H 链有 4 个功能区(VH、CH1、CH2 和 CH3),IgM 和 IgE 的 H 链还有第 5 个功能区 CH4。

免疫球蛋白各功能区的功能分别是:① VH 和 VL 是特异性识别和结合抗原的部位;② CH1 和 CL 是免疫球蛋白遗传标志所在部位,同种异体间的免疫球蛋白在该区存在着个别氨基酸序列的差异；③IgG 的 CH2 和 IgM 的 CH3 含有补体结合位点，可启动补体活化的经典途径，IgG 的 CH2 与穿过胎盘屏障相关；④IgG 的 CH3 和 IgE 的 CH4 能与多种细胞表面的 Fc 受体结合，发挥不同的免疫效应。

（三）免疫球蛋白的水解片段

在一定条件下，免疫球蛋白分子的某些部分可被蛋白酶水解为不同的片段（图4-4）。

木瓜蛋白酶作用于 IgG 铰链区两条重链间二硫键近 N 端的一侧，将免疫球蛋白裂解为两个完全相同的 Fab 段和一个 Fc 段。Fab 段即抗原结合片段，由一条完整的轻链和部分重链（VH 和 CH1）组成。一个 Fab 段的抗原结合价为单价，可与一个抗原表位结合，但不能发生凝集反应或沉淀反应；Fc 段即可结晶片段，相当于 IgG 的 CH2 和 CH3 功能区，无抗原结合活性，是免疫球蛋白与效应分子或细胞相互作用的部位。

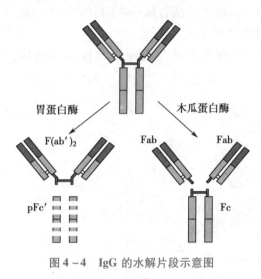

图4-4 IgG 的水解片段示意图

胃蛋白酶作用于 IgG 铰链区两条重链间二硫键近 C 端的一侧，可将免疫球蛋白水解为一个大片段 F（ab'）₂ 和一些小片段 pFc'。F（ab'）₂ 由两个 Fab 段及铰链区组成，可同时结合两个抗原表位，抗原结合价为 2 价，能形成凝集反应或沉淀反应。pFc'最终被降解，无生物学作用。

二、免疫球蛋白的血清型

免疫球蛋白具有免疫原性，可以作为抗原引起适应性免疫应答，产生相应的抗体，这种免疫原性可用血清学方法测定和分析，故称其为免疫球蛋白的血清型。免疫球蛋白分子上主要有三种不同的抗原表位，即同种型抗原表位、同种异型抗原表位和独特型抗原表位。

1. 同种型抗原表位　同种型抗原表位指同一种属内所有个体的免疫球蛋白分子共有的抗原特异性，而在不同种属之间，其同种型抗原特异性是不同的。同种型抗原表位位于免疫球蛋白分子的 C 区。

> **提 示**
>
> 抗毒素马血清是用类毒素免疫马后，获取马的免疫球蛋白制成的。人和马属于不同种属，所以免疫球蛋白的同种型特异性不同，即马的免疫球蛋白对人来说是抗原，因此人在使用抗毒素马血清之前应做皮试，防止过敏反应的发生。

2. 同种异型抗原表位　同种异型抗原表位指同一种属不同个体间的免疫球蛋白分子所

具有的免疫原性的差异，其抗原表位广泛存在于免疫球蛋白的 C 区和 V 区。同种异型抗原为个体的标志。

3. 独特型抗原表位　独特型抗原表位指同一个体内各免疫球蛋白分子的 V 区具有的抗原特异性，这种抗原特异性主要由 VL 和 VH 中的互补决定区决定。不同 B 细胞克隆产生的免疫球蛋白分子，结合抗原的特异性不同，其独特型抗原表位也各不相同。独特型的抗原表位称为独特位，免疫球蛋白分子的每一 Fab 段均含 5~6 个独特位。独特型抗原表位不仅存在于免疫球蛋白分子中，也存在于 T 细胞的抗原受体（TCR）上。独特型抗原表位在异种、同种异体，甚至在自体内均可引起适应性免疫应答，产生相应的抗体，即抗独特型抗体。独特型抗原表位和抗独特型抗体构成一个复杂的网络，在免疫应答的调节中发挥重要作用。

三、免疫球蛋白的主要功能

免疫球蛋白的 V 区和 C 区各具不同的功能，V 区可以结合抗原，C 区则可以结合免疫细胞或分子。V 区的功能仅仅是结合抗原，不能达到消灭病原体的目的；若要清除抗原，需 C 区诱导其他细胞或分子产生效应，但只有在 V 区结合抗原后，C 区才能发挥这些作用。

（一）免疫球蛋白 V 区的功能

免疫球蛋白 V 区的功能主要是特异性识别、结合抗原。V 区的 CDR 可与相应抗原上的抗原表位互补结合，这种结合具有特异性和可逆性。膜型免疫球蛋白（即 B 细胞表面的抗原受体 BCR）的 V 区与相应抗原表位结合，是 B 细胞活化的必要条件；抗体 V 区在体内与病原体（如细菌、病毒）及其产物（如外毒素）结合后，发挥阻抑细菌黏附、中和病毒及中和毒素等免疫防御功能；抗体与抗原在体外结合可出现凝集、沉淀等反应，这可用于免疫学检测。

> **提　示**
>
> 抗体与一个抗原有多个结合部位时，可显著增强其和抗原的结合。IgG 在中和病毒的效力上，比两个不互相连接的结合部位要高，而 IgM 则比 IgG 更高。这是因为每个抗体分子上的抗原结合部位越多，与抗原形成的结合数就越多，二者分离的可能性就越小。因此，与抗原表位只有较弱亲和力的抗体，如果有许多抗原结合部位，在中和病毒或细菌时也是极为有效的。在免疫应答早期产生的低亲和力 IgM 即属于这种情况。

（二）免疫球蛋白 C 区的功能

1. 激活补体　IgG1~IgG3 和 IgM 与相应抗原结合后，可因构型改变而使其 CH2 或 CH3 功能区内的补体结合点暴露，进而激活补体的经典途径。IgG4、IgA 和 IgE 的凝聚物可激活补体的旁路途径。

2. 结合细胞表面的 Fc 受体　不同类别的免疫球蛋白通过其 Fc 段与表面具有相应 Fc 受体的细胞结合，可以产生不同的生物学效应。

（1）调理作用。抗体和补体等为调理素，它们能够覆盖于细菌等颗粒性抗原表面，促进吞噬细胞对颗粒性抗原发挥吞噬作用，此即调理作用（图4-5）。例如，吞噬细胞表面有IgG的Fc受体，IgG的Fab段与细菌表面的抗原表位特异性结合，其Fc段与吞噬细胞表面的Fc受体结合，从而介导吞噬细胞对细菌的吞噬。

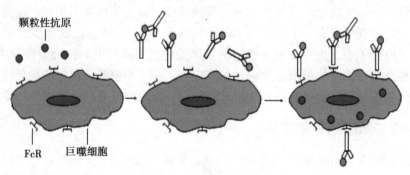

颗粒性抗原

FcR 巨噬细胞

图4-5 调理作用示意图

（2）抗体依赖细胞介导的细胞毒作用（Antibody - dependent Cell - mediated Cytotoxicity，ADCC）。IgG的Fab段与靶细胞（如肿瘤细胞、病毒感染的自身细胞）上相应的抗原结合后，其Fc段与具有杀伤作用的效应细胞（如NK细胞、巨噬细胞等）表面相应的Fc受体结合，可以触发和增强效应细胞对靶细胞的杀伤作用，即ADCC作用（图4-6）。

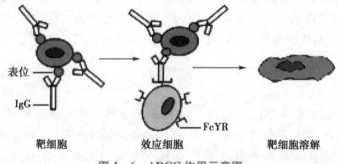

表位

IgG

FcYR

靶细胞   效应细胞   靶细胞溶解

图4-6 ADCC作用示意图

（3）介导I型超敏反应。IgE的Fc段可与肥大细胞和嗜碱性粒细胞表面IgE的Fc受体高亲和力结合，使细胞致敏。若相同抗原再次进入机体，可立即与致敏细胞表面的IgE特异性结合，进而可使致敏细胞脱颗粒，释放组胺等生物活性介质，引起炎症反应，称为I型超敏反应。

> **提 示**
>
> 　　若进入体内的无害性抗原（如花粉、某些食物等）引起I型超敏反应，将导致致敏细胞脱颗粒，组胺等生物活性介质释放，可出现一系列症状，如皮肤荨麻疹、打喷嚏、流鼻涕、哮喘、血管神经性水肿、腹泻等，俗称过敏反应。

3. 通过胎盘和黏膜　IgG 可与胎盘母体一侧滋养层细胞表面的 Fc 受体结合，转移入滋养层细胞内，通过细胞外排作用，进入胎儿的血液循环中，使胎儿被动获得特异性免疫力。sIgA 可通过其 Fc 段，与黏膜上皮细胞基底面表达的多聚 IgA 受体结合，将其转运至黏膜的腔面，在黏膜表面发挥作用。

四、各类免疫球蛋白的特性和功能

人可以产生不同种类的免疫球蛋白。不同种类的免疫球蛋白在体内的含量、分布、分子结构、主要功能等方面均不相同，显示出各自的特性。

> **提　示**
>
> 不同的微生物有不同的生物学性状，能通过不同途径进入机体。五种不同的免疫球蛋白类别和它们的亚类进化成能对抗从不同部位进入和有不同性状的微生物。它们的功能和作用部位有某些重叠，但也有明确的分工。例如，二聚体 IgA 是黏膜分泌物中最普遍的抗体，而 IgM 则主要在血浆中，二者在其所处部位都是非常重要的。

（一）IgG

IgG 以单体的形式存在，人的 IgG 有四个亚类，在功能活性方面略有差异，其半衰期在免疫球蛋白中相对较长，为 20 ~ 30 天。IgG 分布于全身所有组织及体液（包括脑脊液）中，在血清和组织液中约各占 50%，是血清和胞外液中含量最高的免疫球蛋白成分，在血清中约占总免疫球蛋白的 75%。

IgG 在抗感染过程中发挥主力作用，也是机体再次免疫应答的主要抗体。IgG 与外毒素结合能中和其毒性；IgG1 ~ IgG3 与抗原形成免疫复合物，可以通过经典途径活化补体，发挥溶菌、溶细胞等作用；IgG 通过其 Fc 段可以与吞噬细胞、NK 细胞等表面的 FcR 结合，发挥调理吞噬及 ADCC 作用。

IgG 在个体出生后 3 个月开始合成，3 ~ 5 岁时接近成年人水平。IgG 是唯一能够通过胎盘的免疫球蛋白，为发育中的胎儿、新生儿提供被动免疫，在新生儿抗感染免疫中起重要作用。

> **提　示**
>
> 丙种球蛋白和胎盘球蛋白是临床上常用的制剂，含有健康人群血清中所具有的各种抗体，因而有增强机体抵抗力、预防感染的作用，其中的主要成分即为 IgG。

（二）IgM

1. 分泌型 IgM　分泌型 IgM（sIgM）是五聚体，主要在脾脏和淋巴结中产生，为五类免疫球蛋白中相对分子质量最大的，所以又称巨球蛋白，主要存在于血管中，占血清总免疫球蛋白的 5% ~ 10%。理论上，IgM 的抗原结合价为 10 价，但当它与大分子抗原结合时，由于受空间结构的限制，实际常仅为 5 价，即便如此，其与微生物结合的总牢固性也是十分高的，故属于高效抗微生物抗体。IgM 具有强大的激活补体经典途径的能力，其杀菌、溶菌、溶血、促吞噬以及凝集作用比 IgG 高 500 ~ 1 000 倍。IgM 可中和毒素与病毒，人体缺乏 IgM 可能发生致死性的败血症。

IgM 是在进化过程中最早出现的，也是在个体发育中最早出现的抗体，胚胎晚期已能合成，又因为 IgM 不能通过胎盘，所以新生儿的脐带血中如果出现了针对某种病原微生物的 IgM，应是胚胎自己产生而非从母体而来，表示胚胎期有相应病原微生物的感染。IgM 还是初次体液免疫应答阶段产生的主要免疫球蛋白，在感染早期即可产生，且半衰期较短，消失得较快，所以 IgM 水平检测常用于传染病的早期诊断。

类风湿因子、冷凝集素、天然血型抗体等均为 IgM。

2. 膜型 IgM　膜型 IgM（mIgM）是 B 细胞表面的 BCR，为单体，是 B 细胞在发育过程中较早表达的抗原受体。

（三）IgA

血清型 IgA 为单体结构，含量占血清总免疫球蛋白的 10% 左右，半衰期为 5 ~ 6 天。IgA 具有抗菌、抗毒素、抗病毒作用，对支原体和某些真菌可能也有抵抗作用。

sIgA 主要由呼吸道、消化道、泌尿生殖道等处黏膜固有层中的浆细胞产生，存在于初乳、唾液、泪液、胃肠液、支气管分泌液等外分泌液，是由 J 链连接而成的双聚体，在通过黏膜或浆膜上皮细胞向外分泌时，与上皮细胞所产生的分泌片连接，形成完整的 sIgA，此时分泌片起到保护 sIgA，使其免遭黏膜表面广泛存在的蛋白酶降解的作用。sIgA 能阻抑细菌黏附、中和毒素和病毒等，是机体黏膜防御感染的重要因素。sIgA 水平降低的幼儿易患呼吸道或消化道感染，老年性支气管炎也可能与呼吸道 sIgA 合成功能的降低有关。sIgA 还可封闭摄入或吸入的某些抗原物质，使其游离于分泌物，易于被清除，或使其被限制于黏膜表面，不至于进入机体，从而避免 I 型超敏反应的发生。

> **提　示**
>
> sIgA 在出生后几个月才能合成。产妇初乳中 sIgA 的含量很高，缺乏 sIgA 合成能力的新生儿可通过母乳喂养获得母亲的 sIgA，形成自然被动免疫，提高黏膜抵抗力。

（四）IgD

人血清中 IgD 的含量很低，不到血清总免疫球蛋白的 1%，主要由扁桃体、脾脏等处的浆细胞产生，半衰期很短，仅为 2.8 天，其功能尚不清楚。

膜型 IgD 是 B 细胞表面的 BCR，也是 B 细胞成熟的重要标志。幼稚 B 细胞分化成熟过程中，表面先出现 mIgM，之后出现 mIgD；也就是说，成熟 B 细胞同时表达 mIgM 与 mIgD。

（五）IgE

IgE 在血清中的含量极低，仅占血清总免疫球蛋白的 0.002%，主要由鼻咽部、扁桃体、支气管、胃肠等处黏膜固有层的浆细胞产生，在个体发育中合成较晚。

IgE 具有很强的亲细胞性，其 CH2 和 CH3 可与肥大细胞、嗜碱性粒细胞表面高亲和力的 FcεR 结合，再与相应抗原结合后，可促使肥大细胞、嗜碱性粒细胞脱颗粒并释放生物活性介质，引起 I 型超敏反应。此外，IgE 与机体抗寄生虫免疫有关。

人各类免疫球蛋白的主要理化性质和生物学功能见表 4-1。

表 4-1　人各类免疫球蛋白的主要理化性质和生物学功能

	项　目	IgG	IgM	IgA	IgD	IgE
重链	亚类数	4	2	2	无	无
	辅助成分	无	J 链	J 链，分泌片	无	无
	主要存在形式	单体	膜型为单体；分泌型为五聚体	单体和二聚体	单体	单体
物理性质	分子质量/kDa	150	单体为 180，五聚体为 970	单体为170，二聚体为420	180	190
	重链的分子质量/kDa	50~55	65	62	70	75
生理特性	正常成人血清水平/(mg/mL)*	6~16	0.4~2.0	1.4~4.0	0.03	0.000 3
	血清中半衰期/d	23	5~10	6	3	<1
	开始合成时间	出生后 3 个月	胚胎晚期	出生后 4~6 个月		较晚
生物学功能	抗体结合价（理论值）	2	10	单体为 2，二聚体为 4	2	2
	活化补体经典途径	+	+	-	-	-
	活化补体旁路途径	+	-	+	-	+
	中和作用	+	+	+	-	-
	调理作用	+	+	+	-	+
	介导 ADCC 作用	+	-	-	-	-
	结合肥大细胞和嗜碱性粒细胞	-	-	-	-	+
	通过胎盘	+	-	-	-	-
主要免疫作用		再次应答，抗感染	初次应答，早期防御；单体为 B 细胞抗原受体	黏膜免疫	B 细胞抗原受体	介导 I 型超敏反应，抗寄生虫感染

注：* 正常成人血清中各类免疫球蛋白的水平因检测方法不同，存在一定差异。

五、抗体的人工制备

抗体在疾病的诊断和免疫学防治中发挥重要作用，人工制备抗体是大量获得抗体的重要途径。早年人工制备抗体的方法主要是以抗原免疫动物，从其血清中获取特异性抗体。由于天然抗原常含多种不同抗原表位，故得到的血清是含多种抗体的混合物，即多克隆抗体。1975 年，科勒（Kohler）和米尔斯坦（Milstein）采用体外细胞融合技术，所创建的杂交瘤细胞可无限增殖，并能产生单抗原表位特异性的单克隆抗体，从而使得规模化制备高特异性、均质性的抗体成为可能。

（一）多克隆抗体

在含多种抗原表位的抗原物质刺激下，体内多个相应的 B 细胞克隆被激活并产生针对各种不同抗原表位的特异性抗体，这种抗体混合物即为多克隆抗体。多克隆抗体多用于感染性疾病的预防、治疗及临床诊断，主要来源于动物免疫血清、恢复期患者血清或免疫接种人群。其优点是来源广泛、制备容易；缺点是特异性不高、易发生交叉反应，从而应用受限。

（二）单克隆抗体

由单一 B 细胞克隆产生的、识别同一抗原表位的抗体，称为单克隆抗体。其制备的基本原理为：将经抗原免疫后小鼠的脾细胞（含能分泌特异性抗体的 B 细胞，寿命短）与骨髓瘤细胞（不能产生抗体，但可无限增殖）在聚乙二醇的作用下进行细胞融合，由此形成的杂交细胞称为杂交瘤细胞；这些细胞既有骨髓瘤细胞大量扩增和永生的特性，又具有 B 细胞合成和分泌特异性抗体的能力。每个杂交瘤细胞由一个 B 细胞和一个瘤细胞融合而成，而每个 B 细胞仅识别一种抗原表位，故经筛选和克隆化的每一杂交瘤细胞仅能合成及分泌一种抗体，这种抗体即为单克隆抗体。

单克隆抗体的优点是纯度高、特异性强、效价高、少或无血清交叉反应、可大量生产，已广泛应用于生物医学的各个领域，如检测各种抗原，包括肿瘤抗原、细胞表面抗原及受体、激素、神经递质以及细胞因子等。单克隆抗体与放射性物质、抗癌药物或毒素偶联，可用于肿瘤患者的免疫导向治疗；应用抗 T 细胞的单克隆抗体可防治器官移植排斥反应等。但绝大多数单克隆抗体是用小鼠开发的，虽然它们可作为研究和诊断的工具，但由于其中至少一部分对人类有免疫原性，引入患者体内的小鼠单克隆抗体可引起 I 型超敏反应，所以不是理想的治疗剂。

（三）基因工程抗体

基因工程抗体是应用 DNA 重组和蛋白质工程技术，对单克隆抗体分子进行切割、拼接或修饰，重新组装而成的新型抗体。它们既保留了单克隆抗体均一性及特异性高的优点，又赋予了其一些新的功能或减少了不良反应。如人 - 鼠嵌合抗体是将鼠源性抗体的 V 区与人抗体的 C 区融合而成的抗体，此类抗体在保留了鼠源性抗体的特异性和亲和力的同时，显著减少了其对人体的免疫原性；人源化抗体，是将鼠源性抗体的 CDR 植入人源抗体的 V 区而重构的抗体，此类抗体分子中鼠源性蛋白质的含量较低，免疫原性比嵌合抗体进一步减弱。基因工程抗体在临床已用于治疗肿瘤、病毒性疾病、自身免疫病和某些神经系统疾病等。但目前制备的基因工程抗体亲和力弱，效价低，价格昂贵，尚需研究改进。

第二节 补体系统

补体是存在于人和脊椎动物血清、组织液中的一组经活化后具有酶活性的蛋白质。19世纪末，在研究免疫溶菌和免疫溶血反应时，发现补体是辅助特异性抗体发挥溶菌作用的补充物质，故而得名。后发现其是由30余种可溶性蛋白和膜结合蛋白组成的、具有精密调控机制的蛋白反应系统，因此称其为补体系统。

正常情况下，补体固有成分以无活性的酶原形式存在。在某些激活物的参与下，补体依次被激活，表现为丝氨酸蛋白酶的级联酶促反应。补体的活化产物广泛参与机体抗微生物防御反应和免疫调节，也可介导免疫病理反应，是体内具有重要生物学作用的效应系统。

一、补体系统概述

（一）补体系统的组成和命名

1. 补体系统的组成 补体系统由30余种成分组成，按其生物学功能可以分为以下三类。

（1）补体固有成分。补体固有成分是存在于血浆和体液中、参与补体激活（活化）级联反应的基本成分，包括经典途径的C1（C1q、C1r、C1s）、C4和C2，旁路途径的B因子和D因子，凝集素途径的MBL、纤胶凝蛋白（Ficolin，FCN）和丝氨酸蛋白酶，以及三条途径的共同组分C3，共同末端途径的C5、C6、C7、C8和C9。

（2）补体调节蛋白。补体调节蛋白包括可溶性调节蛋白，如C1抑制物、I因子、C4结合蛋白（C4b - binding Protein，C4bp）、H因子、S蛋白、Sp40/40等；以及膜结合调节蛋白，如膜辅助因子蛋白、衰变加速因子、膜反应溶解抑制物等，主要通过调节补体激活途径中的关键酶而调控补体的活化强度和范围。

（3）补体受体（Complement Receptor，CR）。补体受体是存在于不同细胞膜表面，介导补体活性片段或调节蛋白的生物学效应的受体分子，包括CR1 ~ CR5、C3aR、C5aR、C4aR及H因子受体（H Factor Receptor，HR）等。

2. 补体系统的命名 参与补体经典途径的固有成分，按其被发现的先后分别命名为C1（q、r、s）、C2 ~ C9；参与补体旁路途径起始的成分以因子表示，如D因子、P因子、B因子、H因子；补体调节蛋白多按其功能命名，如C1抑制物、衰变加速因子、C4结合蛋白等；补体活化后的裂解片段，以本成分的符号后附加小写英文字母，如C3a、C3b等，一般以a和b分别表示小片段和大片段，有的b片段（如C3b）还可进一步裂解（如C3c、C3d）；具有酶活性的成分或复合物，可在其符号上画一横线表示；灭活的补体片段，在其符号前加英文字母i表示，如iC3b。

（二）补体的生物合成

人类胚胎发育早期即可合成补体，出生后3 ~ 6个月达到成人水平。成人血清补体蛋白总量占血清总蛋白的5% ~ 6%。补体蛋白可由体内多种组织细胞合成，出生后肝细胞和巨噬细胞是产生补体的主要细胞。在感染、组织损伤急性期以及炎症状态下，局部和血清补体水平升高，其机制可能为：急性期炎症细胞因子，如肿瘤坏死因子 – α（Tumor Necrosis Factor – α，TNF – α）、白细胞介素 – 1（Interleukin – 1，IL – 1）、白细胞介素 – 6（Interleukin – 6，IL – 6）等，可促进肝细胞及局部浸润的巨噬细胞内补体基因的转录与表达。

（三）补体的理化性质

补体成分均为球蛋白，大多为 β 球蛋白，少数为 α 球蛋白或 γ 球蛋白，性质极不稳定，对热敏感，56 ℃经 30 分钟即可灭活，室温下也易失去活性，用于检测或研究的补体标本应保存在 – 20 ℃以下。此外，紫外线照射、机械振荡或某些添加剂也可破坏补体。

二、补体的激活途径

生理情况下，血清中补体成分大多是以无活性的酶原形式存在的，只有在某些活化物的参与下或在特定的固相表面，补体各成分才依次被激活。被激活的前一组分，具备了裂解下一组分的活性，由此形成了一系列放大的级联反应，最终发挥溶细胞效应。在补体活化过程中可产生多种水解片段，它们具有多种生物学活性，共同参与机体的炎症反应与免疫调节。

补体的激活主要有经典途径、旁路途径和凝集素途径三条途径。三条途径前期的启动机制各异，但具有共同的末端通路。

（一）经典途径

补体活化的经典途径是由 C1q 与激活物（抗原 – 抗体复合物）结合后，顺序活化 C1r、C1s、C4、C2、C3，形成 C3 转化酶（C4b2a）与 C5 转化酶（C4b2a3b），从而启动补体活化的过程。因该途径的激活有赖于特异性抗体的形成，故主要在感染的中晚期发挥作用。

1. 激活物　免疫复合物（Immune Complex，IC）即抗原 – 抗体复合物，是经典途径的主要激活物。C1 与免疫复合物中抗体分子的 Fc 段结合是经典途径的始动环节，每个 C1q 分子必须同时与免疫复合物中两个以上免疫球蛋白分子的 Fc 段结合后才能活化。IgM 分子为五聚体，含 5 个 Fc 段，故单个 IgM 分子即可激活 C1q；而 IgG 是单体，与抗原结合后需要相邻的两个或两个以上 IgG 分子与 C1q 分子桥联，才能活化 C1q。所以 IgM 激活补体的能力比 IgG 强。

2. 激活过程　参与经典途径的补体固有成分包括 C1（C1q、C1r、C1s）、C4、C2、C3、C5 ~ C9，整个激活过程可分为识别阶段、活化阶段和膜攻击阶段。

（1）识别阶段。抗原和抗体结合后，抗体发生构象改变，其 Fc 段的补体结合部位暴露，C1q 与之结合并被激活，即为补体激活的识别阶段。C1q 为六聚体，每一亚单位的头部是其与免疫球蛋白结合的部位，C1r 和 C1s 与 C1q 相连。当两个以上的 C1q 头部与免疫复合物中 IgM 或 IgG 的 Fc 段结合后，C1q 的分子构象即发生改变，导致 C1r 裂解而活化，后者可进而激活 C1s，活化的 C1s 具有丝氨酸蛋白酶的活性（图 4 – 7）。

（2）活化阶段。活化的 C1s 依次酶解 C4、C2，形成具有酶活性的 C3 转化酶 C4b2a，后者进一步酶解 C3 并形成 C5 转化酶 C4b2a3b，即为经典途径的活化阶段。

在 Mg^{2+} 存在的情况下，C1s 将 C4 裂解为两个片段，小片段 C4a 释放入液相；大片段的 C4b 可与胞膜或免疫复合物结合，未结合的 C4b 在液相中很快被灭活。C2 与固相的 C4b 有较高的亲和力，C2 与 C4b 形成 Mg^{2+} 依赖性复合物，继而被 C1s 裂解，所产生的小片段 C2b

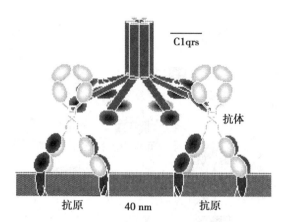

图 4 - 7   C1 复合物分子结构及 C1 的识别与激活

被释放入液相，而大片段 C2a 可与 C4b 形成稳定的 $\overline{C4b2a}$ 复合物，此即经典途径的 C3 转化酶。

C3 是血浆中含量最高的补体成分，为三条补体激活途径的共同组分，C3 的裂解是补体活化级联反应中的枢纽步骤。$\overline{C4b2a}$ 中的 C4b 可与 C3 结合，具有丝氨酸蛋白酶活性的 C2a 可水解 C3 形成 C3a 和 C3b，前者释放入液相，10% 左右的 C3b 分子可与细胞表面的 $\overline{C4b2a}$ 结合，形成 $\overline{C4b2a3b}$ 复合物，即经典途径的 C5 转化酶，继而进入补体激活的膜攻击阶段。

（3）膜攻击阶段。这是攻膜复合物（Membrane Attack Complex，MAC）形成，引起细胞溶解的阶段。C5 与 C5 转化酶中的 C3b 结合，继而被裂解成 C5a 和 C5b。裂解产物 C5a 释放入液相，C5b 仍结合在细胞表面，并可依次与 C6、C7 结合，形成 C5b67 复合物，插入胞膜脂质双层中，结合在膜上的 C5b67 可与 C8 结合形成 C5b678，后者再与 12 ~ 15 个 C9 分子结合，形成 C5b6789n，即 MAC。插入膜上的 MAC 可破坏局部磷脂双层，导致可溶性小分子物质、离子从胞内释出，而蛋白质类大分子滞留在细胞内，大量水分子内流致使细胞渗透压改变，细胞肿胀破裂。此外，致死量钙离子被动地向胞内弥散，亦可导致靶细胞死亡。补体经典途径示意图见图 4 - 8。

（二）旁路途径

补体激活的旁路途径是不经 C1、C4、C2，在 B 因子、D 因子、P 因子等参与下，直接由微生物或其他激活物提供接触表面，从 C3 开始，形成 C3 与 C5 转化酶，激活补体级联酶促反应的活化途径。此激活方式不依赖于特异性抗体的形成，故在感染早期即可为机体提供有效的防御机制，也是补体主要的效应放大机制。

1. 激活物　主要是可为补体激活提供接触表面或保护性环境的成分，如某些细菌、内毒素、酵母多糖、葡聚糖、凝聚的 IgG4 和 IgA 等。

2. 激活过程

（1）识别阶段。C3 是启动旁路途径并参与后续级联反应的关键分子。正常情况下，C3 通过与水的反应被缓慢而持久地激活，自发产生低水平的 C3b。绝大多数 C3b 在液相中很快

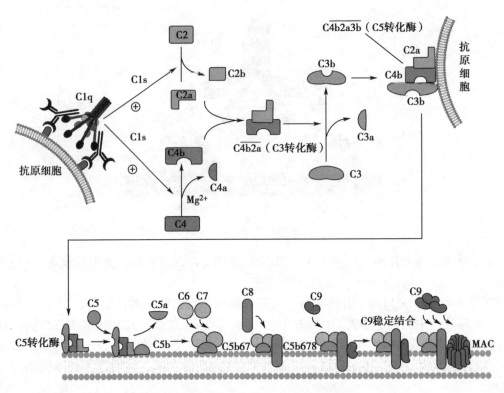

图4-8 补体经典途径示意图

失活，少数 C3b 可沉积在邻近颗粒表面。若沉积的是自身细胞，C3b 可被细胞表面的 I 因子、H 因子、膜辅助因子蛋白（Membrance Cofactor Protein，MCP）等调节蛋白迅速灭活，反应被终止。若沉积在缺乏调节蛋白的非自身细胞，如微生物表面，则 C3b 可以 Mg^{2+} 依赖的方式与 B 因子结合，形成稳定状态。

（2）活化及膜攻击阶段。血清中的 D 因子可将与 C3b 结合的 B 因子裂解成 Ba 和 Bb。Ba 释放入液相，Bb 仍附着于 C3b，形成 C3bBb 复合物，即旁路途径的 C3 转化酶。若 C3bBb 与血清中的备解素（P 因子）结合，其稳定性可进一步增强。其中的 Bb 片段具有丝氨酸蛋白酶活性，可催化产生更多的 C3b 分子，部分新生的 C3b 可再次激活旁路途径，形成更多的 C3 转化酶，从而构成了旁路途径的反馈性放大机制。部分新生的 C3b 沉积在微生物等颗粒表面，并与 C3bBb 结合，形成 C3bBb3b（或称 C3bnBb），即旁路途径的 C5 转化酶，后者裂解 C5，引起与经典途径相同的膜攻击效应（图4-9）。

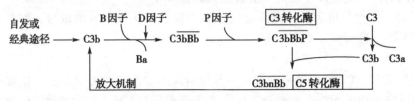

图4-9 补体激活旁路途径示意图

（三）凝集素途径

凝集素途径是血浆中的凝集素，如甘露聚糖结合凝集素（Mannanbinding Lectin，MBL）、纤胶凝蛋白等，直接识别多种病原微生物表面的甘露糖、岩藻糖等，继而使 MBL 相关丝氨酸蛋白酶（MBL – assiociate Serine Protease，MASP）活化，从而激活补体级联酶促反应（图 4 – 10）。

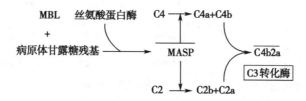

图 4 – 10　补体激活 MBL 途径示意图

1. 激活物　表面表达特殊糖结构（以甘露糖、甘露糖胺、岩藻糖等在脊椎动物中罕见的糖基为末端）的病原体，如细菌、真菌、寄生虫和某些病毒等。

2. 激活过程

（1）识别阶段。血浆中的 MBL 和 FCN 与 C1q 的结构类似，可与 MASP 结合。当 MBL 和 FCN 与病原体表面的特殊糖基结合后，发生构象改变，使 MASP 被激活。

（2）活化阶段。活化的 MASP 以类似 C1s 的方式水解 C4 和 C2，形成 C3 转化酶 C4b2a，后续补体级联酶促反应与经典途径基本相同。MBL 激活途径对补体激活的经典途径及旁路途径均具有交叉促进效应。

（四）三条补体激活途径的特点及比较

补体系统是一种相对独立的固有免疫防御机制，在种系进化的过程中，三条激活途径出现的先后顺序为：旁路途径、凝集素途径、经典途径。三条途径起点各异，或者是缺乏调节蛋白的非自身细胞，或者是在脊椎动物中罕见的糖结构，或者是抗原抗体复合物，但都可以感知体内异物的存在。三条激活途径相互交叉，并具有共同的终末反应过程，发挥清除异物的作用（图 4 – 11、表 4 – 2）。

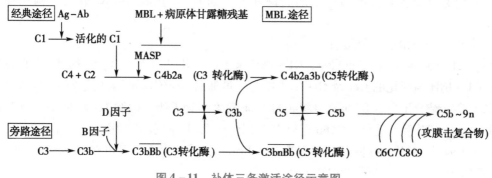

图 4 – 11　补体三条激活途径示意图

表 4 - 2　补体三条激活途径的比较

比较项目	经典途径	旁路途径	凝集素途径
主要激活物	抗原 - 抗体复合物	某些细菌、内毒素、真菌等	病原体表面的特殊糖结构
起始成分	C1q	C3	MBL/FCN
参与补体成分	C1 ~ C9	C3，C5 ~ C9，B 因子，D 因子，P 因子	MBL/FCN，MASP，C2 ~ C9
C3 转化酶	C$\overline{4b2a}$	C$\overline{3bBb}$	C$\overline{4b2a}$，C$\overline{3bBb}$
C5 转化酶	C$\overline{4b2a3b}$	C$\overline{3bnBb}$	C$\overline{4b2a3b}$，C$\overline{3bnBb}$
作用	适应性体液免疫的效应机制	固有免疫的效应机制	固有免疫的效应机制
意义	感染后期或再次感染相同病原时发挥重要作用	存在正反馈，感染早期或初次感染时发挥重要作用	激活物质非常广泛，对经典途径和旁路途径有交叉促进作用，在感染早期或初次感染中发挥重要作用

三、补体激活的调节

机体对补体系统的活化存在着精密的调控机制，严格控制补体激活的强度和持续时间，使其既能有效杀灭病原体，又防止补体过度激活造成的消耗和自身损伤。

（一）补体固有成分的自身调节

补体固有成分在激活过程中产生的具有酶活性的片段极不稳定，是重要的自限性因素。例如，C3 转化酶、C5 转化酶若不与下游底物结合，即迅速发生衰变；只有与固相结合的 C4b、C3b 及 C5b 才能触发经典途径；旁路途径的 C3 转化酶仅在特定的细胞或颗粒表面才具有稳定性。

（二）补体调节蛋白的作用

体内存在多种补体调节蛋白，包括体液中的可溶性调节蛋白和细胞膜表面的膜结合调节蛋白。它们通过调控补体激活途径的关键环节（如 C3 转化酶、MAC 形成）调控补体的活化。

1. 体液中的可溶性调节蛋白

（1）C1 抑制物（C1 - inhibitor，C1 - INH）。C1 - INH 与 C1 结合，可防止 C1 自发性的活化；C1 - INH 与活化的 C1r 及 C1s 牢固结合，可抑制 C1r/C1s 的酶活性或使 C1s 灭活。

（2）C4b 结合蛋白（C4bp）。C4bp 与 C2a 竞争结合 C4b，抑制 C3 转化酶 C$\overline{4b2a}$ 的组装，并可加速其分解。此外，C4bp 还可促进 I 因子对 C4b 的水解作用。

（3）I 因子。I 因子可将 C4b 降解为 C4c 和 C4d，使其灭活，且可在 H 因子、CR1 等的辅助下将 C3b 灭活为无活性的 iC3b。

（4）H 因子。H 因子可竞争性地抑制 B 因子或 Bb 与 C3b 的结合，抑制旁路途径 C3 转

化酶 $\overline{C3bBb}$ 的组装。

（5）P 因子。P 因子对旁路激活途径具有正调节作用。P 因子与 $\overline{C3bBb}$ 结合后发生构象改变，能使 $\overline{C3bBb}$ 的半衰期延长 10 倍，加强旁路途径 C3 转化酶裂解 C3 的效应。

2. 膜结合型调节蛋白

（1）补体受体 1（CR1）。CR1 可与 C2a 竞争结合 C4b，抑制 C3 转化酶 $\overline{C4b2a}$ 的组装，并可加速其分解；亦能促进 I 因子对 C4b 的蛋白水解作用。

（2）衰变加速因子（Decay Accelerating Factor，DAF）。DAF 可竞争性抑制 B 因子与 C3b 结合，阻止旁路途径 C3 转化酶的形成；同时也可竞争性抑制 C2a 与 C4b 结合，阻止经典途径 C3 转化酶的形成。

（3）膜辅助因子蛋白（MCP）。MCP 可与结合于细胞表面的 C3b 或 C4b 结合，协助 I 因子将 C3b 或 C4b 降解，抑制后续补体成分的活化。

（4）C8 结合蛋白（C8-binding Protein，C8bp）和膜反应性溶解抑制物（Membrane Inhibitor of Reactive Lysis，MIRL）。C8bp 可干扰 C9 与 C8 结合；MIRL 可阻碍 C7、C8 与 C5b6 结合，从而抑制 MAC 的形成。

当靶细胞与补体来源于同一种属时，补体溶细胞的效应会受到抑制，此为补体调节的同源限制。上述膜结合型调节蛋白的效应均有严格的种属限制，它们广泛分布丁机体多种组织细胞，是保护正常细胞免受自身补体所介导的溶细胞反应的重要因子，故称为同源限制因子（Homologous Restriction Factor，HRF）。

四、补体的生物学活性

补体具有多种生物学作用，不仅参与固有免疫，也参与适应性免疫；既参与机体的保护性免疫，也参与免疫病理损伤过程。

（一）溶细胞、溶菌及抗病毒作用

补体激活后形成的 MAC 插入靶细胞膜，导致靶细胞溶解，发挥补体依赖的细胞毒作用，可以溶解红细胞、血小板、被病毒感染的有核细胞以及革兰氏阴性菌等。此种效应是机体抗微生物感染和溶细胞免疫病理损伤的重要机制。

（二）调理作用

C3b、C4b、iC3b 和 C3b 裂解片段（C3d、C3dg）与细菌或其他颗粒结合，再通过与吞噬细胞表面相应的补体受体（CR1 和 CR3）结合，可促进吞噬细胞的吞噬作用，即为补体的调理作用，是补体抗细菌、抗真菌感染的主要机制之一。

（三）引起炎症反应

1. 趋化作用　C3a、C5a 与吞噬细胞表面相应受体（C3aR、C5aR）结合，可吸引吞噬细胞向炎症部位移行、聚集，从而增强局部炎症反应，此即趋化作用。此外，趋化作用也加速了吞噬病原体的细胞向淋巴结移动，促进适应性免疫的发生。

2. 过敏毒素样作用　C3a、C5a 可激活肥大细胞、嗜碱性粒细胞脱颗粒，释放组胺等血管活性介质，引起毛细血管扩张、血管通透性提高，促进吞噬细胞等进入炎症部位，介导局部炎症反应，继而可诱导类似过敏性休克的反应，故又称为过敏毒素。

C3a、C5a 的其他炎症效应机制还包括：引起器官平滑肌收缩；诱导血管内皮细胞表达黏附分子；促进吞噬细胞与血管内皮细胞的黏附，增强吞噬细胞的吞噬能力。

（四）清除免疫复合物

体内中等相对分子质量的循环免疫复合物可沉积于血管壁，继而造成周围组织损伤（Ⅲ型超敏反应），补体可清除这些免疫复合物，避免损伤的形成。一方面，补体与 Ig 的 Fc 段结合，可改变免疫球蛋白的空间构象，抑制其结合新的抗原表位，继而抑制新的免疫复合物形成；另外，补体可插入免疫复合物的网格结构，在空间上干扰 Fc 段之间的相互作用，从而溶解已沉积的免疫复合物。另一方面，循环的可溶性免疫复合物活化补体后，产生的 C3b 一端结合于复合物中的抗体分子上，另一端与表达 CR1 和 CR3 的红细胞、血小板结合，经血液循环被带至肝脏、脾脏内，经吞噬细胞的吞噬作用清除，此为免疫黏附。因表达 CR1 的红细胞数量众多，故红细胞为清除循环免疫复合物的主要参与者。

（五）其他

1. 连接固有免疫与适应性免疫　补体不仅参与固有免疫，也参与适应性免疫应答的各个环节，包括抗原呈递、B 细胞的活化、免疫效应的发挥等，所以补体是连接固有免疫和适应性免疫的桥梁。

2. 免疫自稳与免疫记忆　多种补体成分可识别和结合凋亡细胞，并通过与吞噬细胞表面相应受体的相互作用清除这些细胞，从而发挥免疫自稳作用；滤泡树突状细胞表面的 CR1 和 CR2 可将免疫复合物固定于生发中心，从而诱生和维持记忆性 B 细胞。

3. 与其他酶系统相互作用　补体与体内其他酶系统相互联系。补体系统与凝血系统、纤溶系统、激肽系统的活化均有赖于多种成分的蛋白酶级联裂解作用，且均借助丝氨酸蛋白酶结构域发挥作用；上述四种系统的活化成分间存在交叉效应，如 C1 – INH 不仅调节 C1 的活性，也可抑制激肽释放酶、血浆纤溶酶、凝血因子Ⅺ和凝血因子Ⅻ。

五、补体的临床意义

补体系统的遗传性缺陷、补体含量的增高和降低、功能障碍等，均可导致相应疾病的发生。

（一）遗传性补体成分缺陷相关的疾病

几乎所有的补体成分，包括补体的固有成分和补体调节蛋白，都可能发生遗传缺陷，使补体活化异常。例如，C3 缺陷可引起感染时无 C3b 产生，补体调理作用、免疫黏附作用等明显受损；C5 ~ C9 缺陷影响 MAC 的形成，溶菌能力下降，患者易发生化脓性球菌感染。

提　示

遗传性 C1 – INH 缺乏患者，易发生遗传性血管神经性水肿。因其缺乏 C1 – INH，所以血浆中 C1 的自发性激活不受控制，产生过多的 C2a，使血管通透性提高，引起全身广泛的水肿，若会厌水肿，可导致窒息死亡。

同源限制因子缺陷者不能阻止自身细胞（如红细胞等）表面 C3 转化酶和 MAC 的形成，细胞因失去自身保护机制而易被溶解，可引起阵发性睡眠性血红蛋白尿。

（二）补体含量改变

人体补体含量基本稳定，但在多种急性感染引起的炎症以及恶性肿瘤、甲状腺炎、急性风湿热、心肌梗死等疾病中，常见患者的补体水平升高；补体的加速活化，可增强炎症反应。恰当地调节、控制补体含量或其活性是临床防治这些疾病的重要措施之一。

补体含量的下降既可能是因发生重症肝炎或肝硬化等疾病引起补体合成不足；也可因重症感染或发生 II 型超敏反应、III 型超敏反应，补体过度消耗所致。补体含量的下降，可导致反复发作、难以控制的感染。

（三）补体与炎症性疾病

补体激活是炎症反应中重要的早期事件。一方面，创伤、烧伤、感染、器官移植等均可激活补体，进而激活单核细胞、内皮细胞和血小板，使之释放炎性介质和炎性细胞因子而参与炎症反应。另一方面，补体系统通过与凝血系统、激肽系统和纤溶系统间的相互作用，扩大并加剧炎症反应，从而参与多种感染和非感染性炎症疾病的病理生理过程。因此，适当、适时地抑制补体功能可能成为炎症性疾病治疗的有效途径。

第三节　细胞因子

细胞因子是由免疫原、丝裂原或其他因子刺激多种细胞（主要是免疫细胞）合成、分泌的具有生物学活性的小分子蛋白质。不论是固有免疫还是适应性免疫，在很多情况下，免疫细胞为了完成一个反应，必须互相沟通，这种细胞间的交流通常是由细胞因子介导的。细胞因子是免疫细胞间或免疫细胞与其他细胞间相互作用的主要信息分子之一，具有调节免疫应答、介导炎症反应、刺激造血、参与组织修复等多种功能，与人体多种生理和病理过程的发生与发展有关。因此，细胞因子在抗肿瘤、抗感染、抗排异反应、自身免疫病治疗以及恢复造血功能等方面具有良好的应用前景，是当今免疫学研究较为活跃的领域之一。

一、细胞因子概述

（一）细胞因子的分类

目前，已发现 200 余种人类细胞因子，随着生物技术的发展，新的细胞因子不断被发现，许多重组细胞因子也相继问世。根据结构和功能，细胞因子可分为白细胞介素、干扰素、肿瘤坏死因子超家族、集落刺激因子、生长因子和趋化因子等多种类型。

1. 白细胞介素　白细胞介素（Interleukin，IL）简称白介素，最初是指来源于白细胞，并主要在白细胞间发挥作用的细胞因子。现已证实白介素也可由其他细胞产生，并可作用于其他细胞。目前发现的白细胞介素已有 30 余种（IL－1～IL－38），其生物学功能包括：促进免疫细胞生长、分化与增殖；调节免疫应答类型和强度；调控造血；诱导炎症急性期反应，促进炎症反应等。常见白细胞介素的种类和主要生物学活性见表 4－3。

表 4 - 3　常见白细胞介素的种类和主要生物学活性

名称	主要来源	主要生物学活性
IL - 1	单核/巨噬细胞、树突状细胞、内皮细胞	参与 T 细胞、巨噬细胞、NK 细胞活化；增强白细胞与内皮细胞的黏附；诱导急性期蛋白表达；发热
IL - 2	活化的 T 细胞（主要是 Th1）	促进 T 细胞增殖、分化和产生细胞因子；活化巨噬细胞、CTL 和 NK 细胞
IL - 4	活化的 T 细胞（主要是 Th2）、肥大细胞、嗜碱性粒细胞	刺激 B 细胞增殖；参与 Th2 细胞分化；促进抗体类型转换成 IgG1 和 IgE；促进肥大细胞、嗜碱性粒细胞增殖
IL - 6	单核/巨噬细胞、T 细胞、成纤维细胞、内皮细胞	促进 T/B 细胞生长和分化；促进 CTL 功能；刺激造血（巨核细胞）；诱导急性期蛋白合成
IL - 8	单核/巨噬细胞、成纤维细胞、内皮细胞	为趋化因子。趋化中性粒细胞、嗜碱性粒细胞和 T 细胞；活化中性粒细胞和嗜碱性粒细胞
IL - 10	活化的 T 细胞、单核细胞	抑制 Th1 分泌细胞因子；抑制单核细胞和巨噬细胞产生促炎性因子；抑制单核细胞表达 MHC II 类分子和共刺激分子；促进 B 细胞增殖
IL - 12	单核细胞、B 细胞	促进的 T 细胞和 NK 细胞增生及 IFN - γ 的合成；促进 Th1 细胞分化；促进 NK 细胞、LAK 细胞的杀伤活性和黏附分子表达；诱导 CTL 细胞对肿瘤细胞发生反应；抑制 IgE 的产生
IL - 17	活化的 T 细胞（主要是 Th17）	诱导多种细胞产生炎性细胞因子、趋化因子，促进 G - CSF、GM - CSF 产生

2. 干扰素　干扰素（Interferon，IFN）是最早发现的细胞因子，因具有干扰病毒复制的作用而得名。根据来源和理化性质的不同，干扰素分为 I 型干扰素和 II 型干扰素：I 型干扰素主要有由浆细胞样树突状细胞（Plasmacytoid Dendritic Cell，pDC）、单核/巨噬细胞、淋巴细胞产生的 IFN - α 和主要由成纤维细胞产生的 IFN - β，其主要作用是抑制病毒增殖、促进 MHC 分子（主要是 I 类分子）表达、抑制多种细胞增殖、抗肿瘤；II 型干扰素即 IFN - γ，主要由活化 T 细胞和 NK 细胞产生，主要作用是激活巨噬细胞和 NK 细胞、促进 MHC 分子表达和抗原呈递、诱导 Th1 细胞分化、抑制 Th2 细胞分化。

3. 肿瘤坏死因子超家族　肿瘤坏死因子（Tumor Necrosis Factor，TNF）超家族因最初发现它们在体内外能引起肿瘤的出血坏死而得名，其家族包括 TNF - α、TNF - β、CD40L、CD95L（FasL）等 30 多个成员。其中 TNF - α 主要由单核/巨噬细胞产生，TNF - β 又称为淋巴毒素（Lymphotoxin，LT），主要由活化的 T 细胞、NK 细胞等产生。TNF 具有广泛的生物学活性，包括：① 对免疫应答的影响。可使中性粒细胞移行，活化巨噬细胞、粒细胞、杀伤 T 细胞。② 对炎症反应的影响。诱导炎症急性期反应，参与内毒素休克，引起恶病质等。③ 对伤口的影响。促进血管增殖，加强破骨细胞的活性，提高胶原合成。④ 对中枢神经系统的影响。引起缺氧、发热、头痛。⑤ 对代谢的影响。可引起酸中毒、骨吸收、糖原异生，增加垂体和肾上腺的分泌。⑥ 对血液系统的影响。降低造血功能。⑦ 对肾脏的影响。引起少尿、皮质坏死等。

4. 集落刺激因子 集落刺激因子（Colony Stimulating Factor，CSF）是一组能刺激多能造血干细胞及处于不同发育分化阶段的造血干细胞增殖分化，并在半固体培养基中形成相应细胞集落的细胞因子（表4-4）。集落刺激因子包括巨噬细胞CSF（M-CSF）、粒细胞CSF（G-CSF）、巨噬细胞-粒细胞CSF（GM-CSF）、干细胞因子（Stem Cell Factor，SCF）、红细胞生成素（Erythropoietin，EPO）、血小板生成素（Thrombopoietin，TPO）等。另外，IL-3因可刺激多谱系细胞集落形成，被称为multi-CSF。

表4-4 集落刺激因子的主要来源及其主要功能

名　称	主要来源	主要功能
IL-3	激活的T细胞、干细胞、NK细胞、胸腺上皮细胞	刺激造血干细胞增殖、分化；参与早期造血
IL-5	活化的T细胞（主要是Th2）、肥大细胞、嗜酸性粒细胞	参与B细胞分化和嗜酸性粒细胞的生成；促进IgA的生成
GM-CSF	巨噬细胞、T细胞	刺激髓样单核细胞特别是树突状细胞的增殖、分化；激活巨噬细胞
G-CSF	成纤维细胞、单核/巨噬细胞	刺激中性粒细胞的发育和分化
M-CSF	单核/巨噬细胞、内皮细胞、成纤维细胞	刺激骨髓单核细胞前体细胞的分化、成熟
SCF	骨髓基质细胞、成纤维细胞	刺激干细胞分化为不同谱系血细胞；促进肥大细胞存活
EPO	肾间质细胞、肝库普弗细胞	刺激红细胞前体细胞的分化、成熟
TPO	平滑肌细胞	刺激骨髓巨核细胞的分化、成熟

提　示

集落刺激因子能刺激骨髓加速中性粒细胞的产生和成熟。如G-CSF和GM-CSF可以缩短因化学药物治疗（简称化疗）所致中性粒细胞减少所持续的时间，并可以增进中性粒细胞的功能。当预测患者可能持续存在中性粒细胞减少（大于7天），并存在某些致病菌（如曲霉菌）感染的危险时，使用集落刺激因子，其效益价格比是高的。G-CSF可以在化疗后开始使用，并一直持续到中性粒细胞的数量恢复。但是，这些集落刺激因子非常昂贵，并可能产生一些不良反应，如肌痛。

5. 生长因子　生长因子（Growth Factor，GF）是具有刺激不同类型细胞生长和分化作用的细胞因子，包括转化生长因子－β（Transforming Growth Factor－β，TGF－β）、神经生长因子（Nerve Growth Factor，NGF）、表皮生长因子（Epidermal Growth Factor，EGF）、成纤维细胞生长因子（Fibroblast Growth Factor，FGF）、血小板源生长因子（Platelet－derived Growth Factor，PDGF）、血管内皮细胞生长因子（Vascular Endothelial Growth Factor，VEGF）等。生长因子往往是在组织损伤或感染结束后，用来修复创伤、重建局部组织的，因此对炎症反应通常有抑制作用。如 TGF－β 具有很强的免疫抑制作用，可抑制多种免疫细胞（如造血干细胞、淋巴细胞、单核/巨噬细胞等）的增殖与功能。某些肿瘤细胞可分泌 TGF－β，可能是肿瘤免疫逃逸的机制之一。

6. 趋化因子　趋化因子（Chemokine）是许多类型细胞在对感染或自身损伤产生应答时产生的一组细胞因子，它们对不同的靶细胞具有趋化效应，能活化并引导表达相应趋化因子受体的细胞到达感染或组织损伤部位。目前已发现趋化因子 60 余种，根据其氨基端半胱氨酸（以 C 代表）的数目及其排列方式，可分为 C－X－C、C－C、C 和 C－X3－C 四个亚家族（X 代表半胱氨酸以外的其他氨基酸）。如 IL－8 属 C－X－C 亚家族，对中性粒细胞具有趋化和激活作用；单核细胞趋化蛋白－1（Monocyte Chemoattractant Protein－1，MCP－1）为 C－C 亚家族代表，主要对单核/巨噬细胞具有趋化和激活作用。

（二）细胞因子受体

细胞因子需与靶细胞表面受体结合，通过激活胞内信号途径介导多种生物学效应。因此，细胞因子受体（Cytokine Receptor，CKR）的表达和分布影响着细胞因子的生物学效应。细胞因子受体分子由胞膜外区、跨膜区和胞内区三部分构成。胞膜外区是识别结合细胞因子的部位，胞内区启动受体激活后的信号转导。一些细胞因子受体含有共用的胞内区亚基，共用受体亚基的细胞因子，其功能往往有重叠。

> **提　示**
>
> IL－2R、IL－4R、IL－7R、IL－9R、IL－13R 和 IL－15R 有相同的负责信号转导的 γ 链，当编码 γ 链的基因缺陷时，上述多种细胞因子的受体表达异常，使 T 细胞和 B 细胞成熟受阻和功能障碍，患者表现出细胞免疫和体液免疫均低下的 SCID。本书学习活动 1－1 中所提到的男孩戴维就是此病的患者。

细胞因子受体主要表达于细胞膜表面，在某些情况下（如受到强免疫原等的刺激），部分细胞因子受体可从细胞膜表面脱落，游离于血液或组织液，即为可溶性细胞因子受体（Soluble Cytokine Receptor，sCKR）。它们仍可与相应细胞因子结合，与膜受体竞争，从而负向调节相应细胞因子的生物学作用。

二、细胞因子的共同特性

绝大多数细胞因子是低分子质量（8~30 kDa）的蛋白或糖蛋白，以单体形式存在，少数细胞因子以多聚体形式存在，如 IL-5 为二聚体，TNF 为三聚体。它们多数以可溶性蛋白的形式分布于体液和组织间质中，通过结合细胞表面高亲和力受体发挥生物学效应。各类细胞因子功能各异，但其作用存在许多共同特征。

（一）多源性

淋巴细胞、单核/巨噬细胞、肥大细胞等免疫细胞是细胞因子的主要来源，黏膜上皮细胞、血管内皮细胞、成纤维细胞、骨髓和胸腺的基质细胞、肝、肾和平滑肌细胞等也能合成和分泌细胞因子。一种细胞可以产生多种细胞因子，同一种细胞因子也可由不同细胞产生。

（二）以自分泌、旁分泌或内分泌的形式发挥作用

作用于产生细胞本身的效应方式为自分泌效应；作用于产生细胞邻近细胞者称旁分泌效应；通过血液循环作用于远处的靶细胞者，称为内分泌效应（图 4-12）。多数细胞因子以自分泌、旁分泌的形式在局部发挥作用，少数细胞因子（如 IL-1、TNF-α 等）在高浓度时也以内分泌方式发挥作用。

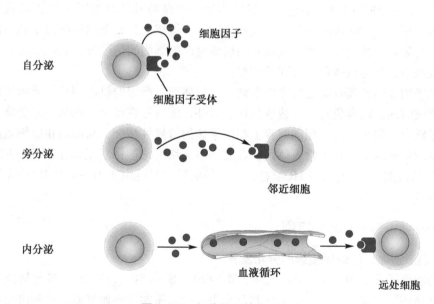

图 4-12　细胞因子的作用方式

（三）分泌的自限性和效应的短暂性

通常，处于静止期的细胞不产生或仅产生少量细胞因子，受抗原、丝裂原或其他激活剂刺激后才大量产生细胞因子。活化细胞分泌细胞因子是短暂的自限过程，当细胞接受刺激信号后，启动编码细胞因子的基因转录合成并迅速分泌；刺激结束，信号停止，合成即终止。同时细胞因子的半衰期很短，故其效应是短暂性的。

（四）作用的高效性和多效性

细胞因子与膜受体有极高亲和力，极微量细胞因子（pmol/L 水平）即可发挥很强的生物学效应，此为高效性。一种细胞因子可以作用于多种类型细胞（因为一种细胞因子受体可以广泛地分布在多种细胞表面），引起多种生物学效应，此为多效性。例如，IFN-γ 可使有核细胞表面 MHC I 类分子表达增多，并可活化巨噬细胞，抑制 Th2 细胞。

（五）作用的复杂性

1. 重叠性　重叠性是指不同细胞因子可能对同一种细胞产生相同或相似的生物学效应，如 IL-4、IL-5 和 IL-6 等都可促进 B 细胞分化。这种重叠现象确保了即使某个细胞因子缺失，重要功能也不会丢失。

2. 双向性　双向性是指同一细胞因子，在不同微环境中或作用于不同靶细胞时，可能显示出完全相反的生物学效应。如 TGF-β 促进成纤维细胞增殖，但抑制多种免疫细胞的增殖。

3. 拮抗性和协同性　拮抗性表现为一种细胞因子可抑制其他细胞因子的功能，如 IL-4 可抑制 IFN-γ 所诱导的 Th0 细胞向 Th1 细胞的分化。协同性则表现为一种细胞因子可增强另一细胞因子的功能，如 IL-3 可协同多种集落刺激因子刺激造血干细胞分化成熟。

4. 网络性　一种细胞因子不是单一发挥作用，而是与其他细胞因子互相联系而发挥综合作用，众多细胞因子在体内相互促进或相互制约，形成十分复杂的细胞因子调节网络。细胞因子还可与激素、神经肽、神经递质共同组成复杂的细胞间信号分子系统，形成神经-内分泌-免疫网络，参与机体各系统间的调控。

细胞因子的表达及其效应受到多因素调节。机体通过严密的机制调控细胞因子信号转导的强度和持续时间，以避免对机体造成损伤。另外，体内存在可溶性细胞因子受体，其与相应细胞因子结合可阻止后者与靶细胞膜上相应受体的特异性结合，从而对相应细胞因子的生物学作用呈现负向调节；在正常人体内存在着一些天然的细胞因子受体拮抗物，如 IL-1Ra（IL-1 受体拮抗剂），可与 IL-1R 结合，不传导信号，但可阻止 IL-1 与 IL-1R 结合，发挥负调节效应。

三、细胞因子的生物学作用

（一）刺激造血、促进免疫细胞分化发育

多种细胞因子（如 IL-3、GM-CSF、M-CSF、S-CSF、EPO 等）参与构成中枢免疫器官的局部微环境，调控多能造血干细胞分化为不同谱系的成熟血细胞，影响淋巴细胞的分化发育。

（二）调节固有免疫

细胞因子在机体抗感染的固有免疫机制中发挥重要作用。如细菌感染时，感染部位的巨噬细胞活化，释放的 IL-1、TNF-α、IL-6、IL-8 等可激活血管内皮细胞，增加血管通透性，趋化中性粒细胞、单核细胞、淋巴细胞等进入感染部位，增强机体的吞噬杀菌等功能。病毒感染可刺激机体细胞产生 IFN-α、IFN-β，作用于病毒感染细胞，使其产生抗病毒蛋白而抑制病毒的增殖；IFN 还可刺激病毒感染细胞表达 MHC I 类分子，增强其抗原呈递作

用，有利于杀伤 T 细胞对其识别并特异性杀伤。

IL-1、IFN-γ、IL-6、TNF-α 和趋化因子（如 IL-8）等，是炎症反应的关键因子。因它们能激活巨噬细胞，诱导血管内皮细胞表达黏附分子以及激活炎性细胞游走和增强其功能，故又被称为炎性细胞因子。不同的细胞因子可介导不同的炎症效应，如趋化因子可促进炎症细胞激活及向炎症灶聚集；IL-1、IL-6、TNF 等可促进肝脏产生 MBL 等急性期蛋白；IL-1、IL-6、TNF 是内源性致热原，可作用于体温调节中枢，引起发热。适当的炎症反应有利于机体抵御致病微生物的侵袭，但过度的炎症反应可能导致自身损伤。如在细菌感染数小时后，如果细菌内毒素刺激巨噬细胞产生过量的 IL-1 和 TNF-α，则可能引起细菌内毒素性休克。

提　示

细胞因子既可发挥免疫防御作用，在一定条件下也可参与多种疾病的发生。在类风湿关节炎、强直性脊柱炎、银屑病关节炎等患者体内，均可检测到高水平的 TNF-α。拮抗 TNF-α 的生物制剂对上述疾病有治疗作用。

"细胞因子风暴"是指机体感染微生物后引起体液中多种炎性细胞因子，如 TNF-α、IL-1、IL-6、IL-12、IFN-α、IFN-β、IFN-γ、MCP-1 和 IL-8 等迅速大量产生的现象，是引起急性呼吸窘迫综合征（Acute Respiratory Distress Syndrome，ARDS）和多器官衰竭的重要原因。研究表明，新型冠状病毒肺炎（简称新冠肺炎）重症患者血浆、肺泡灌洗液中存在多种促炎性细胞因子的异常高表达，如 IL-6、TNF-α 等。"细胞因子风暴"引起的免疫病理反应可能是新冠肺炎轻症向重症和危重症转化并导致死亡的重要原因之一

（三）调节适应性免疫

不同种类的细胞因子在适应性免疫应答的不同阶段分别发挥促进或抑制作用。例如，IFN 等可诱导 APC 表达 MHC 分子，从而促进抗原呈递作用，而 IL-10 可抑制抗原呈递；IL-2、IL-12、IFN-γ 可促进 CD4$^+$Th0 细胞向 Th1 分化，增强细胞免疫应答；IL-4、IL-5、IL-6 等则促进 CD4$^+$Th0 细胞向 Th2 分化，从而促使 B 细胞增殖、抗体产生，介导体液免疫应答；而 TGF-β 则对细胞免疫、体液免疫均有负调节效应。

（四）促进凋亡，杀伤靶细胞

细胞因子可直接、间接诱导细胞凋亡。例如，TNF 等在免疫效应阶段可诱导肿瘤细胞、病毒感染细胞等靶细胞的凋亡，发挥细胞毒作用；IL-2、TNF、IFN-γ 等可通过促进细胞 Fas 分子表达，间接诱导细胞凋亡。

（五）促进创伤的修复

多种细胞因子在组织损伤的修复中担负重要作用。例如，血管内皮细胞生长因子可促进血管和淋巴管的生成；转化生长因子 β 可通过刺激成纤维细胞和成骨细胞促进损伤组织修复；成纤维细胞生长因子促进多种细胞的增殖，有利于软组织溃疡的愈合；表皮生长因子促进上皮细胞、成纤维细胞和内皮细胞的增殖，有利于皮肤溃疡和创伤的愈合。

此外，细胞因子还可作用于神经－内分泌系统，传递相关信息，调节神经－内分泌系统的功能。例如，IL－1、IL－6、TNF－α可通过下丘脑－垂体－肾上腺轴线，刺激皮质激素合成等。

四、细胞因子与临床

（一）细胞因子与疾病的关系

细胞因子参与许多疾病，尤其是免疫相关疾病的发生和发展。除前文所举的例子外，IL－4可诱导IgE的产生，IFN－γ则可抑制IL－4对IgE的诱生作用。IL－4分泌过度或（和）IFN－γ产生不足可能是诱导Ⅰ型超敏反应的重要因素。TNF、IL－1、IL－6、IFN－γ等均参与某些自身免疫病的发病过程。

（二）细胞因子在治疗中的应用

采用现代生物技术研制开发的重组细胞因子及其相关制剂，作为新型免疫治疗剂，已有多种获准临床应用。目前细胞因子主要应用于：① 感染性疾病。给内毒素休克患者注射重组IL－1受体拮抗剂（IL－1 Receptor Antagonist，IL－1Ra）或抗TNF－α单克隆抗体可明显降低其病死率；干扰素已被用于病毒性感染如病毒性肝炎、角膜炎和感染性生殖器疣的治疗。② 肿瘤。由IL－2活化的淋巴因子激活的杀伤细胞（Lymphokine－activate Kill Cell，简称LAK细胞）具有广谱的肿瘤杀伤活性，并已获得了一定的临床疗效；将IL－2和肿瘤疫苗一起使用，能明显增强细胞毒性T细胞（Cytotoxic T Lymphocyte，CTL）或NK细胞的活性，提高机体的抗肿瘤功能。③ 移植排斥反应。动物实验表明，用偶联白喉毒素的IL－2选择性杀伤活化的T细胞，可抑制肾及心脏移植后的排斥反应；注射重组IL－1Ra可明显延长动物心脏移植物的存活。④ 血细胞减少症。用GM－CSF、M－CSF和G－CSF治疗白细胞减少症；用EPO治疗红细胞减少症；用IL－11治疗血小板减少症。⑤ 超敏反应及自身免疫病。抑制IL－4和IL－13表达有利于预防、治疗Ⅰ型超敏反应；抗TNF单克隆抗体和可溶性受体可以减轻类风湿关节炎患者的关节损伤。

另外，许多细胞因子具有明显的佐剂效应，可增强免疫原性，提高疫苗接种的保护效果。如IL－2可使乙肝疫苗接种无效人群产生保护性抗体，增强风疹及单纯疱疹病毒疫苗接种后的适应性免疫应答，提高多肽疫苗和基因工程疫苗接种的成功率等。

细胞因子在疾病的防治方面虽已取得一定成果，但仍存在诸多问题，例如：细胞因子半衰期短，全身给药难以达到局部有效浓度；其生物学活性具有非特异性、广泛性，并存在网络性效应，可能诱发多种不良反应。因此，仍需研制有效、安全的新型细胞因子治疗药物。

第四节　白细胞分化抗原和黏附分子

免疫应答过程有赖于免疫系统中细胞间的相互作用，免疫细胞之间相互识别及传递信息的物质基础是细胞膜分子。比如，T细胞对抗原的识别、活化和效应的发挥有赖于T细胞与抗原呈递细胞、靶细胞间的相互作用和信号转导，T细胞膜分子是T细胞与其他细胞间作用及进行信号转导的分子基础；同样，大多数B细胞活化也有赖于B细胞与T细胞间的相互作用和信号转导，B 细胞膜分子是其识别抗原与信号转导及与 T 细胞相互作用的分子基础。细胞膜分子又称细胞表面标记，包括细胞表面多种抗原、受体及其他分子。白细胞分化抗原及黏附分子即是两类重要的细胞膜分子。

一、白细胞分化抗原

（一）白细胞分化抗原和 CD 的概念

白细胞分化抗原是指不同谱系白细胞在正常分化成熟的不同阶段以及活化过程中，出现或消失的细胞表面标记分子。白细胞分化抗原除表达在白细胞之外，还表达在红细胞系、巨核细胞/血小板谱系以及非造血细胞（如血管内皮细胞、成纤维细胞、上皮细胞等）表面。白细胞分化抗原大多是跨膜的蛋白或糖蛋白，含胞膜外区、跨膜区和胞质区。

1982 年起，人们把来自不同实验室的单克隆抗体所识别的同一白细胞分化抗原归为一个分化群，即 CD，以数字加以区别。人类 CD 分子的序号已从 CD1 命名至 CD371。CD 分子广泛参与细胞的分化、发育、成熟、迁移和激活。同时，白细胞分化抗原的改变还与某些疾病的发生、发展有关。

> ## 提 示
>
> 人们对白细胞分化抗原的认识是从其功能开始的，起初人们通过其功能推测细胞表面有这些分子的存在，直到单克隆抗体技术的建立，才使得找到这些推测存在的细胞表面的白细胞分化抗原成为可能。但是一个白细胞分化抗原分子往往具备不止一个抗原表位，即可以用两种甚至两种以上单克隆抗体找到同一个白细胞分化抗原，所以，白细胞分化抗原的命名起初很混乱。后来，人们将不同单克隆抗体所识别的同一分化抗原归为一个 CD，才将其名称统一起来。但有些白细胞分化抗原仍在同时沿用使用单克隆抗体发现它们之前的老名字，如 CD80/86，同时也被称为 B7 分子；CD95，也被称为 Fas。

（二）白细胞分化抗原的免疫学功能

（1）参与抗原摄取与呈递。目前已知的主要是 CD1 分子。CD1 分子的结构与 MHC Ⅰ类分子类似，其处理抗原的方式与 MHC Ⅱ类分子类似，主要呈递脂类抗原，介导抗感染免疫。

（2）参与免疫细胞对抗原的识别及信号的转导。主要有 CD3、CD4、CD8、CD2、CD79a（Igα）/CD79b（Igβ）和 CD19/CD21/CD81 复合物等。

（3）提供 T/B 细胞活化的共刺激信号。主要有 CD28、CD152（CTLA - 4）、CD80（B7 - 1）、CD86（B7 - 2）、CD40、CD154（CD40L）等。

（4）参与免疫效应。主要有构成免疫球蛋白 Fc 受体的 CD 分子和与细胞凋亡相关的 CD 分子。

主要的 CD 分子及其功能见表 4 - 5。

表4-5　主要的 CD 分子及其功能（举例）

表面分子的种类	主要分布细胞	CD 分子及其功能
T 细胞受体复合物（TCR）及其辅助受体	T 细胞	CD3 参与 TCR 信号转导；CD4 和 CD8 辅助 TCR 识别抗原，参与信号传导
B 细胞受体复合物（BCR）及其辅助受体	B 细胞	CD79a/CD79b 参与 BCR 信号转导；CD19/CD21/CD81 复合物辅助 BCR 识别抗原，参与信号传导
共刺激分子	T 细胞、B 细胞、APC	T 细胞（CD28、CTLA-4）-APC（CD80、CD86），T 细胞（CD40L）-B 细胞（CD40），参与 T 细胞活化和 T-B 细胞协作
NK 细胞受体	NK 细胞	CD94、CD158～CD161、CD314（NKG2D）、CD335～CD337 等，调节 NK 细胞杀伤活性，参与信号转导
补体受体	吞噬细胞	CR1～CR4（分别为 CD35、CD21、CD11b/CD18 和 CD11c/CD18），参与调理吞噬、活化免疫细胞
IgFc 受体	吞噬细胞、DC、NK 细胞、B 细胞、肥大细胞等	IgGFcR（CD64、CD32、CD16）、IgAFcR（CD89）、IgEFcR（FcεR Ⅰ、CD23），参与调理吞噬、ADCC 和 Ⅰ 型超敏反应
细胞因子受体	广泛	包括多种白细胞介素受体、集落刺激因子受体、肿瘤坏死因子超家族受体、趋化因子受体等，介导细胞因子刺激后的信号转导
模式识别受体（PRR）	吞噬细胞、DC	TLR1～TLR11（CD281～CD291），参与固有免疫，感应危险信号
死亡受体	广泛	CD95（Fas），又称 APO-1，与 FasL 结合，可启动致死性信号转导，使细胞凋亡
归巢受体和地址素	白细胞、内皮细胞	白细胞（LFA-1，即 CD11a/CD18）-内皮细胞（ICAM-1/CD54）、初始 T 细胞（L-选择素）-高内皮细胞小静脉（CD34）等，参与淋巴细胞再循环和炎症反应

二、黏附分子

　　黏附分子是介导细胞间或细胞与细胞外基质间相互接触和结合的分子的统称，多以跨膜糖蛋白形式广泛分布于几乎所有的细胞表面，亦可从细胞表面脱落至体液中，成为可溶性分子。它们以受体-配体结合的形式发挥黏附作用，参与细胞的识别、信号转导及活化、细胞的增殖分化、伸展与移动等，是免疫应答、炎症反应、肿瘤转移、创伤修复以及凝血和血栓形成等生理病理过程的分子基础。

（一）黏附分子的种类

黏附分子根据其结构特点可分为整合素家族、选择素家族、免疫球蛋白超家族、黏蛋白样家族、钙黏蛋白家族。此外，某些尚未归类的分子如 CD44 等，亦属于黏附分子。

1. **整合素家族**　整合素家族主要有 VLA - 4、LFA - 1、Mac - 1/CR3 等，是一组细胞表面的糖蛋白受体，其配体为细胞外基质成分。整合素家族成员分布广泛。一种整合素可分布于多种细胞，同一种细胞可表达多种整合素。整合素家族通过介导细胞与细胞外基质的相互黏附，参与细胞活化、增殖、分化、吞噬与炎症形成等多种功能。

2. **选择素家族**　选择素家族主要有白细胞选择素（L - 选择素/CD62L）、血小板选择素（P - 选择素/CD62P）、内皮细胞选择素（E - 选择素/CD62E）等，表达于白细胞、血小板和某些肿瘤细胞表面，其配体均为寡糖基团，主要是唾液酸化的路易斯寡糖（CD15s）或类似结构的分子，参与白细胞与内皮细胞和血小板的黏附、炎症发生、淋巴细胞归巢等。

3. **免疫球蛋白超家族**　免疫球蛋白超家族主要有抗原受体（TCR 和 BCR）、MHC Ⅰ 类和 Ⅱ 类分子、LFA - 2（CD2）、LFA - 3（CD58）、CD4、CD8、CD28、B7 - 1（CD80）、B7 - 2（CD86）、CD152、细胞间黏附分子 1 ~ 3（ICAM - 1 ~ ICAM - 3）、血管细胞黏附分子 - 1（VCAM - 1）、黏膜地址素细胞黏附分子 - 1（Mucosal Addressin Cell Adhesion Molecule - 1，MadCAM - 1）、免疫球蛋白超家族 NK 细胞受体（IgSF - NKR）等，是具有类似于 IgV 区或 C 区折叠结构，氨基酸组成也与免疫球蛋白有一定同源性的黏附分子。免疫球蛋白超家族种类多，分布广泛，功能多样，主要介导 T 细胞 - B 细胞、T 细胞 - 抗原呈递细胞/靶细胞间的相互识别与作用。

4. **黏蛋白样家族**　黏蛋白样家族包括 CD34、糖酰化依赖的细胞黏附分子（GlyCAM - 1）和 P - 选择素糖蛋白配体（PSGL - 1），为一组富含丝氨酸和苏氨酸的糖蛋白，它们的膜外区均可与选择素结合。其中，CD34 主要分布于造血干细胞和某些淋巴结的内皮细胞表面，为 L 选择素的配体，参与调控早期造血和介导淋巴细胞归巢；GlyCAM - 1 表达于某些淋巴结的内皮细胞表面，亦为 L 选择素的配体。PSGL - 1 主要分布于嗜中性粒细胞表面，是 E 和 P 选择素的配体，介导嗜中性粒细胞向炎症部位迁移。

5. **钙黏蛋白家族**　钙黏蛋白家族又称钙黏素家族，是一类钙离子依赖的黏附分子。多数钙黏素膜外区结构相似,主要介导相同分子的相互黏附,即同型黏附作用。钙黏素家族至少已发现20多个成员,在调节胚胎形态发育、实体组织形成与维持中具有重要作用,并与免疫功能关系密切。另外,肿瘤细胞的钙黏素表达改变与肿瘤细胞浸润和转移有关。

6. 未分类的黏附分子　皮肤淋巴细胞相关抗原、外周淋巴结地址素、CD44 等为尚未归类的黏附分子,其有参与炎症反应及介导淋巴细胞归巢的作用。其中 CD44 分布广泛,其配体为透明质酸、纤连蛋白、胶原蛋白等。这些黏附分子也参与肿瘤细胞的浸润与转移。

(二)黏附分子的生物学作用

黏附分子参与机体多种重要的生理功能和病理过程。其中与免疫相关的功能主要有以下几种。

(1)参与免疫细胞的发育和分化。T 细胞在胸腺的发育成熟需依赖与胸腺基质细胞的相互作用,其过程涉及多种黏附分子。如 T 细胞表面 CD4、CD8 等分子分别与胸腺基质细胞表面 MHC Ⅱ类、MHC Ⅰ类等分子间的相互作用对 T 细胞的发育成熟起重要作用。

(2)参与免疫细胞的活化。T/B 细胞在接受抗原刺激时,有赖于部分黏附分子作为辅助受体为其提供辅助活化信号才能被活化,如通过配体 - 受体的结合(CD4 - MHC Ⅱ类分子、CD8 - MHC Ⅰ类分子、CD28 - CD80/CD86、LFA - 1 - ICAM - 1 等)为 T 细胞活化提供共刺激信号,促进 T 细胞活化。而活化的 T 细胞又可利用 CD40 - CD40L、LFA - 1 - ICAM - 1 等黏附分子与 B 细胞紧密结合,向 B 细胞提供活化信号。

(3)参与淋巴细胞归巢。淋巴细胞归巢是淋巴细胞的定向游动,包括淋巴干细胞向中枢免疫器官的归巢、成熟淋巴细胞向外周免疫器官的归巢,以及淋巴细胞向炎症部位的迁移等。其分子基础是淋巴细胞表面的淋巴细胞归巢受体(Lymphocyte Homing Receptor,LHR)与血管内皮细胞上相应地址素黏附分子的相互作用。如淋巴细胞再循环就是通过这种相互作用,介导淋巴细胞黏附并穿越淋巴结高内皮细胞小静脉管壁至淋巴结,继而经淋巴管、胸导管入血,从而在维持淋巴微环境、记忆淋巴细胞群分布及靶向定位等方面起重要作用。LHR 有 LFA - 1、L - 选择素、CD44 等,地址素有外周淋巴细胞地址素、黏膜地址素黏附分子、ICAM - 1、ICAM - 2 等。

(4)参与炎症反应。白细胞通过黏附分子与血管内皮细胞黏附,继而穿越血管内皮细胞向血管外渗出,是炎症过程的关键环节之一。以中性粒细胞为例,在炎症发生初期,中性粒细胞表面的唾液酸化的路易斯寡糖与内皮细胞表面 E - 选择素相互作用,介导中性粒细胞沿血管壁的滚动和最初的结合;继而,中性粒细胞表面的 LFA - 1 和 Mac - 1 等整合素分子表达上调,与内皮细胞上由促炎性细胞因子诱导表达的 ICAM - 1 结合,促进了中性粒细胞与内皮细胞的紧密黏附,继而穿出内皮细胞而迁移到炎症部位。

第五节　MHC 及其编码分子

组织相容性抗原又称移植抗原,是在器官或组织移植后能引起排斥反应的抗原。组织相容性抗原是一个复杂的抗原系统,目前已发现20余种,其中能引起迅速而强烈排斥反应的称为主要组织相容性抗原,引起缓慢而较弱排斥反应的称为次要组织相容性抗原。

编码主要组织相容性抗原的基因称为 MHC，由一组紧密连锁的基因群组成。现已证实，MHC 的生物学意义远远超出引起移植排斥反应的范畴，其编码的分子具有呈递抗原、制约免疫细胞间的相互作用、参与免疫应答和免疫调节等重要功能。MHC 还与某些疾病的发生、发展密切相关，在医学研究领域和医疗实践中具有重要意义。

各种哺乳动物均有 MHC，其组成、结构、分布和功能相似，大多数以白细胞抗原命名，HLA 指人类白细胞抗原。为避免混淆，现在一般将人类的 MHC 称为 HLA 基因或 HLA 复合体，其编码的产物称为 HLA 分子或 HLA 抗原。

一、MHC 的基因组成

MHC 由众多基因组成，不同动物 MHC 的组成和定位有所不同。此处仅介绍人类 MHC，即 HLA 复合体的基因组成。

HLA 复合体位于人第 6 号染色体短臂内，全长约为 3 600 kb，共有 200 多个基因座位。根据其在染色体上的排列，可分为位于远离着丝点一端的Ⅰ类基因、靠近着丝点一端的Ⅱ类基因和位于二者之间的Ⅲ类基因；根据其产物的功能，可分为经典 HLA 基因、免疫功能相关基因及免疫无关基因三群。经典 HLA 基因是指其编码的产物直接参与抗原呈递，并决定个体组织相容性，Ⅰ类和Ⅱ类 HLA 基因均有经典的 HLA 基因（图 4－13）。

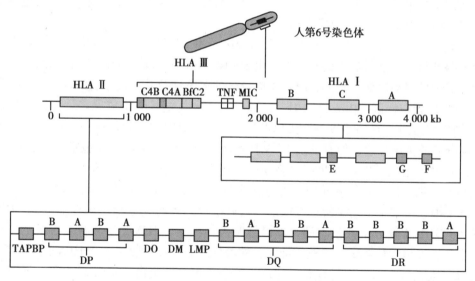

图 4－13 人类 HLA 复合体结构示意图

（一）经典的 HLA Ⅰ类基因
经典的 HLA Ⅰ类基因包括 A、B、C 三个座位，编码 HLA Ⅰ类分子的重链（α 链）。
（二）经典的 HLA Ⅱ类基因
经典的 HLA Ⅱ类基因包括 DP、DQ 和 DR 三个亚区，每个亚区又包含两个或两个以上的功能性基因座位和一些假基因，功能性基因座位 A、B 分别编码 HLA Ⅱ类分子的 α 链和

β 链。

（三）其他免疫功能相关基因

（1）非经典的 HLA Ⅰ 类基因。非经典的 HLA Ⅰ 类基因含有 E、F、G 等座位，其编码产物与免疫调控相关。MHC Ⅰ 类链相关基因编码的 MIC – A 和 MIC – B 分子是 NK 细胞和 CTL 上激活性受体 NKG2D 的配基，参与细胞毒作用。

（2）非经典的 HLA Ⅱ 类基因。非经典的 HLA Ⅱ 类基因主要与抗原加工呈递相关，包括 HLA – DM、HLA – DO、LMP、PSMB 等基因。

（3）HLA Ⅲ 类基因。HLA Ⅲ 类基因含有很多基因座位，其编码产物大多数与固有免疫和炎症有关，包括编码补体（如 C4、C2 和 B 因子）、肿瘤坏死因子的基因等。

二、MHC 分子的结构、分布与功能

经典的 MHC Ⅰ 类和 Ⅱ 类基因的编码产物分别称为 MHC Ⅰ 类和 Ⅱ 类分子。下面以 HLA 分子为例，介绍 MHC Ⅰ 类和 Ⅱ 类分子的结构、分布与功能。

（一）HLA 分子的结构与分布

1. HLA Ⅰ 类分子的结构与分布　　HLA Ⅰ 类分子为糖蛋白，由 α 和 β 两条多肽链以非共价键连接而成。α 链又称重链（45 kDa），由 HLA Ⅰ 类基因编码，其胞外部分有 α1、α2 和 α3 三个结构域；β 链又称轻链（12 kDa）或 β2 微球蛋白（β2m），由第 15 号染色体相应基因所编码，而非 HLA 基因的编码产物。

HLA Ⅰ 类分子分为四个区：① 抗原肽结合区。由 α1 和 α2 结构域构成肽结合槽，其凹槽纵向的两端封闭，能与加工处理后的、由 8 ~ 12 个氨基酸残基组成的抗原肽结合。该区氨基酸的组成和排列顺序变化较大，决定 Ⅰ 类分子的多态性及其与抗原肽结合的选择性和亲和力。② 免疫球蛋白样区。由 α3 结构域和 β2m 构成，其氨基酸组成保守。在抗原呈递过程中，α3 结构域是与 CD8$^+$T 细胞表达的 CD8 分子相互识别和结合的部位。β2m 不直接参与 HLA Ⅰ 类分子的抗原呈递，但有助于 HLA Ⅰ 类分子的结构稳定及在细胞膜上的表达。③ 跨膜区。由 α 链的组成，以螺旋状穿过胞膜，并将 HLA Ⅰ 类分子锚定在胞膜上。④ 胞质区。由 α 链羧基末端组成，位于胞质中，参与胞外向胞内信号的转导（图 4 – 14A）。

HLA Ⅰ 类分子分布于几乎所有有核细胞及血小板的表面（包括网织红细胞）。不同细胞表面表达的 HLA Ⅰ 类分子数量不同，淋巴细胞表面最多，其次为肝、肾及心脏的细胞，肌肉和神经组织细胞表达较少，成熟红细胞和滋养层细胞表面一般不表达 HLA Ⅰ 类分子。

2. HLA Ⅱ 类分子的结构与分布　　HLA Ⅱ 类分子也为糖蛋白，是由 α 链和 β 链以非共价键连接组成的异源二聚体。两条多肽链均由 HLA Ⅱ 类基因编码，二者的基本结构相似，胞外部分各有 2 个结构域（α1、α2 和 β1、β2）。

HLA Ⅱ 类分子的基本结构与 HLA Ⅰ 类分子相似，也分为四个区。其中抗原肽结合区的肽结合槽由 α1 和 β1 结构域构成，凹槽纵向的两端开放，能与加工处理后的、由 13 个或更多氨基酸残基组成的抗原肽结合。该区决定 HLA Ⅱ 类分子的多态性及其与抗原肽结合的选择性和亲和力。免疫球蛋白样区由 α2 和 β2 结构域构成，其氨基酸组成保守。在抗原呈递过程中，β2 结构域是与 CD4$^+$T 细胞表达的 CD4 分子相互识别和结合的部位。跨膜区和胞内

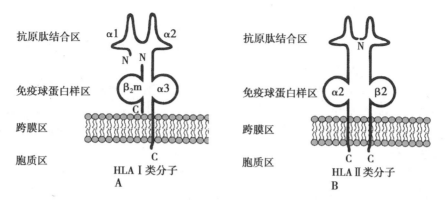

图4-14 HLA Ⅰ类、HLA Ⅱ类分子的结构模式图

区由 α 链和 β 链共同组成（图4-14B）。

HLA Ⅱ类分子的分布范围较小，主要表达于 B 细胞、巨噬细胞、树突状细胞等抗原呈递细胞以及胸腺上皮细胞、血管内皮细胞、活化的 T 细胞等细胞的表面。

此外，血清、尿液、乳汁、唾液、精液等体液中有可溶性的 HLA Ⅰ类、Ⅱ类分子存在。

（二）MHC 分子的功能

MHC 分子是参与免疫应答和免疫调控的重要分子，具有多种重要功能。

1. 参与抗原的加工处理和呈递 MHC 分子最主要的生物学功能是参与抗原的加工处理并呈递抗原，从而激活 T 细胞，启动适应性免疫应答。内源性抗原（如肿瘤抗原和病毒抗原）和外源性抗原（如细菌抗原）在抗原呈递细胞内被加工成抗原肽后，分别与 MHC Ⅰ类分子和 MHC Ⅱ类分子的肽结合槽结合，形成抗原肽 - MHC 分子复合物（Antigenpeptide - majorhisto - compatibility Complex，pMHC），进而转运至抗原呈递细胞表面，分别被呈递给 CD8$^+$T 细胞和 CD4$^+$T 细胞。

肽结合槽与抗原肽的结合有一定的选择性，但不像抗原和抗体结合那样高度特异，只要抗原肽上有 2~3 个关键的氨基酸能与槽内特定的部位结合，抗原肽即可结合到肽结合槽上，对抗原肽上其他序列氨基酸的要求并不严格，所以每种 MHC 分子能结合并呈递多种抗原肽（图4-15）。

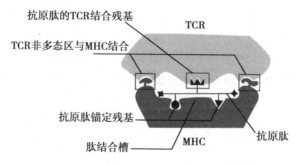

图4-15 MHC 分子呈递抗原肽被 TCR 识别

2. 参与 T 细胞的分化成熟 T 细胞在胸腺发育的过程中，通过其 TCR 与胸腺基质细胞（如胸腺上皮细胞、树突状细胞）表面的 MHC Ⅰ 类或 Ⅱ 类分子及其与自身抗原肽形成的复合物相互作用，历经阳性选择和阴性选择，才能发育为成熟 T 细胞并建立自身免疫耐受。

3. 控制免疫细胞间的相互作用 在免疫应答过程中，Th 细胞与抗原呈递细胞之间、B 细胞与 Th 细胞之间、杀伤 T 细胞与靶细胞之间的相互作用，都具有 MHC 限制性。如 CD8$^+$ T 细胞和 CD4$^+$T 细胞的活化除了 TCR 须识别抗原肽外，同时还须分别识别与抗原肽结合的 MHC Ⅰ 类或 Ⅱ 类分子，即 CD8$^+$T 细胞的活化受 MHC Ⅰ 类分子限制，而 CD4$^+$T 细胞的活化受 MHC Ⅱ 类分子限制。

4. 参与调控 NK 细胞 MHC Ⅰ 类分子可与 NK 细胞表面表达的杀伤细胞抑制性受体（Killer Inhibitory Receptor，KIR）结合，启动杀伤抑制信号，从而使 NK 细胞不杀伤自身正常组织细胞（均表达 MHC Ⅰ 类分子）。由于病毒感染细胞、肿瘤细胞或移植物细胞表面 MHC Ⅰ 类分子表达减少、缺失或结构与自身不符，KIR 的识别受阻，NK 细胞的杀伤活性不被抑制，可发生针对靶细胞的杀伤效应或移植排斥反应。

5. 参与免疫调节 MHC 分子是呈递抗原、制约免疫细胞间相互作用、参与免疫应答的关键分子，其表达水平的高低直接影响免疫应答的强弱。因此，通过调控 MHC 分子的表达，可有效发挥免疫调节作用。

6. 参与免疫应答的遗传控制 不同个体对某种抗原能否产生免疫应答及应答的强弱受 MHC 基因调控。一般认为受遗传控制的免疫应答基因位于经典 MHC Ⅱ 类基因区。有证据显示，某些 MHC Ⅰ 类基因也参与免疫应答的遗传控制。其机制可能是：MHC 呈现高度多态性，群体中不同个体携带的 MHC 型别不同，其所编码的 MHC 分子上肽结合槽的结构、与抗原肽的亲和力也有差别。若 MHC 分子的肽结合槽能与某种抗原肽结合，则机体可对该抗原发生免疫应答，反之则不发生免疫应答；若肽结合槽与抗原肽的亲和力强，介导的免疫应答就强，反之介导的免疫应答就弱。

三、MHC 的遗传特征

（一）高度多态性

MHC 复合体有多个 HLA Ⅰ 类和 Ⅱ 类基因，其编码产物有相似的结构和功能（如 HLA－A、HLA－B、HLA－C 基因均编码 HLA Ⅰ 类分子，参与内源性抗原的呈递）。一个细胞表面表达一组 HLA 分子，各自具有不同的抗原结合特性。

位于一对同源染色体上对应位置的一对基因称为等位基因。对个体来说，染色体上的任一基因座位有两个等位基因，分别来自父母双方的同源染色体。MHC 的多态性是对群体而言的，指人群中染色体上的某一基因座位有两个以上的等位基因，可编码两种以上的产物。在群体中，位于同一基因座位的不同基因系列称为复等位基因。

MHC 复合体是迄今已知最复杂的基因系统，具有高度的多态性。MHC 多态性的形成机制至今尚未完全清楚。一般认为，是生物体在长期进化的过程中，通过 MHC 复合体的基因突变、基因重组和基因转换等机制，基因结构发生变异，再通过自然选择在群体中积累而成。多态性现象的表现是由于 MHC 复合体的多数基因座位存在众多复等位基因以及等位基因为共显性表达所致。

（1）复等位基因众多。截至 2021 年 6 月的统计，经典 HLA 基因复等位基因的总数为 30 898 个，其中 HLA - B 座位数量最多，为 8 181 个（表 4 - 6）。

表 4 - 6　HLA Ⅰ 类和 Ⅱ 类基因的部分复等位基因数

基 因 类 别	Ⅰ类基因							Ⅱ类基因				
	A	B	C	DRA	DRB	DQA1	DQA2	DQB1	DPA1	DPA2	DPB1	DPB2
复等位基因数	6 921	8 181	6 779	29	3 801	342	40	2 033	298	5	1 862	6

注：截至 2021 年 6 月的统计数据（http://www.ebi.ac.uk/imgt/hla）。

（2）等位基因共显性表达。共显性是指个体中一对等位基因同为显性，均能编码表达出相应的产物。在 HLA 复合体中，每一对等位基因均为共显性。所以，在杂合状态下，个体的细胞表面可表达 6 种 HLA Ⅰ 类分子。等位基因的共显性表达大大增加了人群中 HLA 表型的多样性。

MHC 多态性的生物学意义在于：① 导致不同个体免疫应答能力的差别。由于不同 MHC 等位基因编码产物的分子结构不同，呈递抗原肽的能力也不一样，所以个体的遗传背景决定其对特定抗原是否产生应答以及应答能力的强弱。② 赋予种群适应环境变化的潜在能力。MHC 的多态性使种群具有极大的基因储备，造就了对病原体等抗原具有不同应答能力的个体。这一现象的群体效应，可以使种群应对各种病原体的侵袭和适应环境条件的变化。③ 使MHC 成为个体的一种遗传标志。由于 MHC 具有极为复杂的多态性，在无血缘关系的个体之间 MHC 型别完全相同的可能性极小，且每个个体的 MHC 等位基因型别一般终生不变，故可把其作为个体的一种终生遗传标志。

由于 MHC 及其编码分子具有高度多态性，不同个体的 MHC 基因型和表型不同，因此给在器官移植过程中选择合适的器官供者带来极大的困难。

提　示

MHC 的变异为偶发事件，偶发产生的变异能否保留取决于自然选择。如果新出现的基因其表达产物在呈递抗原中有独到之处，则相应个体易启动有效的免疫应答，显示较强的免疫功能，从而保留该基因。为保证个体在其一生中能呈递足够的抗原，需要大量各式各样的 MHC 分子；为保证物种有效繁衍，群体中个体拥有不同的 MHC 分子是绝对必要的，这样可以保证群体中某些个体对某种有害微生物抗原不能有效呈递时，总有一些个体拥有能有效呈递该抗原的 MHC，从而使该物种不至于在一次严重的瘟疫中全军覆没。

（二）单元型遗传

连锁在一条染色体上的 MHC，其若干基因座位的基因组合称为单元型；组成两个同源单元型的全部等位基因构成 MHC 的基因型；由其基因编码产物产生的抗原特异性型别称为表型。据粗略估算，人群中 MHC 单元型的数目超过 $5×10^8$，而由两个单元型所编码的表型更为复杂。一条染色体上 MHC 各座位之间的距离很近，在遗传过程中一般不发生同源染色体的等位基因交换，而是在亲代的遗传信息传给子代时，把单元型作为一个基本单位传给下一代。所以，在子女的 MHC 基因型中，两个单元型分别来自父母，亲代与子代之间有一个单元型是相同的。在同胞之间，两个单元型完全相同或完全不同的概率均为 25%，一个单元型相同的概率为 50%（图 4-16）。单元型遗传的规律已应用于从家庭内寻找器官移植的供者以及亲子关系的鉴定。

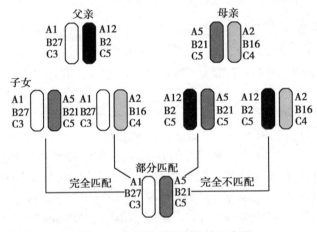

图 4-16　MHC 单元型遗传示意图

（三）连锁不平衡

两个或两个以上基因座位的等位基因同时出现在一条染色体上的概率高于或低于随机出现频率的现象称为连锁不平衡。例如，HLA-A1 和 HLA-B8 在北欧白人中出现的频率分别为 17% 和 11%，若随机组合，这两个等位基因同时出现在一条染色体上，单元型 A1-B8 的预期频率应为两者频率的乘积，即 $0.17×0.11=0.019$（1.9%）。然而实际两者同时出现的频率是 0.088（8.8%），为理论值的 4.63 倍，即 HLA-A1 和 HLA-B8 并非随机组合分布，此即连锁不平衡。这表明，MHC 各等位基因并非完全随机地组成单元型。在 HLA 复合体中，已发现有 50 余对等位基因表现为连锁不平衡。由于存在连锁不平衡，某些单元型在群体中出现的频率较高，可显示人种和地域的特点。

四、MHC 与临床医学的关系

1. HLA 与移植排斥反应　器官移植是近代医学上重要的治疗手段之一，其最大的障碍是 HLA 抗原诱发的移植排斥反应。器官移植后，是否发生排斥反应主要取决于供者和受者之间 HLA 型别匹配的程度。为了降低移植物的免疫原性，器官移植前要做好 HLA 配型，尽可能选择与受者 HLA 型别匹配程度高的供者。在肾脏移植中，各 HLA 座位配合的重要性依次为 HLA-DR、HLA-B、HLA-A。在骨髓移植中，为避免发生移植物抗宿主反应，一般选择 HLA 完全相同者作为供者。由于 HLA 的高度多态性，除同胞兄弟姐妹外，HLA Ⅰ 类和 Ⅱ 类基因型完全相符的供、受者极为少见。目前主要从家庭成员中和无血缘关系骨髓库中选择符合 HLA 配型要求的供者。

2. HLA 与疾病的关联　关联是指两个性状在群体中同时呈非随机分布。携带特定基因的个体易患某种疾病称为阳性关联，而携带特定基因的个体若对某种疾病有较强的抵抗力则称为阴性关联。关联的程度常用相对危险度（Relative Risk，RR）来表示。HLA 某抗原 X 与某病关联的计算公式为

$$RR = \frac{HLA - X \text{ 阳性患者人数}/HLA - X \text{ 阴性患者人数}}{HLA - X \text{ 阳性对照人数}/HLA - X \text{ 阴性对照人数}}$$

RR 等于 1，表示两者无关联；RR ≠ 1，说明此病与某种 HLA 抗原有关联。RR > 1 时，值越大，表示携带此抗原者患该病的危险性越大；RR < 1，表示决定该抗原的基因为该病的抵抗基因，在某种程度上不易患该种疾病。

群体调查发现，HLA 是与某些疾病有明确关联的遗传因素。至今已发现 500 余种疾病与 HLA 相关联，其中大部分为自身免疫病。例如，约 90% 的强直性脊柱炎患者携带 HLA - B27，而正常人群携带 HLA - B27 者仅有 9% 左右，RR 值为 87.4，说明 HLA - B27 与强直性脊柱炎呈强关联，即携带 HLA - B27 的人患强直性脊柱炎的可能性更大。

HLA 与疾病关联的机制尚不完全清楚，推测可能与某些 HLA 分子可呈递致病性抗原肽，进而诱发自身免疫反应有关。HLA 抗原频率与某些疾病的相关性见表 4 - 7。

表 4 - 7　HLA 抗原频率与某些疾病的相关性

疾　　病	HLA 型别	HLA 抗原频率		相对危险度（RR）
		患者	对照	
特发性血色素沉着症	A3	76%	28.2%	8.2
强直性脊柱炎	B27	90%	9.4%	87.4
急性前葡萄膜炎	B27	52%	9.4%	10.4
亚急性甲状腺炎	B35	70%	14.6%	13.7
疱疹性皮炎	DR3	85%	26.3%	15.4
乳糜泻	DR3	79%	26.3%	10.8
胰岛素依赖型糖尿病	DR3	56%	28.2%	3.3
	DR4	75%	32.2%	6.4
重症肌无力	DR3	50%	28.2%	2.5
	B8	47%	24.6%	2.7
系统性红斑狼疮	DR3	70%	28.2%	5.8
天疱疮	DR4	87%	3.2%	14.4
类风湿关节炎	DR4	50%	19.4%	4.2
桥本甲状腺炎	DR5	19%	6.9%	3.2
多发性硬化症	DR2	59%	25.8%	4.1

3. HLA 与输血反应　多次接受输血的患者体内可产生抗白细胞和血小板 HLA 抗原的抗体，进而导致非溶血性输血反应，临床主要表现为发热、白细胞减少等。因此，对多次接受输血的患者，除 ABO 血型配型外，还应注意选择 HLA 相符的供血者。

4. HLA 与法医学　由于 HLA 具有极为复杂的多基因性和多态性，故在无血缘关系的个体之间，HLA 等位基因完全相同的人几乎没有；且 HLA 以单元型的方式遗传，其型别终生不变，因而在法医学上，常检测 HLA 的基因型和（或）表型进行个体识别和亲子鉴定。

▎本章小结

抗体或免疫球蛋白是介导体液免疫的重要效应分子。免疫球蛋白由两条轻链和两条重链通过二硫键连接构成，每条肽链均含可变区和恒定区。可变区中的高变区组成抗原结合部位，特异性识别和结合抗原，恒定区和免疫球蛋白的效应功能相关。铰链区使免疫球蛋白易伸展弯曲，也是木瓜蛋白酶和胃蛋白酶的水解部位。免疫球蛋白分子经木瓜蛋白酶水解后裂解为 2 个完全相同的 Fab 段和 1 个 Fc 段。某些类别的免疫球蛋白还含有 J 链和分泌片等辅助成分。根据重链，免疫球蛋白可分为 IgM、IgD、IgG、IgA 和 IgE 五类。抗原的多样性是导致免疫球蛋白异质性的外源性因素。

免疫球蛋白的功能与其结构密切相关。识别并特异性结合抗原是 V 区的主要功能，而 C 区则通过激活补体、结合细胞和穿过胎盘发挥作用。IgG 在血清和胞外液中含量最高，是再次免疫应答的主要抗体，其功能全，分布广泛，可通过胎盘，是机体抗感染免疫的主要成分。IgM 有分泌型和膜结合型，是个体发育过程中最早合成和分泌的抗体，也是机体体液免疫应答中最早出现的抗体。IgA 有血清型和分泌型，sIgA 是外分泌液中的主要抗体类别，参与黏膜局部免疫。膜结合型 IgD 构成 BCR，是 B 细胞分化、发育、成熟的标志。IgE 是正常人血清中含量最少的免疫球蛋白，为亲细胞抗体，与 I 型超敏反应和抗寄生虫免疫有关。

人工制备抗体是大量获得抗体的有效途径。多克隆抗体、单克隆抗体和基因工程抗体是人工制备抗体的主要方法。

补体系统是体内重要的免疫效应放大系统，广泛参与固有免疫和适应性免疫的效应机制。在某些激活物的作用下，补体固有成分循不同途径被激活。迄今已发现补体激活的经典途径、旁路途径和凝集素途径。三者具有共同的末端通路，最终形成攻膜复合物，通过溶细胞效应发挥重要的生理和病理作用。另外，补体活化过程中还产生多种具有重要生物学效应的活性片段，参与调理作用、炎症反应、清除免疫复合物及对机体的免疫调节等。

细胞因子是一类可溶性小分子蛋白质，由多种细胞产生并能作用于不同的免疫细胞和造血细胞。细胞因子的作用有多功能性和通用性，之间可以相互协同或拮抗。细胞因子往往通过细胞因子网络发挥作用。细胞因子主要包括白细胞介素、干扰素、肿瘤坏死因子超家族、集落刺激因子、生长因子和趋化因子等，在功能上分别参与固有免疫（涉及抗病毒因子、炎症因子和调节因子）、适应性免疫和造血细胞的生长分化。

白细胞分化抗原和黏附分子是重要的免疫细胞表面功能分子。白细胞分化抗原以 CD 命名，是白细胞在不同分化阶段和活化过程中表达或出现的表面标记，构成细胞表面的各种受体，参与细胞间、细胞与基质间的相互识别，参与细胞信号转导、抗原呈递等。黏附分子广泛参与免疫应答、炎症反应、淋巴细胞归巢等生理和病理过程。CD分子、黏附分子及其单克隆抗体在基础医学和临床医学中应用得十分广泛。

人类MHC显示丰富的多态性。该复合体中经典的HLA基因包括HLAⅠ类、Ⅱ类基因，其产物——HLAⅠ类、Ⅱ类分子在结构、组织分布和功能行使上各具特点。群体中不同个体HLA等位基因的拥有状态不同是导致个体间免疫应答能力和对疾病的易感性有差异的主要遗传学因素。确定不同个体所拥有的等位基因及其产物的特异性称为HLA分型。此外，HLA还进行单元型遗传，并有连锁不平衡现象。HLA和器官移植的成败以及许多临床疾病的发生关系十分密切。

经典HLA的生物学功能，主要是以其基因编码的产物——HLA分子，结合并呈递抗原肽供T细胞识别，启动适应性免疫应答，并参与对免疫应答的遗传控制，制约免疫细胞之间的相互识别，参与免疫细胞的分化成熟，调控NK细胞和免疫调节。

学习活动 4-1

案例与分析

案例1：患者男性，出生体重3.1 kg，正常足月产。出生3个月患中耳炎和上呼吸道感染。5个月和11个月时，因患流感嗜血杆菌性肺炎入院。18个月时体检显示：苍白、瘦弱，身高和体重低于正常，无其他异常体征。免疫学检测显示：全γ球蛋白低下，抗体产生缺陷。

问题：患者应诊断为什么病？

案例2：患者男性，26岁，头枕部痛，呕吐24小时。体温38.3℃，意识不清，烦躁。腰椎穿刺见脑脊液混浊，白细胞8 000个/mm³（中性粒细胞占97%），脑膜炎奈瑟菌培养阳性。使用抗生素治疗2周后痊愈。免疫学检测显示患者对各种病原体的抗体产生功能正常，补体C6缺陷，其他成分正常。其父母及另外3个同胞，血清中补体C6是正常值的一半，其余成分正常。

问题：

1. 此患者应诊断为什么病？

2. 为什么患者容易发生感染？

案例3：患者男性，35岁。主诉：近日胃口欠佳、乏力、反复出现头晕、肝区不适。入院后，体格检查：肝大，于肋下1 cm触及、压痛，左肋下可触及脾脏。实验室检查：谷丙转氨酶升高，乙型肝炎表面抗原（Hepatitis B Surface Antigen，HBsAg）阳性，诊断为急性乙型肝炎。用拉米夫定、肝泰乐（葡醛内酯）、维生素等抗病毒和护肝药物治疗两个半月，病情未见明显好转，医生随即在原用药基础上，加用重组α-干扰素。治疗4个月以后，患者自觉状态好转，干扰素治疗6个月后，患者血清谷丙转氨酶正常，HBsAg转为阴性。

问题：

1. 为什么使用 α-干扰素能治愈乙肝？

2. 除干扰素外，细胞因子还有哪些？

案例 4：患者男性，18 岁，慢性肾小球肾炎，肾衰竭晚期，曾有过 2 个月的血液透析和数年的抗高血压治疗。给予尸体肾移植。血型为 A 型，组织型为 HLA-A1、A9、B8、B40、CW1、CW3、DR3、DR7。供体血型为 A 型，另有 1 种 DR 抗原和 6 种 ABC 抗原中的 4 种抗原相匹配。给予患者环孢素 A、硫唑嘌呤、泼尼松进行免疫抑制治疗。术后第 2 天排尿 5 000 mL，肌酐和尿素明显下降。术后第 7 天，患者移植部位开始轻微疼痛，血肌酐明显升

案例与分析
参考答案

高，且低热 37.8 ℃。经穿刺发现肾皮质有淋巴细胞浸润。确诊为急性排斥反应。给予甲泼尼龙静脉滴注 3 天，24 小时后，患者血肌酐水平开始下降，尿量增加。术后第 5 周、第 7 周又发生类似排斥反应，均给予皮质激素静脉滴注。9 个月后停用环孢素 A，但每天仍口服维持量免疫抑制剂，即 5 mg 泼尼松、50 mg 硫唑嘌呤。此后 3 年一直无异常反应。

问题：该患者为什么要进行免疫抑制治疗？

学习活动 4-2

自 测 练 习

一、单项选择题（请扫二维码进行在线测试）

在线自测

二、问答题

1. 简述免疫球蛋白的基本结构。

2. 简述免疫球蛋白的种类和主要功能。

3. 简述 IgG 的特性及其功能。

4. 简述 IgM 的特性及其功能。

5. 试述补体系统的组成。

6. 简述补体的生物学活性。

7. 简述细胞因子的种类和生物学活性。

8. 简述细胞因子的共同特性。

9. 简述白细胞分化抗原、CD 分子和黏附分子的基本概念。

10. 简述与 T 细胞识别、黏附及活化有关的 CD 分子与其作用。

11. 简述与 B 细胞识别、黏附及活化有关的 CD 分子与其作用。

12. 简述 MHC 的主要生物学功能。

13. 试述 HLA Ⅰ 类和 HLA Ⅱ 类分子结构与分布的区别。

（贾　翎）

第五章

免 疫 细 胞

掌握：

　　吞噬细胞的种类和主要功能；T/B 细胞的概念。

熟悉：

　　T/B 细胞主要的表面标志、亚群及功能；

树突状细胞和自然杀伤细胞的主要功能。

了解：

　　NKT 细胞、γδT 细胞和 B1 细胞等的主要生物学功能。

本章知识结构导图

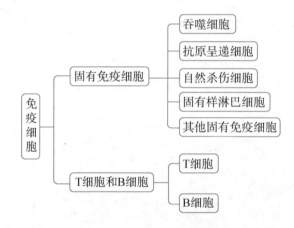

　　免疫细胞是指参与机体免疫应答的各种细胞，包括参与固有免疫应答的吞噬细胞、树突状细胞、自然杀伤细胞（NK 细胞）、各类粒细胞等和参与适应性免疫应答的 T/B 细胞。

第一节　固有免疫细胞

　　固有免疫是生物在长期进化中逐渐形成的抵御病原体入侵的机体第一道防线。参与固有免疫的细胞称为固有免疫细胞，是执行固有免疫的主要成分，包括吞噬细胞、树突状细胞、NK 细胞、粒细胞、肥大细胞等。固有免疫细胞可通过模式识别受体识别病原体相关分子模式（Pathogen Associated Molecular Pattern，PAMP），在数小时至数天内迅速活化，分泌促炎性细胞因子及抗病毒蛋白质，杀死微生物及感染细胞。有些固有免疫细胞则通过识别病原体及异物启动适应性免疫应答，并参与适应性免疫应答效应的发挥。

一、吞噬细胞

吞噬细胞包括血液中的单核细胞、中性粒细胞和组织中的巨噬细胞。单核细胞来自骨髓中的多能造血干细胞，经一系列分化、发育过程，成熟后进入血液，在血液中短暂停留12～24小时后，进入组织器官分化为巨噬细胞，故将单核细胞和不同组织器官中的巨噬细胞统称为单核/巨噬细胞。

（一）单核/巨噬细胞

1. 单核细胞　单核细胞（Monocyte，Mon）是白细胞中体积最大的细胞，占血液中白细胞总数的3%～8%，胞质富含溶酶体颗粒，其内含过氧化物酶、酸性磷酸酶和溶菌酶等多种酶类物质，具有强大的吞噬消化功能。

2. 巨噬细胞　巨噬细胞由血液中的单核细胞进入组织分化而来，体积巨大，是单核细胞的数倍。其胞质中含有大量溶酶体及其他各种细胞器，具有更强的功能。不同组织器官中巨噬细胞形态不尽相同，但它们均有较强的黏附于玻璃或塑料表面的特性，可借此进行分离和纯化。

定居于不同组织中的巨噬细胞有不同的命名，如肝脏中的库普弗细胞、肺泡和肺脏间质中的尘细胞、骨中的破骨细胞、神经组织中的小胶质细胞等。除此之外，还有一些游走的巨噬细胞，它们广泛分布于结缔组织中，寿命长达数月，具有很强的变形运动和吞噬杀伤、清除病原体等抗原性异物的能力。

（1）巨噬细胞表面的受体。巨噬细胞表面具有多种模式识别受体（参见第六章第一节）、调理性受体和细胞因子受体。模式识别受体主要包括Toll样受体（Toll - like Receptor，TLR）、甘露糖受体和清道夫受体等，识别病原体表面的特征性模式分子，介导巨噬细胞对病原体的识别和吞噬作用。调理性受体主要是指免疫球蛋白Fc受体（如IgG的Fc受体等）和补体受体（如CR1等）。它们可通过和相应免疫球蛋白Fc段或补体片段结合，促进巨噬细胞对已结合抗体或C3b、C4b的病原体的吞噬作用。巨噬细胞还表达多种与其趋化和活化相关的细胞因子受体，如单核细胞趋化蛋白 - 1受体，巨噬细胞炎症蛋白 - 1α/β受体和IFN - γ、M - CSF、GM - CSF等细胞因子的受体。在上述趋化/活化细胞因子作用下，大量游走的巨噬细胞被募集到感染或炎症部位并活化，在机体的免疫应答、免疫防御、炎症反应、组织修复等过程中发挥重要作用。

（2）巨噬细胞的主要生物学功能如下：① 吞噬消化功能。巨噬细胞有很强的吞噬和杀伤功能，可吞噬和消化各类病原微生物、大颗粒抗原、肿瘤细胞以及机体衰老死亡的细胞，是机体固有免疫防御及维持自身稳定的重要细胞。② 介导炎症反应。巨噬细胞在感染部位趋化因子等的作用下被募集和活化，参与炎症反应，是重要的细胞浸润的类型；局部浸润的巨噬细胞又可分泌多种趋化因子和IL - 1等促炎细胞因子及其他炎性介质，参与和促进局部炎症反应。③ 抗原呈递功能。巨噬细胞是专职抗原呈递细胞，可通过多种方式摄取抗原，加工处理为具有免疫原性的小分子多肽，并以抗原肽 - MHC分子复合物的形式表达于细胞表面，供T细胞识别，参与适应性免疫应答。④ 免疫调节功能。巨噬细胞能合成、分泌多种生物活性介质，发挥免疫调节作用。如能合成分泌多种具有免疫增强作用的细胞因子（如 IL-12、IL-18 和 IFN-γ 等），促进抗原呈递、免疫细胞活化、增殖分化及产生效应，发挥正调节作用；活化的巨噬细胞亦可分泌抑制性因子（如 IL-10、TGF-β 等），发挥负调节作用。

巨噬细胞有两种亚型，分别称为 M1 型和 M2 型，因其分泌不同的细胞因子而具有不同的功能。M1 型即经典的巨噬细胞，具有吞噬杀伤病原体、促进炎症反应及抗肿瘤效应；M2 型则参与组织修复和重建，并具有抑制炎症反应和促进肿瘤生长的效应。

> **提 示**
>
> 单核/巨噬细胞的生物学功能除了吞噬消化外，抗原呈递功能也很重要。此外，还有介导炎症反应和免疫调节的功能。

（二）中性粒细胞

中性粒细胞也被称为多形核白细胞（Polymorphonuclear Leukocyte，PMN），来源于骨髓，与单核/巨噬细胞属于同一谱系。中性粒细胞是血液中数量最多的白细胞，占外周血中的 50%~70%，其产生速度快（约 10^7 个/min）、数量大（成人每天产生超过 10^{11} 个）、寿命短（存活期仅 2~3 天）。微生物入侵后的数小时之内，中性粒细胞迁移至感染位点。进入组织后的中性粒细胞，其生物学作用可持续数小时，然后死亡。

中性粒细胞胞质颗粒中含有大量髓过氧化物酶、酸性磷酸酶、碱性磷酸酶、溶菌酶等多种酶类物质和其他杀菌物质如防御素和抗菌肽等，具有强大的杀伤作用。

中性粒细胞表达多种趋化因子受体、模式识别受体和调理性受体，通过趋化、吞噬、杀伤等一系列过程发挥抗菌和炎症作用。

> **提 示**
>
> 中性粒细胞的主要生物学功能包括：抗胞外菌、参与急性炎症反应。

二、抗原呈递细胞

凡能加工、处理抗原，表达 MHC 分子，并启动免疫应答过程的细胞，均可称为抗原呈递细胞。根据其表达 MHC 分子的方式，APC 分为专职 APC 和非专职 APC。专职 APC 包括树突状细胞（DC）、单核/吞噬细胞系统的细胞和 B 细胞。

（一）树突状细胞

树突状细胞是目前已知抗原呈递功能最强的细胞，因成熟树突状细胞具有许多树枝状的细长突起而得名。这种细胞最突出的特点是能刺激初始 T 细胞增殖，而其他抗原呈递细胞仅能刺激已活化的或记忆性 T 细胞，故树突状细胞是机体适应性免疫应答的启动者。

1. 树突状细胞的来源、分化和发育　树突状细胞来源于骨髓，分为两个不同谱系，其中由髓样干细胞分化而来的称为髓样树突状细胞，由淋巴样干细胞分化而来的称为淋巴样树突状细胞。根据树突状细胞的发育程度可分为未成熟树突状细胞和成熟树突状细胞。

体内绝大多数树突状细胞均处于未成熟状态，因其高表达与吞噬有关的受体（如 Fc 受体、补体受体、甘露糖受体等），所以吞噬、加工处理抗原的能力较强。但是未成熟树突状细胞所表达的共刺激分子和黏附分子较少，故其呈递抗原能力弱。

未成熟树突状细胞摄取抗原后，在某些细胞因子的作用下向淋巴结迁移，在此过程中逐渐发育成熟。成熟树突状细胞主要存在于淋巴结和脾脏，其特征是低表达与吞噬有关的受体，摄取、加工处理抗原的能力显著降低。同时，成熟树突状细胞高表达 MHC Ⅰ类分子和 MHC Ⅱ类分子，CD54、CD80 和 CD40 等共刺激分子以及黏附分子，呈递抗原和激活初始 T 细胞的能力显著增强。

2. 树突状细胞的分类和分布　树突状细胞包括占大多数的经典树突状细胞（Conventional Dendritic Cell, cDC）和少数浆细胞样树突状细胞。cDC 吞噬抗原后将其加工处理并呈递给 T 细胞，启动适应性免疫应答，是固有免疫和适应性免疫之间的桥梁。pDC 是最重要的产生 Ⅰ 型干扰素的细胞，在固有免疫阶段的抗病毒效应中发挥重要作用。

树突状细胞广泛分布在除脑以外的全身各脏器，但数量很少。

3. 树突状细胞的主要生物学功能

（1）呈递抗原并激活初始 T 细胞。树突状细胞通过多种方式摄取抗原，并进行加工处理，形成抗原肽 – MHC 分子复合物（pMHC），以 pMHC 的形式呈递给相应的 T 细胞，提供 T 细胞活化的第一信号；树突状细胞识别病原体相关分子模式后通过 Toll 样受体等模式识别受体向胞内转导信号，诱导 DC 表达多种共刺激分子和细胞因子，提供 T 细胞活化的第二信号。在双信号作用下，初始 T 细胞被激活。

（2）参与免疫调节。树突状细胞可分泌多种细胞因子，参与调节免疫细胞的分化发育、活化、迁移及效应。根据所识别的微生物的特征不同，树突状细胞还可确定初始 T 细胞的分化方向，如 Th1、Th2、Th17 等，进而影响免疫应答的效应和结局。

（3）参与固有免疫。树突状细胞表达多种模式识别受体以及 Fc 受体，可识别多种病原微生物或抗原 – 抗体复合物并摄取之，从而行使固有免疫应答功能。

（4）诱导免疫耐受。胸腺髓质中的树突状细胞参与胸腺中自身反应性 T 细胞的凋亡（称为阴性选择），排除自身反应性克隆，发挥中枢免疫耐受作用。外周未成熟树突状细胞可不断摄取自身抗原，诱导相应 T 细胞产生外周免疫耐受。

提　示

树突状细胞的主要生物学功能：呈递抗原并激活初始 T 细胞、参与免疫调节、参与 T 细胞在胸腺内的分化发育、诱导免疫耐受。

（二）巨噬细胞

见本节第一部分的内容。

（三）B 细胞

B 细胞在免疫应答过程中的主要功能是参与特异性体液免疫应答（详见第六章第二节），但活化的 B 细胞表达丰富的 MHC Ⅱ 类分子，可通过胞饮作用或 BCR 特异性结合抗原而内化抗原，进而形成抗原肽 – MHC Ⅱ 复合物表达于细胞表面，发挥抗原呈递作用。

三、自然杀伤细胞

自然杀伤细胞（NK 细胞）来源于骨髓淋巴样干细胞，其分化、发育有赖于骨髓微环境，主要分布于骨髓、外周血、肝脏、脾脏、肺和淋巴结。

NK 细胞不表达特异性抗原识别受体，而是通过表面的活化性受体和抑制性受体所传导的活化信号和抑制信号的强弱对比来表现出"活化"或"抑制"，进而在活化状态直接杀伤某些肿瘤细胞和病毒感染的靶细胞，其杀伤机制主要是通过分泌穿孔素、颗粒酶或 Fas/FasL 途径发挥杀伤效应。NK 细胞表面还表达 IgG Fc 受体，可通过 ADCC 作用杀伤肿瘤细胞或病毒感染的靶细胞。NK 细胞表达多种与其趋化和活化有关的细胞因子受体，可被募集到肿瘤和病毒感染部位，在 IFN – γ 和 IL – 12 等细胞因子作用下活化，并使其抗肿瘤、抗病毒功能显著增强。活化的 NK 细胞还可通过分泌 IFN – γ 和 TNF – α 等细胞因子发挥其免疫调节作用。

提　示

NK 细胞的生物学功能主要有：① 抗肿瘤、抗感染作用；② 免疫调节作用。

四、固有样淋巴细胞

NKT 细胞、γδT 细胞和 B1 细胞是一类介于适应性免疫细胞和固有免疫细胞之间的细胞群体。此类细胞的抗原识别受体（TCR 或 BCR）为有限多样性，对抗原的应答无须经历克隆扩增，可直接识别某些靶细胞或病原体所共有的特定表位分子，通过趋化募集、迅速活化并发生应答，产生效应，在功能上更接近固有免疫细胞，故被称为固有样淋巴细胞（Innate – like Lymphocytes，ILLs）。

（一）NKT 细胞

NKT 细胞是指既表达 NK 细胞标志又表达 T 细胞表面标志的淋巴细胞。NKT 细胞由胸腺或胚肝分化发育，主要分布于骨髓、肝脏和胸腺，在脾脏、淋巴结和外周血也有少量存在，其生物学作用尚未完全阐明。NKT 细胞主要识别由靶细胞表面 CD1 分子呈递的脂类抗原，其识别作用不受 MHC 限制，之后迅速活化产生应答；也可被 IL – 12 和 IFN – γ 等细胞因子激活并迅速发挥效应。活化后的 NKT 细胞通过类似于 NK 细胞的方式（分泌穿孔素、颗粒酶或 Fas/FasL 途径）杀伤某些肿瘤细胞和病原体感染的靶细胞。NKT 细胞激活后分泌大量 IL-4、IFN-γ 等细胞因子，参与免疫调节。

（二）γδ T 细胞

γδT 细胞是指其 TCR 的肽链组成为 γ、δ 异源二聚体，多为 CD4⁻CD8⁻ 双阴性细胞，少数为 CD8⁺ 细胞，极少数为 CD4⁺ 细胞。γδT 细胞在胸腺中发育，主要分布于皮肤、肠道、呼吸道及泌尿生殖道的黏膜和皮下组织，在末梢血中仅占成熟 T 细胞的 2%~7%。γδT 细胞是皮肤黏膜局部参与早期抗感染、抗肿瘤免疫的主要效应细胞，可直接识别未经抗原呈递细胞加工呈递的多肽抗原及 CD1 呈递的脂类抗原，主要发挥非特异性杀伤功能，杀伤某些病毒和胞内菌感染的细胞以及某些肿瘤细胞，杀伤方式亦类似于 NK 细胞。活化的 γδT 细胞可释放细胞因子 IL-17、TNF-α 及 IFN-γ 等，介导炎症反应或发挥免疫调节作用。

> **提 示**
>
> NK 细胞与 NKT 细胞、γδT 细胞等固有样淋巴细胞发挥杀伤作用的机制非常相似，均为通过分泌穿孔素、颗粒酶或 Fas/FasL 途径等方式。同时，它们也都能够通过分泌细胞因子来发挥免疫调节功能。

（三）B1 细胞

B1 细胞在人和小鼠中仅占 B 细胞总数的 5%~10%，主要分布于胸腔、腹腔和肠壁固有层中，是一类具有自我更新能力的特殊的 B 细胞亚群。B1 细胞表面的 BCR 缺乏多样性，可直接识别结合某些病原体或变性的自身成分所共有的抗原表位，迅速活化产生应答。B1 细胞识别的抗原主要有：① 某些细菌表面共有的多糖类 TI 抗原，如细菌脂多糖、细菌荚膜多糖和葡聚糖等；② 某些变性的自身抗原，如变性的免疫球蛋白和变性单股 DNA 等。B1 细胞介导的体液免疫应答一般在接受刺激后 48 小时产生以 IgM 为主的低亲和力抗体，一般不发生体细胞突变，无抗体类别转换，也不产生免疫记忆。B1 细胞参与针对多种细菌的早期抗感染免疫，并和清除变性自身抗原有关。

五、其他固有免疫细胞

在固有免疫和适应性免疫反应中，肥大细胞、嗜碱性粒细胞和嗜酸性粒细胞均有重要的效应。这三种细胞均有胞质颗粒，颗粒中含有多种炎症因子和抗菌物质。它们均参与抗寄生虫免疫防御并与超敏反应性疾病有关。

（一）肥大细胞

肥大细胞来源于骨髓干细胞，在其祖细胞时期便迁移至外周组织中，并在局部发育成熟。肥大细胞主要分布于皮肤和黏膜上皮的血管周围，循环中几乎没有成熟的肥大细胞。肥大细胞胞质富含嗜碱性颗粒，内含细胞因子、组胺及其他生物介质；其表面表达 IgE Fc 受体、补体受体及某些微生物产物的受体等。这些受体与相应配体的结合，可诱导肥大细胞活化，释放胞质颗粒内容物，诱导血管改变，促进急性炎症反应。由于其分布的部位是微生物进入机体的"必经之路"，故肥大细胞可看作是机体免疫系统的"哨兵"细胞。它们虽然不能对进入机体的病原体发生直接的吞噬或杀伤作用，但是能有效地募集其他免疫细胞进入被侵袭的组织部位。肥大细胞参与机体对蠕虫的防御及Ⅰ型超敏反应。

（二）嗜碱性粒细胞

嗜碱性粒细胞来源于骨髓中的髓系前体细胞，并在骨髓内发育成熟。成熟的嗜碱性粒细胞存在于血液中，但所占比例极少，在血液中白细胞的比例少于1%。在发生炎症时，受趋化因子诱导被募集至炎症组织。嗜碱性粒细胞的结构和功能与肥大细胞相似，但由于其在组织中的数量极少，故在宿主防御和超敏反应中的重要性仍不明确。

（三）嗜酸性粒细胞

嗜酸性粒细胞来源于骨髓，存在于血液和外周组织中，在组织中的含量是外周血的100倍左右，主要分布于呼吸道、胃肠道及泌尿生殖道黏膜层。嗜酸性粒细胞胞质中有大量嗜酸性颗粒，其中富含多种酶类，如过氧化物酶、酸性磷酸酶、组胺酶、碱性蛋白等。这些酶对寄生虫细胞有破坏作用，对宿主自身细胞也有损伤作用。嗜酸性粒细胞主要参与抗寄生虫免疫反应，并参与Ⅰ型超敏反应的调节。

近年新发现一群固有免疫细胞，命名为固有淋巴样细胞。

第二节　T 细胞和 B 细胞

参与适应性免疫的细胞主要为T/B细胞，但固有免疫细胞中的一些种类（如单核/巨噬细胞、树突状细胞等）也会在适应性免疫应答的某些阶段发挥重要的作用，同时固有免疫细胞所分泌的多种细胞因子亦对适应性免疫应答发挥重要的调节作用。

一、T 细胞

T细胞的前体自骨髓经血液循环迁移至胸腺，在胸腺中分化、发育并成熟，故称其为T细胞。成熟T细胞离开胸腺随血液移居至外周免疫器官的胸腺依赖区并通过淋巴细胞再循环，在体内广泛接触抗原以发挥免疫作用。成熟的T细胞具有MHC限制性和对自身抗原的耐受性，它们不但介导适应性细胞免疫应答，在胸腺依赖性抗原诱导的体液免疫应答中亦发挥重要的辅助作用，所以T细胞在适应性免疫应答中占据主导地位。

（一）T 细胞的分化发育

1. T细胞在胸腺中的发育　正常机体的成熟T细胞既要能识别复杂多样的异己抗原物质并产生免疫应答，又要能够对自身抗原不应答（耐受）。通过在胸腺中的一系列复杂的分子表达和选择性过程，T细胞才能发育成熟，离开胸腺。在这一系列的发育过程中，最为重要的是T细胞的阳性选择和阴性选择过程。

若T细胞TCRαβ能与胸腺基质细胞表面MHCⅡ类或MHCⅠ类分子以适当的亲和力结合，T细胞克隆即被选择，分别继续分化为CD4$^+$或CD8$^+$单阳性细胞，不能结合或以高亲和力结合 MHC I 类或 MHC II 类分子的 T 细胞则发生细胞凋亡而被克隆清除，此为 T 细胞的阳性选择。经过阳性选择的 T 细胞将获得 MHC 限制性。

在经历阳性选择后的 T 细胞中，既包括识别非己抗原的特异性克隆，也包括自身反应性克隆，此时 T 细胞需经历阴性选择过程，若能识别胸腺中树突状细胞和巨噬细胞表面的自身肽 – MHC I 类或自身肽 – MHC II 类分子复合物，即发生凋亡而致克隆清除，不能识别该复合物的 T 细胞则能继续发育。由此，T 细胞获得对自身抗原的耐受性。

> **提　示**
>
> 　　T 细胞的 MHC 限制性是指 T 细胞的活化不但需要 TCR 能够特异性识别抗原肽，还需要识别自身的 MHC 分子。故在免疫学中我们常常说 T 细胞需要识别抗原肽 – MHC 分子复合物。

> **提　示**
>
> 　　成熟的 T 细胞具有以下三个特征：① 表达多样性的 TCR，可以识别众多的抗原 T 细胞表位；② 获得自身 MHC 限制性（此为阳性选择）；③ 获得自身耐受性（此为阴性选择），不再对自身抗原做出应答。

只有经历阳性选择和阴性选择后的 T 细胞，才能分化为成熟 T 细胞，将从胸腺中迁出，定居于外周免疫器官或组织的胸腺依赖区，并进入淋巴细胞再循环。此时的 T 细胞还未接触过抗原，称为初始 T 细胞。

2. T 细胞在外周免疫器官中的增殖分化　　初始 T 细胞进入外周免疫器官和抗原接触后，最终分化为具有不同功能的效应 T 细胞亚群、调节性 T 细胞或记忆 T 细胞。

（二）T 细胞的表面分子

T 细胞表面分布有多种膜分子，它们既是鉴别和分离 T 细胞的重要依据，也是 T 细胞与其他免疫细胞相互作用，发挥细胞免疫功能的主要物质基础。

1. TCR – CD3 复合物　　TCR 是 T 细胞特异性识别和结合抗原的受体，也是所有 T 细胞的特征性表面标志。组成 TCR 的多肽链有 α、β、γ、δ 四种，共组合成两种形式：TCRαβ 和 TCRγδ。TCR 的两条肽链均由膜外区、跨膜区、胞质区三部分组成。膜外区结构与 Ig 相似，可分为可变区（V 区）和恒定区（C 区），V 区为 TCR 的抗原结合部位，具有多样性。TCRγδ 仅具有有限多样性。

TCR 的胞质区很短，接受抗原信号刺激后不能自行传递信号进入细胞，而需要 CD3 分子的帮助。CD3 分子由 γ、δ、ε、ζ、η 五种肽链组成，也是成熟 T 细胞共有的表面标志。CD3 与 TCR 结合成 TCR – CD3 复合体（图 5 –1），TCR 接受由 MHC 分子呈递的抗原肽信号后，由 CD3 将此信号传导至细胞内，使 T 细胞活化。

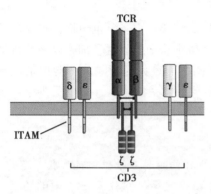

图 5 - 1　TCR - CD3 复合体示意图

2. CD4 和 CD8　大多数成熟 T 细胞只表达单一的 CD4 分子或 CD8 分子，两者不同时出现在同一 T 细胞表面，因此把只表达 CD4 分子的 T 细胞称为 CD4$^+$T 细胞，只表达 CD8 分子的 T 细胞称为 CD8$^+$T 细胞。

CD4 分子和 CD8 分子的主要功能是辅助 TCR 识别抗原和参与 T 细胞活化信号的转导，因此又称为 TCR 的共受体。CD4 分子可与 MHC Ⅱ类分子结合，CD8 分子可与 MHC Ⅰ类分子结合，分别增强 T 细胞与抗原呈递细胞或靶细胞之间的相互作用并辅助 TCR 识别抗原。CD4 还是人类免疫缺陷病毒（Human Immunodeficiency Virus，HIV）的受体，HIV 表面的糖蛋白刺突 p120 可与 CD4 分子结合并侵入 CD4$^+$T 细胞，造成 HIV 的感染。

3. 共刺激分子　共刺激分子是为 T 细胞或 B 细胞完全活化提供共刺激信号的细胞表面分子及其配体。

初始 T 细胞的完全活化需要两种活化信号的共同参与。TCR - CD3 识别并转导抗原特异性信号，而共刺激信号则由抗原呈递细胞或靶细胞表面的共刺激分子与 T 细胞表面相应的共刺激分子相互作用产生。只有特异性信号和共刺激信号共同刺激 T 细胞，T 细胞才能完全活化，并进一步分泌细胞因子和表达细胞因子受体。没有共刺激信号，T 细胞不能活化而表现为克隆失能。

（1）CD28 和 CTLA - 4。CD28 表达于 90% 的 CD4$^+$T 细胞和 50% 的 CD8$^+$T 细胞。CD28 的配体是 CD80（B7 - 1）和 CD86（B7 - 2），后者主要表达于专职抗原呈递细胞。CD28 产生的共刺激信号在 T 细胞活化过程中发挥重要的作用。CTLA - 4 与 CD28 具有相同的配体，但仅表达于活化的 CD4$^+$T 细胞和 CD8$^+$T 细胞。CTLA - 4 与其配体结合的亲和力显著高于 CD28。通常 T 细胞活化并发挥效应后才表达 CTLA - 4，因向细胞内传递抑制性信号，其功能为下调或终止 T 细胞活化。

（2）CD2。CD2 是重要的黏附分子，T 细胞活化时可与其相应配体 CD48/CD58 结合，可增强 T 细胞与 APC 或靶细胞间的结合强度，有助于 T 细胞对抗原的识别及参与辅助活化信号的转导。T 细胞在体外与绵羊红细胞共同孵育时可通过 CD2 与后者黏附形成玫瑰花环，故 CD2 又称为绵羊红细胞受体（Sheep Red Blood Cell Receptor，SRBCR），亦可通过此实验判定 T 细胞的功能状态。

（3）CD40 配体（CD40L，CD154）。CD40L 主要表达于活化的 CD4$^+$T 细胞，而 CD40 表达于抗原呈递细胞表面。CD40L 和 CD40 的结合所产生的效应是双向性的。一方面促进抗原呈递细胞活化，促进 CD80/CD86 表达和细胞因子（如 IL - 12）的分泌；另一方面也可促进 T 细胞的活化。在 TD - Ag 诱导的免疫应答中，活化 Th 表达的 CD40L 与 B 细胞表面的 CD40 结合可促进 B 细胞的增殖、分化、抗体生成和抗体类别转换，诱导记忆 B 细胞产生。

4. 丝裂原受体　丝裂原可使静止的 T 细胞活化、增殖。植物血凝素和刀豆蛋白 A 是最常用的 T 细胞丝裂原。通过淋巴细胞增殖实验可以判断机体 T 细胞免疫功能状态。

5. 其他受体　T 细胞表面还表达多种其他受体，如细胞因子受体、免疫球蛋白 Fc 受体、补体受体等。

（三）T 细胞亚群及其功能

T 细胞为高度异质性的细胞群体，按其表面标志和功能特点不同可分为不同亚群。

1. 按所处的活化阶段分类　按所处的活化阶段不同，T 细胞可分为初始 T 细胞、效应 T 细胞和记忆 T 细胞。

（1）初始 T 细胞。初始 T 细胞是指从未接受过抗原刺激的成熟 T 细胞，存活期短，参与淋巴细胞再循环，主要功能是识别抗原。初始 T 细胞在外周免疫器官接受树突状细胞呈递的抗原肽－MHC 分子复合物（pMHC）刺激而活化，并最终分化为效应 T 细胞和记忆 T 细胞。

（2）效应 T 细胞。效应 T 细胞存活期短，表达高水平的高亲和力 IL-2 受体，是行使免疫效应的主要细胞。效应 T 细胞主要是向外周炎症部位或某些器官组织迁移，并不循环至淋巴结。

（3）记忆 T 细胞。记忆 T 细胞　可以由效应 T 细胞分化而来，也可由初始 T 细胞接受抗原刺激后直接分化而来。其存活期长，可达数年。接受相同抗原刺激后可迅速活化，并分化为效应 T 细胞，介导再次免疫应答。记忆 T 细胞参与淋巴细胞再循环，即使没有抗原或 MHC 分子的刺激，仍可长期存活，通过自发增殖维持一定数量。

2. 按 TCR 双肽链构成分类　按 TCR 双肽链构成不同，T 细胞可分为 TCRαβ T 细胞和 TCRγδ T 细胞。体内大多数 T 细胞属 TCRαβ T 细胞，且为 CD4$^+$ 或 CD8$^+$ 单阳性 T 细胞，在特异性免疫中发挥主要作用。TCRγδ T 细胞属于固有免疫细胞，主要分布于皮肤、肠道、呼吸道及泌尿生殖道的黏膜和皮下组织，在局部发挥抗感染、抗肿瘤等作用。

3. 按 TCRαβ T 细胞表面 CD 分子分类　按 TCRαβ T 细胞表面 CD 分子不同，T 细胞可分为 CD4$^+$ T 细胞和 CD8$^+$ T 细胞。

（1）CD4$^+$ T 细胞。CD4$^+$ T 细胞识别由 MHC Ⅱ 类分子呈递的抗原肽，其识别、活化过程受 MHC Ⅱ 类分子限制。活化后分化为 Th 细胞，但也有少数 CD4$^+$ 效应 T 细胞具有细胞毒作用和或免疫抑制作用。

（2）CD8$^+$ T 细胞。CD8$^+$ T 细胞识别由 MHC Ⅰ 类分子呈递的抗原肽，其识别、活化过程受 MHC Ⅰ 类分子限制。活化的 CD8$^+$ T 细胞产生穿孔素、颗粒酶等细胞毒物质，功能上一般属于 CTL（Tc），是细胞免疫应答的主要效应细胞。

4. 按效应性 T 细胞功能特征分类　按效应性 T 细胞功能特征，T 细胞可分为辅助性 T 细胞、细胞毒性 T 细胞和调节性 T 细胞。

（1）辅助性 T 细胞（Helper T Cell，Th）。辅助性 T 细胞均表达 CD4，通常所称的 CD4$^+$ T 细胞即指 Th。Th 具有辅助 CTL 细胞、B 细胞活化，促进巨噬细胞功能等作用。受抗原性质、局部细胞因子及 APC 等因素的影响，Th 可分化为不同的亚群，分泌不同的细胞因子，发挥不同的免疫效应。

① Th1。主要分泌 Th1 型细胞因子，如 IFN-γ、TNF、IL-2 等。它们可促进 Th1 的进一步增殖，进而发挥细胞免疫效应，同时抑制 Th2 增殖。Th1 细胞的主要效应是通过分泌的细胞因子增强细胞介导的抗感染免疫，尤其是抗胞内病原体的感染。在病理状况下，Th1 还

参与自身免疫病的发生发展，如类风湿关节炎和多发性硬化等。在过去，因 Th1 细胞主要参与迟发超敏反应，又被称为迟发超敏反应 T 细胞。

② Th2。主要分泌 Th2 型细胞因子，如 IL－4、IL－5、IL－10、IL－13 等。它们能促进 Th2 细胞的增殖，在对 TD 抗原的应答中辅助 B 细胞活化，发挥体液免疫的效应，同时抑制 Th1 增殖。Th2 在 I 型超敏反应及抗寄生虫感染过程中也发挥重要作用。

③ Th17。通过分泌 IL－17、IL－21、IL－22、IL－26、TNF－α 等多种细胞因子参与固有免疫和某些炎症反应。

④ 滤泡辅助性 T 细胞（Tfh）存在于外周免疫器官的淋巴滤泡内，是辅助 B 细胞应答的关键细胞。

（2）细胞毒性 T 细胞。细胞毒性 T 细胞即通常所称的 CD8$^+$T 细胞，其主要功能是特异性识别抗原肽－MHC 类分子复合物，进而杀伤胞内病原体寄生的靶细胞或肿瘤细胞。CTL 主要通过两种机制杀伤靶细胞：① 分泌穿孔素、颗粒酶及淋巴毒素等物质直接杀伤靶细胞；② 通过 Fas/FasL 途径诱导靶细胞凋亡。CTL 本身在杀伤靶细胞的过程中并不受损伤，可连续杀伤多个靶细胞。

（3）调节性 T 细胞（Regulatory T Cell，Treg）。Treg 通常是指 CD4$^+$CD25$^+$Foxp3$^+$ 的 T 细胞。Foxp3 是一种转录因子，不仅是 Treg 的重要标志，也参与 Treg 的分化和功能。Foxp3 缺陷将造成 Treg 减少或缺如，从而导致人和小鼠的严重自身免疫病。Treg 发挥负调控功能的机制为：① 直接接触抑制靶细胞活化；② 分泌 TGF－β、IL－10 等细胞因子抑制免疫应答。Treg 在免疫耐受、自身免疫病、感染性疾病、移植排斥以及肿瘤发生等多种生理或病理免疫应答过程中发挥重要的作用。

提　示

Treg 的来源不尽相同，有的 Treg 直接从胸腺分化而来，称为自然调节性 T 细胞（Natural Treg，nTreg），有的则是由初始 CD4$^+$T 细胞在外周经抗原或细胞因子（TGF－β 和 IL－2）等诱导产生，称为诱导性调节性 T 细胞，亦称为适应性调节性 T 细胞。

二、B 细胞

B 细胞亦起源于骨髓中的淋巴干细胞。哺乳动物的 B 细胞在骨髓中发育成熟，禽类的 B 细胞在腔上囊（法氏囊）发育成熟。未成熟 B 细胞在骨髓基质细胞作用下，经过一系列分化过程，最后发育为成熟 B 细胞。成熟 B 细胞定居于外周免疫器官，并在此接受抗原刺激进一步分化成为抗体形成细胞——浆细胞。此外，B 细胞还是重要的专职抗原呈递细胞（参见本章第一节），并参与免疫调节。

（一）B 细胞的分化发育

哺乳动物 B 细胞在骨髓中的分化发育过程中发生的重要事件是功能性 BCR 的表达和 B

细胞自身耐受的形成。

（二）B 细胞的表面分子

1. BCR　BCR 即 B 细胞膜免疫球蛋白（Membrane Immunoglobulin，mIg）。mIg 的结构基本同分泌型免疫球蛋白，以其 V 区识别和捕捉抗原，但其羧基端比分泌型免疫球蛋白多出若干个氨基酸残基，插入 B 细胞膜内起固定作用。未成熟 B 细胞仅表达 mIgM，成熟 B 细胞表达 mIgM 和 mIgD。BCR 的胞质区极短，同 TCR 相似，不能由自身直接将信息传入细胞，而是由 BCR 和 CD79a/CD79b（Igα/Igβ）异二聚体组成 BCR - CD79a/CD79b 复合体（图 5 - 2）。

B 细胞通过 BCR 接受抗原信息，再由 CD79a/CD79b 将信息传入细胞内。

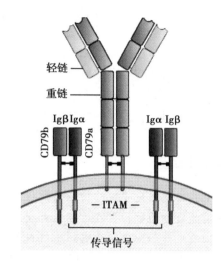

图 5 - 2　BCR - CD79a/CD79b 复合物

2. B 细胞共受体　CD19/CD21/CD81 三分子复合物在 B 细胞活化过程中发挥类似于 CD4、CD8 分子在 T 细胞活化过程中的作用。

3. 共刺激分子　CD80/86（B7 - 1 与 B7 - 2）表达在活化 B 细胞及其他抗原呈递细胞表面，是 CD28 和 CTLA - 4 的配体，属重要的共刺激分子。CD80/CD86 与 T 细胞表面 CD28/CTLA - 4 相互作用，可促进/抑制 T 细胞的活化。

CD40 是 B 细胞表面重要的共刺激分子受体，与活化 T 细胞上的 CD40L 结合是 B 细胞活化的第二信号。

4. 其他表面分子

（1）细胞因子受体。B 细胞亦表达 IL - 4R、IL - 5R、IL - 6R 等多种细胞因子受体，通过与细胞因子结合而发挥调节 B 细胞活化、增殖、分化的作用。

（2）CD20。CD20 表达于除浆细胞外的各个发育阶段的 B 细胞，与调控 B 细胞的增殖和分化有关。CD20 是 B 细胞的特征性标志，是治疗性单抗识别的靶分子。

（3）Fc 受体。B 细胞表达的 CD32（FcγR ⅡB）可介导 B 细胞活化抑制信号的传导，CD23（FcεR Ⅱ）则参与 IgE 合成的调节。

（4）补体受体。B 细胞表面表达的补体受体主要为 CD35（CR1）、CD21（CR2），均为 B 细胞激活的调节物。

（5）丝裂原受体。B 细胞同 T 细胞类似，细胞膜上也有丝裂原受体，常用的 B 细胞丝裂原有美洲商陆丝裂原（Pokeweed Mitogen，PMW）和细菌脂多糖。亦可通过淋巴细胞增殖试验检测患者 B 细胞的免疫功能。

（三）B 细胞的亚群与及其功能

根据是否表达 CD5，将 B 细胞分为 B1（CD5$^+$）细胞和 B2（CD5$^-$）细胞。

B1 细胞主要参与非特异性体液免疫，识别非胸腺依赖性抗原（TI - Ag）。B2 细胞主要参与特异性体液免疫，识别胸腺依赖性抗原（TD - Ag）。

（四）B 细胞的功能

（1）识别抗原，介导体液免疫应答，最终分化为浆细胞产生抗体。

（2）呈递抗原。B 细胞是专职抗原呈递细胞，能够通过 BCR 特异性结合或胞饮的方式摄取、加工并呈递抗原，尤其是对可溶性抗原的呈递非常重要。

（3）免疫调节作用。B 细胞产生的细胞因子（IL-6、IL-10、TNF-α 等）对巨噬细胞、树突状细胞、NK 细胞及 T 细胞均有调节作用。最近发现有一群调节性 B 细胞通过分泌 IL-10 和 TGF-β 等抑制性细胞因子产生负调节作用。

本章小结

免疫细胞是免疫应答功能的执行者。主要参与固有免疫应答的细胞属于固有免疫细胞，但固有免疫细胞往往也在适应性免疫应答过程中发挥重要的作用。

固有免疫细胞包括吞噬细胞（包括单核/巨噬细胞、中性粒细胞）、树突状细胞、NK 细胞、NKT 细胞、γδT 细胞、B1 细胞、肥大细胞、嗜酸性粒细胞、嗜碱性粒细胞。巨噬细胞表达多种受体，可识别、吞噬和杀伤病原体；亦可分泌细胞因子和炎性介质调节免疫应答或引发炎症反应；还可在再次免疫应答中发挥抗原呈递细胞的作用。树突状细胞是抗原呈递能力最强的细胞，能诱导活化初始 T 细胞，启动适应性免疫应答。NK 细胞可直接杀伤或通过 ADCC 作用杀伤肿瘤细胞和病毒等感染的靶细胞，也可通过释放细胞因子发挥免疫调节作用。NKT 细胞、γδT 细胞、B1 细胞均属于固有样淋巴细胞。肥大细胞、嗜酸性粒细胞、嗜碱性粒细胞在 Ⅰ 型超敏反应和抗寄生虫感染过程中均发挥重要作用。

T/B 细胞是参与适应性免疫应答的主要细胞。T 细胞发源于骨髓，成熟于胸腺。成熟的 T 细胞具有多样的 TCR、MHC 限制性和自身耐受性。具有多种表面标志，其中 TCR-CD3 复合物为其特有标志，也是 T 细胞识别抗原呈递细胞或靶细胞表面的抗原肽-MHC 分子复合物的受体。T 细胞的活化除了上述特异性信号，还需要以 CD28-CD80/CD86 为代表的共刺激信号存在，否则将导致克隆失能。T 细胞功能复杂，分类多样。

B 细胞发源于骨髓，亦成熟于骨髓。B 细胞在骨髓中完成功能性 BCR 的表达并形成中枢耐受。表面亦表达多种分子，其中 BCR-CD79a/CD79b 复合物为其特有标志。与 T 细胞相似，其活化除需要特异性抗原信号刺激外，还需要共刺激信号（主要为 CD40-CD40L），否则无法形成生发中心（参见第六章第二节）。

B 细胞可分成两个亚群，B1 细胞属于固有样淋巴细胞，B2 细胞为一般意义上参与适应性体液免疫应答的 B 细胞。

学习活动 5-1

案例与分析

案例： ××，女，39 岁，1995 年先后 3 次卖血。1998 年 6 月出现发热、乏力、肌肉痛、关节痛、咽痛、腹泻、全身不适等类似感冒样症状，未予任何治疗。3 周后，上述症状无改善，医院诊断为流感，对症治疗后症状缓解。2000 年 10 月，又出现发热、乏力、周身肌肉、关节疼痛、伴严重腹泻。同时在颈部、腋下、枕部以及腹股沟出现肿大的淋巴结。1 个月后，症状加重，皮肤表面出现大面积皮疹，瘙痒重，腋下和腹股沟出现脓疱疮，口腔黏膜溃烂，出现呼吸困难、咳嗽、偶尔咯血。食欲下降、体重明显减轻。家属反映患者经常头痛，近 1 年来变得寡言少语。

检查发现患者体温升高，有肺部感染、真菌感染症状，局部卡波西肉瘤改变，多处淋巴结肿大；实验室检查发现 CD4$^+$T 细胞总数小于 350 个/mm^3（正常 CD4$^+$T 细胞总数为 681 个/mm^3±21 个/mm^3），CD4$^+$/CD8$^+$<1；HIV 抗体阳性。

案例与分析
参考答案

问题：根据上述病情，该患者可确诊为 HIV 感染、艾滋病。试述 HIV 感染主要对哪类免疫细胞造成影响，对整个免疫系统的影响又如何。

学习活动 5-2

自测练习

一、单项选择题（请扫二维码进行在线测试）

在线自测

二、问答题

1. 试述吞噬细胞的种类和主要功能。
2. 试述 T/B 细胞主要的表面标志、亚类及功能。
3. 试述树突状细胞和 NK 细胞的主要功能。
4. 何为 MHC 限制性？
5. 何为初始 T 细胞？

（曾郁敏）

第六章

免疫应答

学习目标

掌握：

固有免疫应答、适应性免疫应答、病原体相关分子模式、损伤相关分子模式、模式识别受体、免疫耐受的概念；免疫应答的类型，固有免疫系统的组成，适应性免疫应答的类型、发生场所、基本过程（三个阶段），抗体产生的一般规律。

熟悉：

固有免疫应答的生物学意义；细胞免疫和体液免疫应答的基本过程。

了解：

B 细胞对 TI 抗原的应答；影响免疫耐受形成的因素；免疫调节。

本章知识结构导图

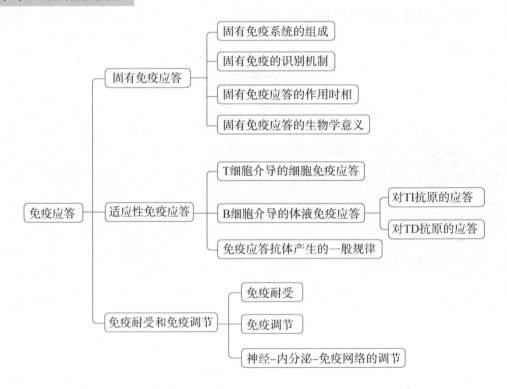

免疫应答是指机体对"非己"物质的反应过程，包括固有免疫应答和适应性免疫应答。固有免疫乃长期种系进化过程中逐渐形成的，具有非特异性作用、迅速产生效应、无免疫记忆等特点；适应性免疫是机体接触特定抗原而产生的，具有特异性作用、较迟产生效应、有免疫记忆等特点（见本书第一章第三节）。固有免疫是机体抵御病原体等异物侵袭的首道防线，并参与适应性免疫的启动、效应和调节；适应性免疫在机体免疫效应机制中发挥主导作用。固有免疫是适应性免疫形成的基础，适应性免疫是固有免疫效应的延伸和强化。二者相辅相成，共同完成机体的各种免疫功能（表 6 - 1）。

表 6 - 1 固有免疫与适应性免疫的特点

比 较 项 目	固 有 免 疫	适应性免疫
识别的分子及特点	模式识别受体；有限的多样性	TCR、BCR；高度多样性
被识别的分子	病原/损伤相关分子模式	抗原
作用时相	即刻至 96 小时内	96 小时后
细胞反应	无须进行克隆增殖	特异性细胞克隆增殖和分化
作用特点	非特异性，无免疫记忆	特异性，有免疫记忆
主要参与细胞和分子	皮肤和黏膜上皮细胞、吞噬细胞、树突状细胞、NK 细胞、NKT 细胞、γδT 细胞、B1 细胞、ILCs；抑菌、杀菌物质，补体，细胞因子	T 细胞、B 细胞、抗原呈递细胞；抗体

第一节 固有免疫应答

固有免疫是机体在长期种系发育和进化过程中逐渐形成的、与生俱有的天然防御功能，又称天然免疫。固有免疫应答是指体内固有免疫细胞和固有免疫分子识别和结合病原体及其产物或其他异物后，活化并产生生物学效应，从而清除病原体及异物的过程。

一、固有免疫系统的组成

固有免疫系统由组织屏障、固有免疫分子和固有免疫细胞组成。首先由组织屏障阻挡微生物的入侵，若微生物突破屏障进入机体，体内预存的固有免疫分子即刻发挥识别及清除作用，多种固有免疫细胞通过受体感知微生物，并活化产生效应机制清除病原体。

（一）组织屏障

1. 体表屏障 人体与外界相通之处（如体表、呼吸道、消化道、泌尿生殖道）被覆的皮肤和黏膜构成了体表屏障，通过以下作用，形成机体抵御微生物侵袭的第一道防线。

（1）物理屏障：健康完整的皮肤和黏膜构成阻挡微生物的机械屏障。呼吸道上皮纤毛的定向摆动、肠蠕动、某些分泌液和尿液的冲洗作用等，均有助于排除入侵黏膜表面的病原体。

（2）化学屏障：皮肤与黏膜分泌物有多种杀菌和抑菌物质。汗腺分泌的乳酸、皮脂腺分泌的不饱和脂肪酸、胃液中的胃酸以及呼吸道、消化道和泌尿生殖道所分泌黏液中的溶菌酶、抗菌肽等均具有杀菌抑菌作用。

（3）微生物屏障：寄居于皮肤黏膜处的正常微生物群发挥重要的屏障作用。口腔中的某些细菌可产生 H_2O_2，能杀死脑膜炎奈瑟菌等；肠道中的大肠埃希菌分泌的细菌素，可抑制某些厌氧菌和革兰氏阳性菌的定居和繁殖。

2. 内部屏障 内部屏障主要包括以下两种：

（1）血脑屏障：由软脑膜、脉络丛的毛细血管壁及包绕壁外的星形胶质细胞形成的胶质膜构成，能阻止血液中的病原微生物及其他大分子物质进入脑组织引起感染或毒性作用。

（2）血胎屏障：由母体子宫内膜的基蜕膜和胎儿的绒毛膜滋养层细胞构成，可阻止母体内的病原微生物进入胎儿体内引起感染。

> **提 示**
>
> 婴幼儿血脑屏障发育不完善，故易发生中枢神经系统感染。妊娠早期（3～4 个月内）胎盘发育不完善，母体感染的风疹病毒、巨细胞病毒等，可通过胎盘进入胎儿体内，引起流产、死胎或胎儿畸形。

（二）固有免疫分子

病原体或异物突破体表屏障进入机体数小时之内，机体体液中预存的以及即刻生成的抗病原体效应成分即固有免疫分子发挥清除作用。

1. 补体 补体系统是参与固有免疫应答的最重要的免疫效应分子。感染早期，补体可经凝集素途径或旁路途径活化，产生溶菌效应；补体活化产生多种活性片段，可发挥趋化作用（C3a、C5a、C567）、调理作用（C3b）、免疫黏附（C3b）及促炎（C3a、C5a）等效应；感染后期，补体循经典途径激活，发挥抗感染效应。

2. 防御素 防御素由一组耐受蛋白酶的分子组成，是多种抗菌性多肽中最重要者。对细菌、真菌和有包膜病毒均有广谱的直接杀伤作用。人类及哺乳动物有两种防御素，即 α - 防御素和 β - 防御素。

3. 溶菌酶 溶菌酶为不耐热碱性蛋白，主要来源于吞噬细胞，广泛存在于体液、外分泌液和吞噬细胞的溶酶体中，可溶解革兰氏阳性菌细胞壁的主要成分肽聚糖，使细菌溶解死亡。

4. 急性期蛋白 当病原体感染或组织损伤时，巨噬细胞产生的细胞因子 IL - 1、IL - 6、TNF - α 诱导肝细胞产生急性期蛋白，如 C 反应蛋白（C - Reactive Protein，CRP）、甘露聚糖结合凝集素等，它们可识别并结合多种病原体相关分子模式和损伤相关分子模式（Damage Associated Molecular Pattern，DAMP），并通过活化补体或作为调理素介导巨噬细胞吞噬而发挥效应。

5. 细胞因子 免疫细胞和非免疫细胞（如感染的组织细胞）经刺激后均可产生多种细胞因子，发挥非特异性免疫作用。例如：干扰素可干扰病毒蛋白合成，抑制病毒的复制扩散；IL－1、IL－6、TNF－α等作为重要的促炎因子，促进抗感染的炎症反应；IFN－γ、IL－12可激活巨噬细胞和NK细胞，发挥抗肿瘤作用。

> **提 示**
>
> CRP是一种能与肺炎球菌C多糖体反应形成复合物的急性期蛋白。CRP在健康人血清中含量极低（正常参考值：<10 mg/L），在感染、炎症、组织损伤、肿瘤等刺激后，数小时内迅速升高，并有成倍增长之势。病变好转时，又迅速降至正常，其升高幅度与病变的程度呈正相关。所以CRP的检测作为炎症和组织损伤的非特异性标志物大量应用于临床，可用于辅助诊断感染、监测疾病的活动和严重程度、观察药物治疗效果等。

（二）固有免疫细胞

固有免疫细胞包括来源于髓样干细胞的吞噬细胞、树突状细胞、粒细胞和肥大细胞等，以及来源于淋巴样干细胞的NK细胞、固有淋巴样细胞、固有样淋巴细胞（γδT、NKT、B1）等。

1. 吞噬细胞 吞噬细胞包括中性粒细胞和单核/巨噬细胞，是固有免疫系统的主要效应细胞。中性粒细胞存在于外周血，其寿命短、更新快、数量多；单核/巨噬细胞包括血液中的单核细胞和分布于不同组织中、命名各异的巨噬细胞，其寿命长、形体大、富含细胞器。

吞噬细胞具有吞噬、杀伤功能。吞噬细胞表达多种表面受体，如甘露糖受体、Toll样受体（TLR）、IgG Fc受体、补体受体等，能与病原体或被覆了抗体或补体的病原体结合，病原体经内化被摄入细胞内，形成吞噬体，进而与胞质中的溶酶体融合成为吞噬溶酶体。在吞噬溶酶体内，病原体通过氧依赖途径和氧非依赖途径被杀死（图6－1）。

（1）氧依赖途径杀菌：以胞内呼吸爆发产生的多种反应性氧中间产物（如过氧化氢、单态氧、超氧阴离子等）和反应性氮中间产物（如一氧化氮等）发挥杀菌作用。

（2）氧非依赖途径杀菌：不需要氧分子参与的杀菌系统，包括酸性环境、溶菌酶、防御素以及多种水解酶的杀菌作用。被吞入和杀死的细菌，在溶酶体内多种水解酶（如蛋白酶、核酸酶、脂酶和磷酸酶等）的作用下，可被进一步降解和消化。此外，巨噬细胞作为抗原呈递细胞，又可呈递抗原，启动适应性免疫。

2. 树突状细胞 树突状细胞是体内已知功能最强的专职抗原呈递细胞，为适应性免疫应答的启动者，从而将固有免疫和适应性免疫有机联系起来（见本书第五章）。

3. NK细胞 NK细胞无须抗原预先致敏即可直接杀伤某些靶细胞（主要包括肿瘤细胞、病毒感染的细胞），并可释放多种细胞因子。因此，NK细胞在抗肿瘤、抗感染和免疫调节

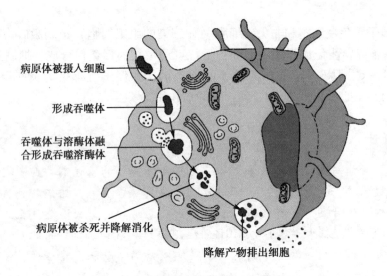

病原体被摄入细胞

形成吞噬体

吞噬体与溶酶体融合形成吞噬溶酶体

病原体被杀死并降解消化

降解产物排出细胞

图 6-1　吞噬细胞的吞噬作用

中均发挥重要作用。

4. γδT 细胞　γδT 细胞是执行固有免疫功能的 T 细胞，主要分布于皮肤、肠道、呼吸道及泌尿生殖道的黏膜和皮下组织，是皮肤黏膜局部参与早期抗感染免疫的主要效应细胞，被视为抵御胞内菌和病毒感染的第一道防线，也有非特异性杀瘤作用。

5. NKT 细胞　表面同时表达 NK 细胞标志 CD56（小鼠 NK1.1）和 T 细胞标志 TCR - CD3 复合物，主要定居于骨髓、肝脏和胸腺，脾脏、淋巴结和外周血中少量存在。多数 NKT 细胞为 $CD4^-CD8^-$ 双阴性，少数为 $CD8^+$ 单阳性。其 TCR 表达密度低且缺乏多样性，抗原识别谱较窄，主要识别 CD1 分子所呈递的脂类和糖脂类抗原且无 MHC 限制性。NKT 细胞通过分泌穿孔素或 Fas/FasL 途径杀伤靶细胞，还可通过分泌细胞因子调节免疫应答、参与炎症反应，具有抗感染、抗肿瘤作用。

6. 固有淋巴样细胞

固有淋巴样细胞表达一系列与其活化或抑制相关的受体，接受相关信号后，通过分泌细胞因子及细胞与细胞直接接触的方式，参与抗感染免疫和过敏性炎症反应，或释放细胞毒性物质杀死靶细胞。

7. 肥大细胞　肥大细胞由骨髓造血干细胞分化而来，主要分布在皮肤、呼吸道、消化道黏膜下结缔组织和血管壁周围组织中。肥大细胞不能吞噬、杀伤病原体，但可通过其表面具有的模式识别受体、补体 C3a 和 C5a 的受体等与相应配体（病原体或其产物的 PAMP、C3a 和 C5a 等）结合而被激活。活化的肥大细胞可通过脱颗粒而释放胞内的炎性介质和促炎细胞因子引发炎症反应，从而在抗感染、抗肿瘤和免疫调节中发挥重要作用。

8. 其他细胞　其他细胞包括 B1 细胞、嗜酸性粒细胞、嗜碱性粒细胞、上皮细胞、内皮细胞、红细胞等。嗜酸性粒细胞膜表面表达补体 C3a、C5a、C567 受体及嗜酸性粒细胞趋化因子受体。在寄生虫感染时，嗜酸性粒细胞被募集到炎症或感染部位，发挥杀伤作用。嗜碱性粒细胞在脂多糖或 C3a、C5a 作用下，可释放胞内活性介质，包括促炎细胞因子 IL-4、IL-5、IL-6、TNF-α 等和花生四烯酸代谢产物 LTC4、前列腺素（Prostaglandin，PG）D2（PGD2）等，发挥趋化、激活补体和致炎的作用。

二、固有免疫的识别机制

（一）固有免疫识别的对象

（1）病原体相关分子模式。病原体相关分子模式是微生物特有的（哺乳动物不具有）、结构保守的且是微生物生存必要的分子结构。主要包括革兰阴性菌的脂多糖、革兰阳性菌的磷壁酸和肽聚糖、某些病毒和真菌成分及细菌脱氧核糖核酸（Deoxyribonucleic Acid，DNA）、病毒双链核糖核酸（Ribonucleic Acid，RNA）等。PAMP 是固有免疫区分"自己"和"非己"的重要结构标志。

（2）损伤相关分子模式。损伤相关分子模式多为机体组织细胞损伤产生的某些物质，如热休克蛋白、高迁移率族蛋白 B1、透明质酸等。

提 示

固有免疫应答中被识别的对象主要是对机体构成"危险"的分子模式或称危险信号。来自病原微生物的 PAMP 为外源性危险信号，来自机体自身的 DAMP 为内源性危险信号。免疫系统可感知病原微生物入侵和自身组织损伤，并启动相应防御机制，以清除病原微生物并修复损伤组织。

（二）固有免疫的识别受体

固有免疫细胞不表达特异性抗原识别受体，它们可通过模式识别受体直接识别结合 PAMP 和 DAMP 而被激活，并在未经扩增的情况下，迅速产生效应分子，发挥免疫作用。模式识别受体（Pattern Recognition Receptor，PRR）指固有免疫细胞表面或胞内器室膜上和体液中的一类能够直接识别病原体及其产物或宿主畸变和衰老凋亡细胞表面某些共有特定模式分子结构的受体。此类受体较少多样性，不同组织部位的同一类型固有免疫细胞均表达相同的 PRR。膜型 PRR 主要包括 Toll 样受体、甘露糖受体和清道夫受体，介导细胞活化、吞噬、分泌细胞因子；分泌型 PRR 主要包括 MBL 和 CRP 等急性期蛋白，可活化补体及发挥调理作用。

三、固有免疫应答的作用时相

（一）瞬时固有免疫应答阶段

在感染后 0~4 小时，主要由体内现存的效应物质发挥作用。皮肤黏膜及其分泌液中的抗菌物质和正常菌群可阻挡病原生物的入侵，具有即刻免疫防御作用；局部存在的巨噬细胞迅速吞噬突破屏障而进入的病原体，局部血管内的中性粒细胞迅速穿过血管内皮细胞进入感染部位，发挥吞噬杀菌作用；病原体通过激活补体旁路途径而被溶解破坏。大多数病原体感染终止于这一阶段。

（二）早期固有免疫应答阶段

在感染后 4~96 小时，巨噬细胞等被募集至炎症部位，通过 PRR 识别病原体的 PAMP 而活化，吞噬功能增强并产生大量促炎性细胞因子和炎性介质，如 IL-1、IL-6、IL-8、TNF、MCP-1 等促炎性细胞因子和组胺、白三烯、血小板活化因子等炎性介质，产生以下主要作用：① 局部血管扩张，通透性增强，利于血液中效应细胞和分子渗出，增强抗感染免疫作用；② 引起发热，抑制体内病原体生长；③ 血小板活化，致血栓形成，有效地阻止局部病原体进入血流；④ 刺激肝细胞合成分泌 MBL、CRP 等一系列急性期蛋白，补体可经凝集素途径激活，增强调理作用和溶菌效应。

在这一阶段，还有 B1 细胞活化，48 小时内产生 IgM 抗体，发挥效应；NK 细胞、NKT 细胞、γδT 细胞活化，对某些病原体感染的细胞产生杀伤作用；ILC 细胞参与炎症反应。

（三）适应性免疫应答诱导阶段

在感染 96 小时后，将抗原性异物摄取、加工处理形成抗原肽 - MHC 分子复合物的树突状细胞，将抗原呈递给 T 细胞，启动适应性免疫应答。

> **提 示**
>
> 机体感染病原体后体温升高，是免疫系统的一种保护性反应，可抑制病原体的增殖并激发机体的各种防御反应。体温的异常升高与疾病的严重程度不一定成正比，对于一般性发热不急于解热，体温高于 38.5 ℃时才需使用解热药，以免引起其他疾病。

四、固有免疫应答的生物学意义

（一）介导早期抗感染作用

在感染早期机体尚未形成特异性免疫时，固有免疫系统发生快速的反应，在抗菌、抗病毒及抗寄生虫感染中发挥重要作用。

（二）参与适应性免疫应答的启动

固有免疫细胞树突状细胞为专职 APC，可将抗原加工处理成抗原肽 - MHC 分子复合物呈递给 T 细胞并提供 T 细胞活化的第二信号，从而启动适应性免疫应答。

（三）参与适应性免疫应答的效应

大多适应性免疫应答的效应细胞和分子并无直接杀伤病原体的作用，需依赖固有免疫细胞和分子协同发挥作用。如抗体需通过调理吞噬和激活补体才能有效清除病原体；Th1 细胞需通过分泌细胞因子激活巨噬细胞才能发挥其效应。

（四）调节适应性免疫应答的类型

固有免疫细胞可识别病原体的类型，从而启动不同类型的适应性免疫应答以清除病原体。例如，巨噬细胞识别某些病原体后，分泌 IL－12，诱导 Th0 向 Th1 分化，介导细胞免疫应答；NKT 细胞、肥大细胞识别某些寄生虫（如蠕虫）而激活，分泌 IL－4，诱导 Th0 向 Th2 分化，介导体液免疫应答。

第二节　适应性免疫应答

适应性免疫应答是机体受抗原刺激后，抗原特异性淋巴细胞识别抗原，发生活化、增殖、分化，进而产生生物学效应的全过程（正免疫应答）。免疫耐受（Immunological Tolerance）指机体免疫系统接触抗原后所表现的特异性免疫无应答或低应答现象（负免疫应答）。正常情况下，机体对"非己"抗原产生免疫应答，以抵御外源性抗原的侵袭；对自身成分则产生免疫耐受，以保护自身组织不被免疫损伤。

> **提　示**
>
> 适应性免疫应答的启动者是抗原，其本质是机体识别"自己"与"非己"，排除"非己"抗原，维持机体内环境稳定的保护性反应。但在某些情况下，免疫应答的结果可表现为功能障碍和组织损伤甚至引起疾病，如超敏反应性疾病、自身免疫病等。

根据参与免疫应答的细胞种类和介导免疫效应组分的不同，适应性免疫应答可分为 T 细胞介导的细胞免疫应答和 B 细胞介导的体液免疫应答。外周免疫器官或组织（淋巴结、脾脏等）是适应性免疫应答发生的主要场所，免疫细胞（主要是 APC 和 T/B 细胞）在此发生复杂的相互作用并彼此协作进行免疫应答。

适应性免疫应答的过程分为三个阶段：

（1）抗原识别阶段。T/B 细胞特异性识别抗原（T 细胞识别的抗原需经 APC 加工和呈递）。

（2）淋巴细胞活化和增殖、分化阶段。T/B 细胞活化、增殖、分化，产生效应细胞、效应分子和记忆性 T/B 细胞。

（3）效应阶段。免疫效应细胞和效应分子发挥作用。抗原被清除后，活化增殖的淋巴细胞发生凋亡，免疫系统恢复稳态。同时，抗原特异性记忆细胞形成并进入外周循环。

一、T 细胞介导的细胞免疫应答

未与特异性抗原接触的成熟 T 细胞叫作初始 T 细胞。进入外周淋巴器官的初始 T 细胞，若识别了 APC 所呈递的特异性抗原，则产生应答；反之，在血液和外周淋巴组织间进行再循环。

（一）T 细胞对抗原的识别

1. APC 对抗原的加工、处理和呈递　根据 APC 处理和呈递的抗原来源的不同，可将抗原分为外源性抗原和内源性抗原两类。外源性抗原指通过吞噬或吞饮等方式被 APC 从细胞外摄入的抗原，如胞外寄生菌等；内源性抗原指存在于 APC 及宿主细胞的细胞质中的抗原，如病毒蛋白、肿瘤抗原等。

外源性抗原和内源性抗原经不同的途径被加工呈递：

（1）外源性抗原的加工处理与呈递途径（MHC Ⅱ类分子途径）。外源性抗原进入机体后，可在感染部位被 APC 摄取，并带往局部淋巴结，也可经淋巴液引流至淋巴结或经血液转运入脾脏等外周免疫器官，被 APC 摄取。外源性抗原在 APC 的溶酶体中被加工处理成小分子多肽，与内质网中合成的 MHC Ⅱ类分子的肽结合槽结合，以抗原肽 – MHC Ⅱ类分子复合物的形式表达于 APC 表面，呈递给 CD4⁺T 细胞识别，故称此为 MHC Ⅱ类分子途径，或溶酶体途径。

（2）内源性抗原的加工处理与呈递途径（MHC Ⅰ类分子途径）。内源性抗原在胞质中经蛋白酶体加工处理成小分子多肽，与 MHC Ⅰ类分子的肽结合槽结合，以抗原肽 – MHC Ⅰ类分子复合物的形式表达于 APC 表面，被呈递给 CD8⁺T 细胞识别，故称为 MHC Ⅰ类分子途经，或胞质溶胶途径（图 6 – 2）。

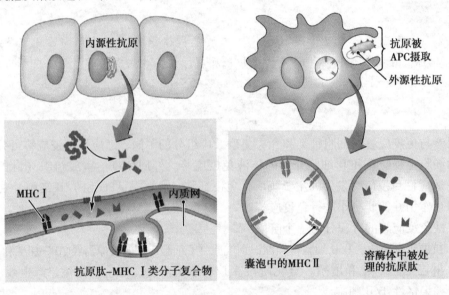
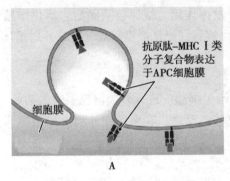
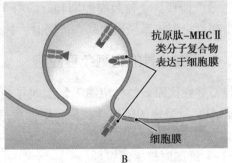

图 6 – 2　抗原的加工处理与呈递途径
A. 内源性抗原；B. 外源性抗原

2. T 细胞与 APC 间的相互作用

（1）T 细胞与 APC 非特异性可逆结合。进入淋巴结深皮质区的初始 T 细胞与集中在此处的 APC 接触时，通过表面的黏附分子（LFA-1/ICAM-1、CD2/LFA-3 等）发生短暂、可逆性的非特异性结合，利于 TCR 从 APC 表面的抗原肽-MHC 分子复合物中筛选特异性抗原肽。

（2）T 细胞与 APC 特异性稳定结合。识别了特异性抗原肽-MHC 分子复合物的 T 细胞与 APC 发生特异性结合，T 细胞表面 CD4 或 CD8 分子作为 TCR 识别抗原的共受体分别与 MHC Ⅱ 或 MHC Ⅰ 类分子的非多态区结合，增强 TCR 与抗原肽-MHC 分子复合物间的亲和力，TCR-CD3 复合体向细胞内导入的信号可通过诱导黏附分子变构进一步增强黏附分子间亲和力，使 T 细胞与 APC 发生特异性稳定结合。

（3）形成免疫突触。T 细胞与 APC 表面的膜分子通过细胞骨架运动而重新分布，在 APC 与 T 细胞间形成免疫突触。TCR-抗原肽-MHC 分子复合物共受体、共刺激分子位于突触中心，外周环形分布黏附分子（如 LFA-1/ICAM-1 等）（图6-3）。此结构有助于增强 TCR 与抗原肽-MHC 分子复合物相互作用的亲和力，从而启动 T 细胞的抗原识别和活化。

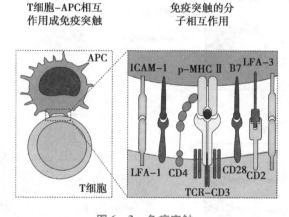

图 6-3　免疫突触

T 细胞的 TCR 识别 APC 呈递的抗原肽时，必须同时识别与抗原肽形成复合物的 MHC 分子，此即 T 细胞的双识别，称为 MHC 限制性。

提　示

CD4/CD8 MHC 限制性的记忆方法：8 法则

CD4 × MHC Ⅱ 类 = 8　　　CD8 × MHC Ⅰ 类 = 8

（二）T 细胞的活化、增殖和分化

通常情况下，体内表达某一特异性 TCR 的 T 细胞克隆数仅占总 T 细胞库的 $10^{-5} \sim 10^{-4}$。特异性 T 细胞只有被抗原激活后，通过克隆扩增而产生大量效应细胞，才能有效发挥作用。

1. T 细胞活化　T 细胞完全活化有赖于双信号和细胞因子。

（1）CD4$^+$T 细胞的活化。

① T 细胞活化的第一信号。CD4$^+$T 细胞的 TCR 特异性识别 APC 呈递的抗原肽 – MHC 分子复合物，由此产生活化的第一信号。该信号经 CD3 转导入胞内，共受体 CD4 分子与 MHC II 类分子结合，参与第一信号的启动和转导。

② T 细胞活化的第二信号。APC 和 T 细胞表面多对黏附分子，即共刺激分子的结合，如 B7/CD28、ICAM – 1/ LFA – 1、LFA – 3/CD2 等，共同为 T 细胞活化提供第二信号。T 细胞的 CD28 与 APC 表达的 B7 是最重要的一对共刺激分子，其主要作用是增强 T 细胞的 IL – 2 基因转录和稳定 IL – 2mRNA。

T 细胞识别抗原后，如果没有共刺激分子提供第二信号，则呈无能状态或者凋亡（图 6 – 4）。

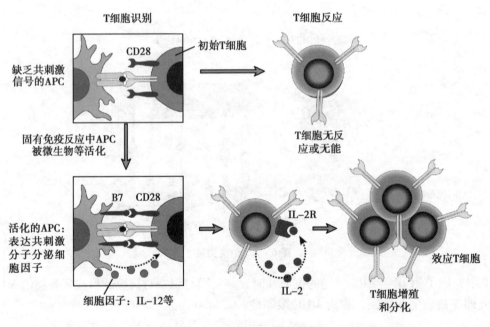

图 6 – 4　T 细胞活化的双信号

除上述双信号外，T 细胞充分活化还有赖于多种细胞因子参与。活化的 T 细胞和 APC 分泌 IL – 1、IL – 2、IL – 4、IL – 6、IL – 10、IL – 12 和 IFN – γ 等多种细胞因子，在 T 细胞活化中发挥重要作用。

T 细胞活化后可表达一种与 CD28 高度同源的 CTLA – 4 分子，CTLA – 4 也与 CD80 和 CD86 结合，而且与 B7 的亲和力比 CD28 高约 20 倍。但 CTLA – 4 与 B7 结合后转导抑制 T

细胞活化的信号，从而限制特异性 T 细胞的应答强度，避免克隆过度增殖。

（2）CD8$^+$T 细胞的活化。初始 CD8$^+$细胞的激活主要有两种方式：

① CD4$^+$Th 细胞非依赖性。当呈递内源性抗原的靶细胞本身就是专职 APC（如病毒感染的树突状细胞等）时，其表达的共刺激分子，可直接提供第二信号，使初始 CD8$^+$T 细胞活化。

② CD4$^+$Th 细胞依赖性。当靶细胞不表达或低表达 B7 等共刺激分子时，则需 CD4$^+$Th 细胞的辅助。活化 CD4$^+$Th 细胞分泌的 IFN-γ 可诱导靶细胞表达 B7 等共刺激分子；或通过分泌的 IL-2 直接使 CD8$^+$T 细胞活化、增殖和分化。

> **提 示**
>
> 　正常情况下，机体组织细胞及静止的 APC 不表达或低表达共刺激分子，故当自身反应性 T 细胞识别这些细胞表面的自身抗原肽时，因缺乏共刺激信号而不能活化，处于无能状态甚至发生凋亡，以维持自身免疫耐受，避免引起免疫病理损伤。但机体因感染或炎症诱导自身组织细胞表达共刺激分子或刺激 APC 的活化，则有可能导致自身反应性 T 细胞活化，出现自身免疫反应。

2. T 细胞的增殖　T 细胞活化后迅速进入分裂周期，在数天内 T 细胞克隆扩增 1 000 倍以上。T 细胞增殖过程有多种细胞因子参与，其中最重要的是 IL-2。激活的 T 细胞可表达大量高亲和力 IL-2R 并分泌 IL-2，经自分泌及旁分泌作用，诱导 T 细胞增殖和分化。

3. T 细胞的分化　T 细胞大量增殖后分化为效应 T 细胞，部分分化为记忆性 T 细胞。CD4$^+$T 细胞经历短暂的 Th0 阶段后，在周围环境细胞因子调控下，可分化为 Th1、Th2、Th17、Treg 等不同亚群；CD8$^+$T 细胞则多数分化为具有细胞毒作用的 CTL。记忆 T 细胞寿命长，以静息状态在体内长期存在。当再次遇到相同抗原时，记忆性 T 细胞迅速激活，产生较初次快速和增强的免疫应答。记忆细胞是预防接种及机体抵抗病原微生物再感染的细胞学基础。

> **提 示**
>
> 　用含病原体免疫原成分的疫苗进行预防接种，诱导机体产生特异性针对病原体免疫原成分的记忆细胞，当机体感染相应病原体后，该种特异性记忆细胞迅速激活，产生针对病原体的免疫效应，清除病原体，保护机体不患病。

（三）T 细胞应答的效应及其机制

在外周淋巴组织产生的效应 T 细胞进入血液循环。感染部位的血管内皮细胞被固有免疫应答产生的细胞因子激活而高表达黏附分子，效应 T 细胞在此处与内皮细胞黏附，穿越血管内皮进入感染组织发挥效应。

T 细胞介导的免疫效应有两种基本形式：一种是 CD4$^+$T 细胞介导的效应，另一种是 CD8$^+$T 细胞介导的效应。

1. CD4$^+$T 细胞介导的效应　CD4$^+$Th 细胞通过分泌的多种细胞因子发挥免疫效应。

（1）Th1 细胞的效应。

① 激活巨噬细胞。Th1 细胞与感染了胞内病原体（如分枝杆菌、原虫、真菌）的巨噬细胞所呈递的抗原肽 – MHC 分子复合物特异性结合，通过释放细胞因子 IFN – γ 等直接快速活化巨噬细胞；或通过 Th1 细胞表面 CD40L 与巨噬细胞表面 CD40 结合而诱导巨噬细胞活化，增强其杀伤病原体和抗原呈递的能力。

② 诱生并募集巨噬细胞。Th1 分泌的 IL – 3 和 GM – CSF 可促进骨髓造血干细胞分化为巨噬细胞，TNF – α/β、MCP – 1 能募集巨噬细胞至感染病灶发挥作用。

③ 放大细胞免疫效应。Th1 分泌的 IL – 2 等细胞因子能促进 Th1 细胞、CTL 等增殖，从而放大其免疫效应。此外，TNF – β 还可活化中性粒细胞，促进其杀伤病原体。

（2）Th2 细胞的效应。

① 通过分泌 IL – 4 等细胞因子辅助 B 细胞介导的体液免疫应答。

② 分泌的细胞因子可激活肥大细胞、嗜酸性粒细胞，参与超敏反应和抗寄生虫感染。

（3）Th17 细胞的效应。Th17 的主要效应为诱导中性粒细胞炎症，以清除胞外细菌和真菌。Th17 细胞主要分泌 IL – 17，刺激多种细胞产生 IL – 1、IL – 6、TNF – α、GM – CSF、趋化因子等，可募集中性粒细胞至感染部位并将其激活，清除病原体并介导炎症反应；IL – 17 还可刺激上皮细胞等分泌防御素，因此在固有免疫中发挥重要作用。Th17 细胞是参与炎症和自身免疫病的重要细胞。

2. CD8$^+$T 细胞介导的效应　CD8$^+$T 细胞是具有杀伤功能的 CTL 细胞。CTL 对靶细胞的杀伤作用具有抗原特异性，CTL 可循环往复、连续、高效地杀伤靶细胞。该杀伤过程包括以下几个步骤（图 6 – 5）：

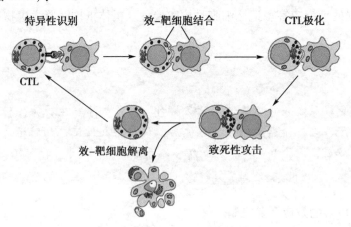

图 6 – 5　CTL 的杀伤过程

（1）效-靶细胞结合。CTL 的 TCR 特异性识别靶细胞表面的抗原肽-MHC I 类分子复合物，并在黏附分子对的高亲和力结合下，效-靶细胞紧密接触。

（2）CTL 极化。CTL-靶细胞间形成免疫突触，CTL 内骨架系统（如肌动蛋白、微管）及胞质颗粒均朝向与靶细胞结合部位分布，以保证 CTL 释放的非特异性效应分子定向作用于靶细胞。

（3）致死性攻击。CTL 主要通过以下途径导致靶细胞裂解和凋亡：

① 穿孔素/颗粒酶途径。CTL 释放胞质颗粒，其中穿孔素可插入靶细胞膜中，聚合形成穿膜孔道，导致靶细胞在数分钟内裂解死亡；颗粒酶是一类丝氨酸蛋白酶，其经穿孔素在靶细胞膜上形成的孔道进入靶细胞，通过激活凋亡相关的酶系统诱导靶细胞凋亡。

② 死亡受体途径。CTL 活化后高表达 FasL，并分泌 TNF-α、TNF-β，它们分别与靶细胞表面相应的死亡受体（Fas、TNFR）结合，转导一系列死亡信号，引起 Caspase 级联反应，导致靶细胞凋亡。

CTL 杀死靶细胞后即与其分离，并再次识别结合表达相同抗原的靶细胞。

当抗原被效应细胞清除后，活化的 T 细胞发生凋亡（见本章第三节），使免疫应答水平得以有效控制，使其恢复到静息状态。

提 示

在细胞免疫应答的效应阶段，$CD4^+T$ 细胞和 $CD8^+T$ 细胞以不同的方式产生效应。$CD4^+T$ 细胞充当"侦察员"和"指挥官"，确认感染部位后，调动增援部队（巨噬细胞和其他免疫细胞）使其杀伤病原体或病原体藏匿的细胞；$CD8^+T$ 细胞充当精锐的"实战军"，主动并精准地杀死肿瘤细胞或病原体藏匿的宿主细胞。

（四）细胞免疫应答的生物学意义

（1）抗感染。Th1 和 CTL 主要针对细胞内寄生的病原体，如病毒、某些胞内细菌等，以及真菌、寄生虫等；Th2 和 Th17 主要针对寄生虫和胞外菌、真菌的感染。

（2）抗肿瘤。CTL 特异性杀伤瘤细胞，Th 细胞激活巨噬细胞及 NK 细胞发挥杀瘤效应，产生的细胞因子直接或间接杀瘤等。

（3）免疫损伤作用。迟发型超敏反应、移植排斥反应、某些自身免疫病等的发生和发展，均主要由细胞免疫应答介导。

二、B 细胞介导的体液免疫应答

外周淋巴组织中的初始 B 细胞识别抗原后，进一步活化、增殖、分化为浆细胞，并由其分泌的抗体发挥特异性免疫效应。抗体主要存在于体液中，故将此类应答称为体液免疫应答。B 细胞对 TD 抗原和 TI 抗原的应答机制、应答过程及其产生抗体的性质等均不相同。

（一）B 细胞对 TI 抗原的应答

TI 抗原能直接使初始 B 细胞活化并产生抗体。根据 TI 抗原结构和激活 B 细胞方式的不同，可将其分为 TI-1 和 TI-2 两种抗原。

1. B 细胞对 TI-1 抗原的应答　TI-1 抗原被称为 B 细胞丝裂原。高剂量 TI-1 抗原（如脂多糖）的表位和丝裂原结构分别与 B 细胞表面的抗原受体和丝裂原受体结合，通过丝裂原的作用，使 B 细胞多克隆活化，产生低亲和力 IgM 类抗体。低剂量 TI-1 抗原只能激活表达特异性 BCR 的 B 细胞，产生特异性的低亲和力 IgM 类抗体。

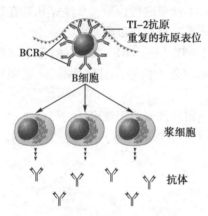

图 6-6　B 细胞对 TI-2 抗原的应答

2. B 细胞对 TI-2 抗原的应答　TI-2 抗原的结构特点是其表位重复显现并呈线性排列，如细菌荚膜多糖、多聚鞭毛蛋白等。此类抗原与 BCR 亲和力强，且在体内不易降解，可持久存在，使特异性 B 细胞的 BCR 广泛交联而引起 B 细胞活化，产生特异性抗体（图 6-6）。

B 细胞对 TI 抗原的应答不需 Th 细胞辅助，故不能诱导抗体类别转换、抗体亲和力成熟及记忆性 B 细胞形成，所以产生的抗体主要为低亲和力 IgM，也不能引起再次应答。这是因为应答发生迅速，机体在感染初期，即依赖 T 细胞的免疫应答发生之前就能产生特异性抗体，发挥抗感染作用。

（二）B 细胞对 TD 抗原的应答

B 细胞对 TD 抗原的应答需要 Th 细胞的辅助。B 细胞对 TD 抗原的应答如图 6-7 所示。

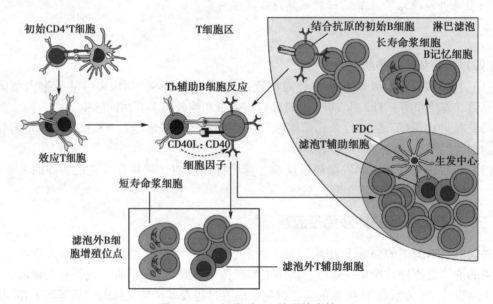

图 6-7　B 细胞对 TD 抗原的应答

1. B 细胞对 TD 抗原的识别　BCR 能直接识别天然抗原表面的抗原表位，而无须 APC 对其加工和呈递。B 细胞特异性识别抗原，通过内化作用将抗原摄入并加工处理形成抗原肽 – MHC Ⅱ 类分子复合物，向抗原特异性 Th 细胞呈递，由此获得 Th 细胞的辅助。

2. B 细胞的活化、增殖和分化

（1）B 细胞的活化。B 细胞活化同样需要双信号，其充分活化和增殖也需要细胞因子参与。

① B 细胞活化的第一信号。由 BCR 结合特异性抗原表位产生，并由 Igα/Igβ 传入 B 细胞内。BCR 共受体复合物（CD21/CD19/CD81）使 B 细胞对抗原刺激的敏感性明显增强。

② B 细胞活化的第二信号。初始 Th 细胞特异性识别树突状细胞呈递的抗原肽 – MHC Ⅱ 类分子复合物而被激活，并增殖和分化为效应 Th 细胞。效应 Th 细胞识别并结合 B 细胞呈递的抗原肽 – MHC Ⅱ 类分子复合物后，表达的 CD40L 与 B 细胞表面的 CD40 结合，产生最强的共刺激信号。

除上述双信号外，此阶段还必须有 Th 细胞提供的多种细胞因子参与，B 细胞才能活化。

提 示

B 细胞对 TD 抗原的应答需依赖 T 细胞提供活化的共刺激信号，所以 T 细胞缺陷时，不仅机体的细胞免疫功能低下，且体液免疫功能亦受影响。

（2）B 细胞的增殖与分化。活化的 B 细胞可表达多种细胞因子受体，在 Th 细胞分泌的相应细胞因子的作用下增殖与分化。其中 IL – 4、IL – 5 和 IL – 21 可促进 B 细胞增殖；IL – 2、IL – 4、IL – 21 等可促进 B 细胞分化为浆细胞。

B 细胞活化和增殖后，循两条途径分化：

① 迁移至淋巴组织的髓质，增殖、分化为短寿命浆细胞（多在 2 周内凋亡），其分泌的 IgM 抗体发挥即刻防御作用。

② 迁移至附近的初级淋巴滤泡，迅速增殖形成生发中心（次级淋巴滤泡）。活化的 B 细胞在生发中心经历一系列复杂的过程，最终分化为分泌各类高亲和力抗体的长寿命浆细胞及记忆性 B 细胞。浆细胞迁移至骨髓，可高效率、长时间、持续性分泌高亲和力抗体；记忆性 B 细胞多数进入淋巴细胞再循环，介导再次体液免疫应答。

3. 体液免疫应答的效应　抗体是体液免疫应答的效应分子，抗体识别结合抗原后，通过中和作用、调理作用、激活补体、阻抑黏附、ADCC 等作用清除抗原。

三、免疫应答抗体产生的一般规律

机体对初次和再次进入的 TD 抗原，分别产生初次免疫应答和再次免疫应答。由于初次应答后记忆性 B 细胞和 T 细胞存在于体内，当相同抗原再次进入时，记忆性淋巴细胞可产生迅速、高效的特异性应答。因而初次应答和再次应答时，抗体的产生各有不同的规律（图 6–8）。

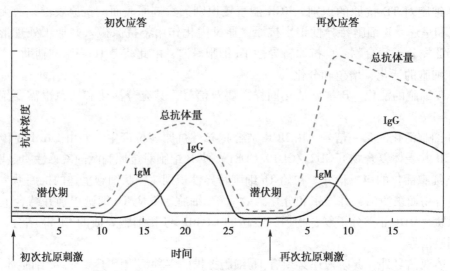

图 6－8　初次和再次体液免疫应答的抗体产生规律

1. 初次免疫应答　抗体产生过程可分为四个期，各期长短与抗原的性质、剂量、进入途径及机体状态等有关。

（1）潜伏期：从抗原进入机体始至血清中出现特异性抗体止，为 1～2 周。

（2）对数期：抗体滴度呈指数增长。

（3）平台期：抗体滴度相对稳定。

（4）下降期：体内抗体被降解或与抗原结合而被清除，抗体水平逐渐下降。

初次免疫应答产生的抗体主要是 IgM 类，IgG 出现迟于 IgM；而且抗体滴度低、维持时间短、亲和力低。

2. 再次免疫应答　抗体产生的特点如下：

（1）潜伏期明显缩短。

（2）对数期抗体滴度更快增长，迅速到达平台期。

（3）平台期抗体水平比初次应答高数倍至数十倍，且持续时间长。

（4）下降期平缓，抗体持续存在。再次免疫应答的抗体类别主要是 IgG，其滴度、维持时间、亲和力均显著高于初次应答。

初次免疫应答与再次免疫应答的比较如表 6－2 所示。

表 6－2　初次免疫应答与再次免疫应答的比较

项　　　目	初 次 应 答	再 次 应 答
抗原刺激剂量	较多	较少
潜伏期	长（5～10 天）	短（2～5 天）
维持时间	短（几天至几周）	长（几个月至几年）
免疫效应	较弱	强大
Ig 类别	IgM 为主	IgG 为主，IgA、IgE

> **提 示**
>
> 　　细胞免疫应答具有同样的初次免疫应答和再次免疫应答规律。免疫应答这一规律在医学实践中得到广泛应用。例如，某些疫苗在初次免疫一段时间后，进行再次免疫，其目的就是刺激机体产生再次免疫应答，获得对某种传染病的更强、更持久的免疫力。

第三节　免疫耐受和免疫调节

一、免疫耐受

免疫耐受指机体免疫系统接触抗原后所表现的特异性免疫无应答或低应答现象（负免疫应答）。诱导免疫耐受的抗原称为耐受原。免疫系统具有区分"自己"和"非己"的能力，对"非己"物质发生正免疫应答加以清除；对自身物质处于无反应状态，即自身免疫耐受。若自身免疫耐受状态被打破，则发生自身免疫反应甚至自身免疫病。在某些条件下，"非己"物质进入机体不引起正免疫应答，而是导致负免疫应答，使机体对该种异物处于无反应状态，即免疫耐受。如空气中的花粉可经呼吸道进入机体，大多数个体对这类抗原处于免疫耐受状态。一旦耐受被打破，机体就会对花粉抗原产生正免疫应答而出现超敏反应甚至过敏性疾病。

免疫耐受的发生机制复杂，根据部位发生的不同，免疫耐受可分为中枢耐受和外周耐受。中枢耐受是指胚胎期及出生后未成熟 T/B 细胞在中枢免疫器官（骨髓和胸腺）内发育过程中，遭遇自身抗原刺激后所引起的免疫耐受。外周耐受是指外周 T/B 细胞遭遇抗原刺激后，由于克隆失活或功能被抑制而形成的免疫耐受。二者发生的诱因及形成机制有所不同。

（一）影响免疫耐受形成的因素

免疫耐受的形成需要一定的条件，是机体免疫系统和抗原相互作用的结果，所以取决于机体和抗原两方面因素。

1. 机体因素

（1）免疫系统发育的程度。一般情况下，在免疫系统发育不成熟时（胚胎期和新生期）接受抗原刺激易形成免疫耐受，而在免疫系统成熟时接受抗原刺激则易诱导免疫应答。1945年，欧文（Owen）观察到血型不同的异卵双生小牛，由于胎盘血管相互融合，血液自由交流。出生后两头小牛体内同时存在着两种不同血型抗原的红细胞，且彼此皮肤移植也不排斥，但不能接受无关小牛的皮肤移植。这种现象表明动物在胚胎期接触同种异体抗原可诱导免疫耐受。

（2）机体免疫功能状况。机体免疫功能被抑制时，接受抗原刺激容易诱导免疫耐受。

动物研究发现，移植同种异体组织器官的同时或预先注射免疫抑制剂（如环磷酰胺等），即使在移植后不再用免疫抑制剂，移植物的存活期也显著延长，这表明建立了一定程度的免疫耐受。

2. 抗原因素

（1）抗原的性质。一般而言，小分子、可溶性、非聚合单体物质以及与机体遗传背景接近的抗原，易诱导免疫耐受。例如，多聚鞭毛素（分子质量为 104 kDa）、单体鞭毛素（分子质量为 40 kDa）及由单体鞭毛素提取的成分 A（分子质量为 18 kDa）的耐受原性依次递增，而免疫原性依次递减。

（2）抗原剂量。抗原的剂量过高或过低均易诱导免疫耐受。1964 年米奇森（Mitchison）发现用不同剂量的牛血清白蛋白（Bovine Albumin，BSA）免疫小鼠，高剂量（10^{-5} mol/L）和低剂量（10^{-8} mol/L）均不诱导抗体产生，诱导了免疫耐受；只有中剂量（10^{-7} mol/L）才诱导高水平抗体产生。

（3）抗原进入途径。一般而言，经静脉注入抗原易诱导免疫耐受，腹腔次之，皮下和肌肉最难。经黏膜表面给予抗原（如口服抗原）可刺激产生 sIgA，引起局部黏膜免疫，但易诱导全身免疫耐受。

提 示

小鼠实验性变态反应性脑脊髓炎（Experimentally Allergic Encephalomyelitis，EAE）模型，是由 Th1 细胞和 CTL 细胞介导的对髓鞘碱性蛋白（Myelin Basic Protein，MBP）的细胞免疫应答，致使靶细胞损伤。而口服 MBP 则能缓解 EAE。这表明在某些情况下，口服抗原可以逆转免疫应答的类型，诱导免疫耐受。口服自身抗原诱导免疫耐受，可用于自身免疫病的预防和治疗，目前正在进行临床实验研究。

（二）免疫耐受与临床医学

免疫系统对"自己"和"非己"的有效识别是其发挥正常功能的核心，建立对"自己"的免疫耐受和对"非己"的免疫应答对维持机体免疫稳定和正常生理功能至关重要。

1. 诱导免疫耐受

（1）诱导对移植组织器官抗原的免疫耐受，抑制移植排斥反应。为防止移植排斥，常用手段是大量使用免疫抑制剂，但这会造成机体免疫功能的降低。防治移植排斥最理想的方法是诱导受者对移植物的免疫耐受。

（2）重建自身抗原的免疫耐受，治疗自身免疫性疾病。正常情况下，机体免疫系统对自身抗原耐受，维持自身内环境稳定；当自身耐受被打破时，发生自身免疫病。所以重建机体对自身抗原的生理性耐受，是治疗自身免疫病的理想策略。

（3）诱导对变应原的免疫耐受，预防超敏反应发生。有研究表明，通过婴幼儿期逐步持续接触少量过敏原食物，易建立口服耐受，预防超敏反应性疾病的发生。

2. 打破免疫耐受

（1）打破患者对自身肿瘤的免疫耐受，激活自身抗瘤免疫。肿瘤患者普遍存在着对自身肿瘤免疫反应低下或阙如（免疫耐受）的情况。如果打破这种耐受，就可激活自身抗瘤免疫。近年来，受到广泛关注的肿瘤生物疗法，应用肿瘤疫苗，激活肿瘤患者的抗肿瘤效应，辅助肿瘤治疗，取得了显著的成果。

（2）打破机体对某些病原微生物的免疫耐受，解除病原携带状态。在某种情况下，机体对某些病原微生物产生免疫耐受，导致机体长期携带病原，疾病迁延不愈。打破这种免疫耐受，可使免疫系统有效进行免疫防御，清除病原体。

> **提 示**
>
> 某些疾病的治疗需诱导免疫耐受，而另外一些疾病的治疗需打破免疫耐受。

二、免疫调节

免疫应答是一个非常复杂的生物学反应过程，适宜强度和时限的免疫应答维持机体内环境稳定，产生生理作用；过度的免疫应答可导致内环境稳定的失衡，产生病理作用。正常的免疫系统有感知自身应答的强度并进行调节的能力，通过感知免疫应答中免疫分子、免疫细胞克隆等的变化而进行反馈性调节，使之形成有利于机体稳态的适度应答。免疫调节是由多系统、多细胞和多分子参与的极为复杂的免疫生物学过程，贯穿于免疫应答过程的始终。免疫调节包括正、负调节，其中负调节机制发挥主导作用，以维持自身耐受和适度的免疫应答。阐明免疫调节机制可为采用免疫干预手段防治疾病提供依据。

（一）免疫分子的调节

1. 抗原对免疫应答的调节　免疫应答的强度和维持时间取决于抗原的持续存在，抗原在体内分解、中和及消失，则免疫应答终止。抗原的性质、剂量及进入机体的途径直接影响免疫应答的类型、强度和维持时间。例如：过高或过低剂量抗原刺激，易诱导免疫耐受；而中剂量的抗原刺激，则易诱发免疫应答。

2. 抗体和补体对免疫应答的调节　抗体对特异性免疫应答具有负反馈调节功能。当体内抗体达到一定量时，可减弱抗原对 B 细胞的激活，阻止 B 细胞的进一步活化和分化。

补体成分通过与细胞表面的补体受体结合而调节免疫应答。如由 C3d - CD21 - CD19 启动 B 细胞活化的辅助性途径，可明显提高抗原对 B 细胞激活的阈值，抗原浓度可为原来的 $1/100 \sim 1/10$。

3. 细胞因子的调节　细胞因子具有极为广泛的生物学作用，包括调节免疫细胞分化、发育、活化与效应。细胞因子在体内形成复杂的网络，精细、有效地调控免疫应答。

（二）免疫细胞的调节

1. 免疫细胞直接参与的免疫调节作用

（1）Treg 细胞的调节作用。Treg 细胞为具有负调节功能的 T 细胞亚群，可通过直接接触和分泌细胞因子而抑制效应 T 细胞活化、增殖及 APC 的功能，从而在维持免疫自稳中发挥重要作用。

（2）Th1/Th2 细胞的调节作用。Th1 和 Th2 互为抑制细胞，分别参与细胞免疫应答和体液免疫应答。Th1/Th2 细胞平衡是维持机体稳态的重要机制，任一亚群的比例过高或活性过强，均导致特定免疫应答及其效应呈优势，此为免疫偏离，可能导致机体免疫失衡和某些疾病发生。

（3）活化诱导的细胞死亡（Activationinduced Cell Death，AICD）调节 T 细胞活化。活化的 T 细胞表面高表达 FasL，能使表达 Fas 的自身或邻近的已发生克隆增殖的 T/B 细胞凋亡，称为活化诱导的细胞死亡。这一反馈机制可有效控制特异性 T/B 细胞克隆的扩增水平并清除自身反应性淋巴细胞，在应答晚期及时终止免疫应答。

2. 免疫细胞表面受体的反馈调节　多种免疫细胞（T 细胞、B 细胞、NK 细胞、肥大细胞等）表面均表达激活性受体和抑制性受体，分别启动活化信号和抑制信号，激活或抑制相应免疫细胞的活性。以 T 细胞为例：CD28 和 CTLA－4（CD152）分别是 T 细胞的激活性受体和抑制性受体，作用截然相反，配体均是 APC 表面的 B7 分子。未活化 T 细胞的 TCR 与抗原肽－MHC 分子复合物结合产生第一信号；T 细胞先期表达的 CD28 与 B7 结合产生第二信号，使 T 细胞活化。T 细胞活化后表达 CTLA－4，CTLA－4 与 CD28 竞争结合 B7，启动抑制信号，使激活的 T 细胞停止增殖，对 T 细胞应答产生负反馈调节（图 6－9）。

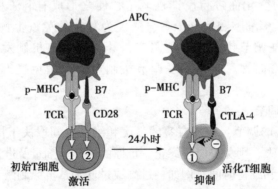

图 6－9　CD28 和 CTLA－4 对 T 细胞活化的调节

（三）神经－内分泌－免疫网络的调节

机体是一个有机的整体，免疫系统行使功能时，必然受到其他系统的影响和调节，其中神经和内分泌系统的调节作用最为重要。神经递质、内分泌激素与免疫细胞产生的细胞因子作为信息分子在神经－内分泌－免疫系统之间构成了调节性网络，在整体水平进行免疫应答的调节（图 6－10）。

1. 神经内分泌系统对免疫系统的调节　免疫细胞带有能接受各种激素信号的受体，其

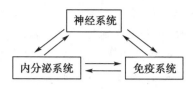

图 6-10 神经-内分泌-免疫网络

中皮质类固醇和雄激素等内分泌因子下调免疫反应（如应激性刺激可导致糖皮质激素增高，引起免疫功能降低）；而雌激素、生长激素、甲状腺素、胰岛素等增强免疫应答。

2. 免疫系统对神经内分泌系统的调节　免疫细胞产生的细胞因子可与神经内分泌系统组织细胞表达的相应受体结合，调节神经内分泌系统。如 IL-2 可抑制乙酰胆碱的释放，TNF-α 促进星形胶质细胞表达脑啡肽，多种细胞因子可上调或下调激素合成。

免疫调节是极为复杂的生物学过程，有多种机制参与。除以上所述外，还有独特型-抗独特型网络调节、免疫应答的遗传调控等重要机制。

本章小结

免疫应答包括固有免疫应答和适应性免疫应答，二者相辅相成，共同完成机体的各种免疫功能。

固有免疫系统由组织屏障、固有免疫分子、固有免疫细胞组成，固有免疫细胞通过模式识别受体识别病原体相关分子模式或损伤相关分子模式后快速产生效应。固有免疫应答过程分瞬时固有免疫应答、早期固有免疫应答和适应性免疫应答的诱导三个时相，在感染早期起作用，并参与适应性免疫的启动、效应和调节适应性免疫的强度和类型。

适应性免疫应答分为 T 细胞介导的细胞免疫应答和 B 细胞介导的体液免疫应答，基本过程分抗原识别，淋巴细胞活化、增殖和分化及效应三个阶段。T 细胞以 TCR 识别由抗原呈递细胞呈递的抗原后活化增殖分化为效应 T 细胞（Th、CTL）而产生效应；B 细胞对 TD 抗原的应答需 Th 细胞辅助，活化增殖分化为浆细胞并分泌抗体而产生效应。初次免疫应答和再次免疫应答有不同特点。

免疫耐受是机体免疫系统对特定抗原的不应答。机体因素和抗原因素影响免疫耐受的形成。机体对自身抗原耐受，若此耐受被打破，导致自身免疫病。在临床上，某些疾病的治疗需建立免疫耐受，另一些疾病的治疗需打破免疫耐受。

免疫调节是由多系统、多细胞和多分子参与的极为复杂的免疫生物学过程，贯穿于免疫应答过程的始终，以维持自身耐受和适度的免疫应答。

学习活动 6-1

案例与分析

案例1：汪某，46岁，22年吸烟史，经常咳嗽。最近咳嗽比以前严重，且伴有咽喉刺痒、头痛、乏力。因为不发热，他没去医院。但严重的咳嗽使他夜不能寐，遂去医院就医。由于干咳不发热，医生怀疑是病毒感染，常规痰培养未见致病菌，未予抗生素治疗。回家1周后，他咳嗽不止，伴呼吸困难、胸痛，遂又去医院。经相关检查，诊断为支原体肺炎，经阿奇霉素治疗后痊愈。许多人感染肺炎支原体不发病或发病而自愈，但吸烟者感染后发病比不吸烟者重，且恢复所需时间长。这次得病的经历促使汪某下决心戒烟。

问题：

1. 机体抵御微生物侵袭的第一道防线是什么？

2. 为何吸烟者更易发生呼吸道感染？

案例2： 天花是一种由天花病毒所引起的烈性传染病。正常人一旦接触患者，几乎无不遭受感染。即使侥幸不死，也会终生毁容。1979年世界卫生组织宣布天花在全球绝迹，这完全归功于免疫预防。早在16世纪我国就有了关于人痘接种的医书记载，将天花患者康复后的皮肤痂皮磨碎成粉，吹入未患病儿童的鼻腔可预防天花。人痘预防天花有一定危险性，但为牛痘苗的发明提供了基础。18世纪后叶，英国医生爱德华·詹纳（Edward Jenner）观察到挤奶女工接触患有牛痘的牛后手臂上长出类似牛痘的疱疹，得过牛痘的女工不会得天花。他意识到给人接种牛痘可能会预防天花，于是给一名8岁男孩接种了来自挤奶女工皮肤牛痘疱疹的浆液，2个月后给这名男孩接种了来自正患天花的患者的痘液。实验成功了，男

案例与分析
参考答案

孩未得天花。此后牛痘苗接种逐渐在全球推广，为人类消灭天花做出了巨大贡献。

问题：

1. 人痘和牛痘接种预防天花是固有免疫还是适应性免疫起作用？接种疫苗后的人接触了天花病毒，免疫系统如何抗感染？

2. 牛痘苗由牛痘病毒制成，为何可预防天花病毒引起的天花？

学习活动 6-2

自测练习

一、单项选择题（请扫二维码进行在线测试）

在线自测

二、问答题

1. 比较固有免疫和适应性免疫。

2. 艾滋病患者严重缺乏 CD4$^+$T 细胞，对其细胞免疫和体液免疫各有何影响?

3. 体液免疫的初次免疫应答和再次免疫应答有何特点?

4. 简述 CTL 细胞的效应。

（郝　钰）

第七章

临床免疫

学习目标

掌握：

　　超敏反应的概念；四种类型超敏反应的发病机制及主要相关疾病；人工主动免疫和人工被动免疫的概念。

熟悉：

　　速发型超敏反应的防治原则；自身免疫病的概念及临床特点；人工主动免疫的主要方

法；抗原抗体的检测方法。

了解：

　　自身免疫病的种类、发病机制及治疗原则；免疫治疗的主要方法；免疫细胞功能和细胞因子的检测。

本章知识结构导图

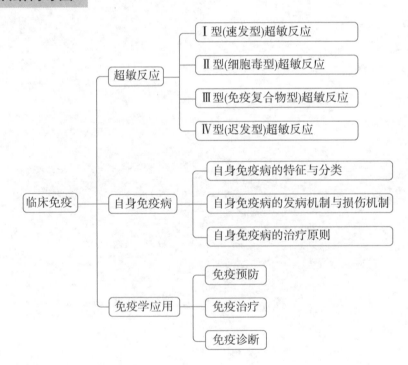

第一节 超敏反应

超敏反应（Hypersensitivity），又称变态反应，是免疫系统针对抗原的免疫反应扩大化或不恰当导致机体伤害的病理性免疫反应。这些抗原多为无害的外来物，首次进入人体时，刺激免疫应答产生相应的抗体或效应淋巴细胞；此时机体处于致敏状态，如果相同的抗原再次进入人体，就可能发生超敏反应。超敏反应可表现为组织细胞损伤，但有时仅出现生理功能紊乱。根据发生机制及临床特点，将超敏反应分为四种类型：Ⅰ型（速发型）、Ⅱ型（细胞毒型）、Ⅲ型（免疫复合物型）、Ⅳ型（迟发型）。

一、Ⅰ型超敏反应

Ⅰ型超敏反应又称过敏反应，是一种针对过敏诱导抗原（过敏原，也称为变应原）的快速免疫应答。其特点是：① 发作快，消退亦快；② 常引起机体生理功能紊乱，较少出现严重的组织细胞损伤；③ 有明显的个体差异和遗传倾向。患者对某些抗原易产生 IgE 抗体，称其为特应性个体或过敏性体质。

（一）Ⅰ型超敏反应的发生机制

Ⅰ型超敏反应是再次接触变应原（Allergen）的结果，其发病过程可分为致敏、激发、效应三个阶段（图 7 - 1）。

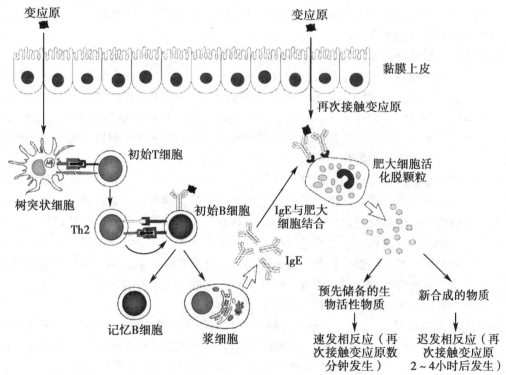

图 7 - 1　Ⅰ型超敏反应发生的机制

1. 致敏阶段　变应原进入机体，刺激免疫系统产生特异性 IgE，IgE 与效应细胞结合。

变应原：主要有以下几类：① 吸入性变应原，如花粉、真菌孢子和菌丝、螨类、动物皮毛、昆虫排泄物等；② 食入性变应原，如牛奶、鸡蛋、海产品、坚果及食品中某些添加剂等；③ 药物，如青霉素、磺胺等，可在体内与某些蛋白质结合而成为完全抗原。空气中的污染物如 NO、SO 等能作为佐剂促进过敏反应的发生。

IgE 抗体的产生：变应原进入机体，经抗原呈递活化 T 细胞（主要为 Th2），T 细胞辅助 B 细胞分化为产生 IgE 类抗体的浆细胞。呼吸道及消化道等处黏膜固有层淋巴组织中的浆细胞是 IgE 的主要合成者，这些部位是变应原易于侵入引发超敏反应的部位。正常人血清中 IgE 水平极低，而过敏症患者血清 IgE 可高于正常人 1 000 ~ 10 000 倍。

IgE 与效应细胞表面 FcεR I 结合：IgE 可高亲和力结合肥大细胞或嗜碱性粒细胞表面 IgE Fc 受体（FcεR I），使机体处于致敏状态。表面结合 IgE 的肥大细胞或嗜碱性粒细胞称为致敏靶细胞，IgE 可在细胞表面停留数月至数年，当这些 IgE 消失，则过敏性随之消退。

2. 激发阶段　变应原与效应细胞表面 IgE 结合导致细胞活化。

相同变应原再次进入致敏机体，与结合在肥大细胞或嗜碱性粒细胞表面的两个或以上的 IgE 分子交叉结合，FcεR I 构型随之改变，从而激活细胞。肥大细胞或嗜碱性粒细胞活化后，诱导这些细胞脱颗粒，这些细胞胞质中均含有生物活性很强的嗜碱性颗粒。细胞的活化进一步促进新的生物活性介质及细胞因子的合成与释放。这些生物活性介质是导致 I 型超敏反应过敏效应的主要物质。

3. 效应阶段　此阶段是活化的肥大细胞、嗜碱性粒细胞及其他细胞释放的生物活性介质介导的生物学效应的阶段。

根据 I 型超敏反应的发生速度，效应阶段可分为两个时相：① 速发相。在机体再次接受相同抗原后数秒至数分钟内发作，持续 30 ~ 60 分钟，主要由颗粒内预先储备的生物活性物质引起。② 迟发相。一般在再次接受抗原刺激后 2 ~ 8 小时内发作，持续 1 ~ 2 天或更长，主要由细胞内新合成的物质介导。其特点是局部出现以嗜酸性粒细胞为主的炎性细胞浸润，同时还有中性粒细胞、嗜碱性粒细胞和淋巴细胞等。活化的此类细胞释放多种生物活性物质和酶，导致炎症反应和组织损伤。因此，又称为 I 型超敏反应性炎症。

预存于肥大细胞和嗜碱性粒细胞颗粒内的介质主要有组胺、激肽原酶、嗜酸性粒细胞趋化因子等。组胺的主要作用是：使小静脉和毛细血管扩张，通透性增强；刺激支气管、胃肠道等处平滑肌收缩；促进黏膜腺体分泌增加。激肽原酶，可作用于血浆中激肽原使之生成具有生物活性的激肽 – 缓激肽，后者在急性反应中起重要作用。其主要作用是：刺激平滑肌收缩，使支气管痉挛；使毛细血管扩张，通透性增强；吸引嗜酸性粒细胞、中性粒细胞等向局部趋化；刺激痛觉神经纤维，引起疼痛。嗜酸性粒细胞趋化因子存在于嗜碱性粒细胞、肥大细胞颗粒内，释放出来后对嗜酸性粒细胞具有趋化作用。

新合成的介质包括白三烯（Leukotriene, LT）、前列腺素、血小板活化因子（Platelet Activating Factor, PAF）。白三烯是花生四烯酸经脂氧合酶途径形成的介质，是引起晚期反应的主要介质，其主要作用是使支气管平滑肌强烈而持久地收缩，也可使毛细血管扩张、通透性增强和促进黏膜腺体分泌增加。前列腺素是花生四烯酸经环氧合酶途径形成的产物。前列腺素类型多达十几种，其中与Ⅰ型超敏反应有关的主要为 PGE2、PGH2、PGI2、PGD2 和 PGF2。其中 PGE2 能刺激支气管平滑肌扩张，使血管扩张和通透性增加，而 PGF2 使支气管平滑肌收缩。血小板活化因子是羟基化磷脂在磷脂酶 A2 和转移酶作用后形成的产物，主要参与晚期反应，可凝聚和活化血小板使之释放组胺、5-羟色胺等血管活性胺类物质，增强Ⅰ型超敏反应。

嗜酸性粒细胞也是参与Ⅰ型超敏反应的重要效应细胞。肥大细胞释放的细胞因子将其募集至炎症局部，诱导其脱颗粒，释放与肥大细胞和嗜碱性粒细胞类似的生物活性介质；此外，嗜酸性粒细胞能吞噬肥大细胞释放的颗粒，并能释放组胺酶、芳香硫酸酯酶等，灭活组胺、白三烯等生物活性介质，发挥负反馈调节作用。

> **提 示**
>
> Ⅰ型超敏反应的发生与遗传因素密切相关，已发现多个与过敏发病相关的候选易感基因。近年来，环境因素与过敏性疾病发生的关系受到高度关注，有研究者提出了"卫生假说"。该学说认为，卫生条件的改善和医疗措施的应用使人们暴露于各种病原体的机会减少，造成免疫系统功能失调，如 Th1/Th2 失衡、Treg 细胞分化不足等，导致易发生过敏性疾病。

（二）临床常见疾病

1. 过敏性休克

（1）药物过敏性休克。以青霉素引发最为常见，此外头孢菌素、链霉素、普鲁卡因等也可引起。青霉素相对分子质量小，本身无免疫原性，但其降解产物青霉噻唑醛酸或青霉烯酸，与体内组织蛋白共价结合后，可刺激机体产生特异性 IgE 而致敏。再次应用相同药物即可发生过敏性休克。青霉素制剂在弱碱性溶液中易形成青霉烯酸，因此使用青霉素时应临用前配制，放置 2 小时后不宜使用。临床发现少数人在初次注射青霉素时也可发生过敏性休克，这可能与其曾经使用过被青霉素污染的注射器等医疗器械，或吸入空气中青霉菌孢子而使机体处于致敏状态有关。

（2）血清过敏性休克。临床上在用破伤风抗毒素和白喉抗毒素等动物免疫血清进行治疗或紧急预防时，部分患者可能出现过敏性休克。近年来，由于纯化免疫血清的应用，血清过敏性休克的发生已大为减少。

2. 呼吸道过敏反应　呼吸道过敏反应常因吸入花粉、尘螨、真菌和毛屑等变应原或呼吸道病原微生物感染引起。临床常见过敏性鼻炎和支气管哮喘。支气管哮喘多为吸入或食入变应原后发生的支气管平滑肌痉挛、黏液分泌增多、气道变应性炎症。支气管哮喘的急性发作属速发相反应，急性发作 48 小时后进入迟发相反应阶段，出现典型的以嗜酸性粒细胞和中性粒细胞浸润为主的气道炎症特征。过敏性鼻炎由于鼻黏膜水肿、腺体分泌增加而出现流涕、喷嚏等临床症状。

3. 胃肠道过敏反应　少数人可由食入性变应原诱发胃肠道过敏症，出现恶心、呕吐、腹痛和腹泻等症状。由于胃肠道 sIgA 减少、局部黏膜防御功能下降及肠道蛋白水解酶缺乏，食入的异种蛋白不能完全被分解而通过损伤的黏膜进入机体引起致敏，从而发生胃肠道局部过敏反应。

提 示

母乳喂养的婴儿不容易对食物过敏。主要原因有：① 不会遇到牛奶中潜在的过敏原；② 母乳中的某些成分能够修复新生儿不成熟的肠内膜以抵挡变应原的入侵。牛奶喂养则使婴儿过早接触牛奶中的外源蛋白，而使他们的肠内膜在其一生中都有较高的抗原通透性。

4. 皮肤过敏反应　皮肤过敏反应主要包括荨麻疹、特应性皮炎（湿疹）和血管神经性水肿。这些皮肤过敏反应可由药物、食物、肠道寄生虫或冷热刺激等引起。

（三）防治原则

1. 查明变应原，避免与之接触　通过询问过敏史或借助皮肤试验检出过敏原。皮肤试验（以下简称皮试）阳性者避免再接触，对必须使用者可行脱敏疗法。皮肤试验通常是将容易引起过敏反应的药物、生物制品或其他可疑变应原稀释后（青霉素 25 U/mL、抗毒素血清 1∶100、尘螨 1∶100 000、花粉 1∶10 000），取 0.1 mL 在受试者前臂内侧做皮内注射，15 ~ 20 分钟后观察结果。局部皮肤出现红晕、风团直径 >1 cm 者，为皮试阳性。

提 示

60% ~ 90% 的猫过敏反应都是由一种称为 Fel d1 的蛋白引起的，这种蛋白能使猫的皮肤光滑。如果敲除这些蛋白质的基因，能够消除大量的猫过敏反应。对狗的过敏反应难以利用这种方式消除，因为对狗的过敏症是由多种抗原引起的。

2. 脱敏疗法

（1）异种免疫血清脱敏疗法。对皮试阳性又需注射免疫血清者，可采用小剂量、短间隔（20 ~ 30 分钟）多次注射的方法。其原理可能是：少量变应原仅引起少量致敏靶细胞释放微量生物活性介质，不足以引起明显临床症状；短时间内多次注射使致敏靶细胞分批脱敏，从而消除机体致敏状态，再注射大量免疫血清时则不发生过敏反应。此种脱敏是暂时的，经一定时间后，机体又可重新致敏。

（2）特异性变应原脱敏疗法。对某些已查明但难以避免接触的变应原，可应用低剂量、长间隔、多次皮下注射进行脱敏。其原理可能是诱生 IgG 类循环抗体，降低 IgE 抗体水平；IgG 抗体与致敏靶细胞上 IgE 竞争性结合变应原，作为封闭性抗体阻断变应原与 IgE 结合。

3. 药物防治

（1）抑制活性介质合成与释放。阿司匹林为环氧合酶抑制剂，可抑制前列腺素等介质生成。色甘酸钠可稳定细胞膜，阻止致敏靶细胞脱颗粒。肾上腺素、异丙肾上腺素和前列腺素 E 可通过激活腺苷酸环化酶促进胞内环磷酸腺苷（Cyclic Adenosine Monophosphate，cAMP）合成，甲基黄嘌呤和氨茶碱则可通过抑制磷酸二酯酶阻止 cAMP 分解，使 cAMP 浓度升高；两者均可抑制靶细胞脱颗粒、释放生物活性介质。

（2）拮抗活性介质作用。苯海拉明、氯苯那敏、异丙嗪等可通过与组胺竞争结合效应器官细胞膜上组胺受体而发挥抗组胺作用；阿司匹林可拮抗缓激肽作用。多根皮苷酊磷酸盐则对白三烯具有拮抗作用。

（3）改善效应器官反应性。肾上腺素可解除支气管痉挛，还可使外周毛细血管收缩升高血压，因此其在抢救过敏性休克时具有重要作用。葡萄糖酸钙、氯化钙、维生素 C 等可解痉，并降低毛细血管通透性和减轻皮肤黏膜的炎症反应。

提　示

Ⅰ型超敏反应的严重程度主要由 IgE 抗体、变应原含量以及能增强Ⅰ型超敏反应的各种因素（如病毒感染、环境污染等）所决定。大部分变应原是蛋白质，IgE 的产生主要依赖遗传因素，肥大细胞和嗜碱性粒细胞释放的组胺是Ⅰ型超敏反应速发相的主要活性物质。皮肤试验是查找过敏原的重要手段。

二、Ⅱ型超敏反应

Ⅱ型超敏反应是抗体（IgG 或 IgM）直接与靶细胞表面抗原结合，在补体、吞噬细胞和 NK 细胞参与下，导致靶细胞溶解的病理性免疫反应。

（一）Ⅱ型超敏反应的发生机制

抗原刺激机体免疫系统产生特异性 IgG 和 IgM，Ⅱ型超敏反应中的抗原主要有以下几种：① 正常存在于血细胞表面的同种异型抗原，如 ABO 血型抗原、Rh 抗原和 HLA 抗原。② 自身抗原。在辐射、热、化学制剂等理化因素影响下，某些自身成分发生变构，以致免疫系统识别为非己物质。③ 交叉反应性抗原。外来抗原与正常组织细胞之间具有的共同抗原表位，如链球菌胞壁的成分与心脏瓣膜、关节滑膜组织之间的共同抗原表位。④ 吸附在组织细胞上的外来抗原或半抗原。外来抗原等小分子半抗原进入机体，体内细胞作为载体，构成完全抗原。

以上这些抗原刺激机体产生的 IgG 和 IgM 类抗体与细胞膜表面相应抗原结合，可通过下列途径发挥免疫效应：① 激活补体经典途径，可使靶细胞不可逆性地破坏或溶解；② 通过抗体 Fc 段与效应细胞（如巨噬细胞及中性粒细胞）表面的 Fc 受体结合，发挥调理吞噬作用；③ 通过抗体 Fc 段与 NK 细胞表面的 Fc 受体结合，发挥 ADCC 作用。这些效应导致靶细胞大量溶解或死亡，并出现相应的病变。但也存在某些抗体与相应细胞表面受体结合后并不引起靶细胞溶解，而表现为刺激或阻断作用，导致靶细胞功能紊乱的现象，这也属于Ⅱ型超敏反应（图7-2）。

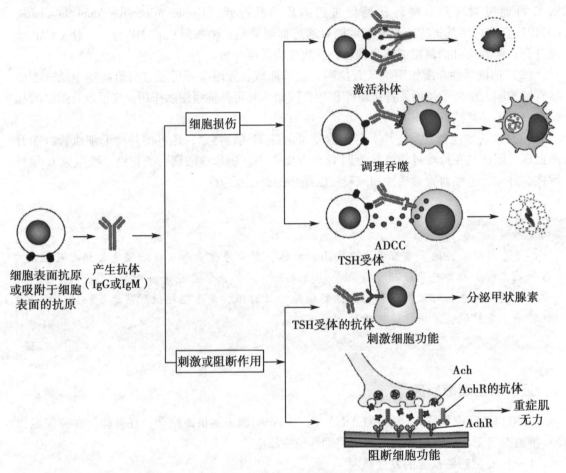

图7-2　Ⅱ型超敏反应发生的机制

（二）临床常见疾病

1. 输血反应　ABO血型不符的输血，可导致红细胞大量破坏，此为溶血性输血反应。反复输入含异型HLA和血浆蛋白抗原的血液，可在受者体内诱生抗白细胞、血小板和血浆蛋白的抗体，通过与相应血液成分结合而导致非溶血性输血反应。

2. 新生儿溶血症　母胎间Rh血型不符是引起新生儿溶血症的主要原因。血型为Rh阴性的母亲由于输血、流产或分娩等原因接受红细胞表面Rh抗原刺激后，可产生Rh抗体，此类血型抗体为IgG类抗体，可通过胎盘。当体内产生Rh抗体的母亲再次妊娠，且胎儿血型为Rh阳性时，母体内的Rh抗体便可通过胎盘进入胎儿体内，与其红细胞结合使之溶解破坏，引起流产或发生新生儿溶血。母胎间ABO血型不符引起的新生儿溶血症也不少见，但症状较轻，目前尚无有效的预防办法。

3. 免疫性血细胞减少症

（1）药物过敏性血细胞减少症。药物半抗原与血细胞膜结合成为完全抗原，刺激产生针对药物的特异性抗体。此种抗体与结合于血细胞表面的药物（如青霉素、磺胺、奎宁等）结合，通过激活补体、调理吞噬及促进 ADCC 作用，导致血细胞溶解，发生溶血性贫血、粒细胞减少症及血小板减少性紫癜等。

（2）自身免疫性溶血性贫血。甲基多巴、吲哚美辛等药物或病毒等感染可造成红细胞膜成分改变，成为自身抗原，通过诱生自身抗体而引起红细胞溶解。

4. 抗基底膜型肾小球肾炎和风湿性心肌炎　某些型别的溶血性链球菌与人类肾小球基底膜或心肌细胞有共同抗原，链球菌感染后产生的抗体可结合肾小球基底膜或心肌细胞发生交叉反应，导致抗基底膜型肾小球肾炎（占肾小球肾炎的 15% 左右）或风湿性心肌炎。

5. 肺出血 - 肾炎综合征　肺出血 - 肾炎综合征又称古德帕斯丘综合征（Goodpasture Syndrome），其可能的机制是：病毒感染或吸入某些有机溶剂造成肺组织损伤，导致肺脏免疫原性改变，由此诱生自身抗体与肺泡壁基底膜发生反应，并与肾小球基底膜发生交叉反应，引起以肺出血和严重肾小球肾炎为特征的疾病。

6. 受体抗体类疾病

（1）毒性弥漫性甲状腺肿。属于刺激型超敏反应。患者体内的抗促甲状腺激素（Thyroid - stimulating Hormone，TSH）受体的 IgG 类自身抗体与甲状腺细胞的 TSH 受体高亲和力结合，使甲状腺细胞产生大量甲状腺素，导致甲状腺功能亢进。因 IgG 的半衰期较长，故称其为长效甲状腺刺激素。

（2）重症肌无力。患者体内产生抗乙酰胆碱受体的自身抗体，该抗体结合乙酰胆碱受体后，使乙酰胆碱受体数量减少、功能降低，以致肌无力。

三、Ⅲ型超敏反应

Ⅲ型超敏反应是由可溶性免疫复合物（Immune Complex，IC）沉积于局部或全身多处毛细血管基底膜后，激活补体，并在血小板、中性粒细胞等细胞参与下，引起的以充血水肿、局部坏死和中性粒细胞浸润为主要特征的组织损伤。

（一）Ⅲ型超敏反应的发生机制

1. 免疫复合物的形成　体内抗原（包括变性 DNA、核抗原、肿瘤抗原等）和外来抗原（包括病原微生物抗原、异种血清以及药物半抗原与组织蛋白质结合形成的完全抗原等）诱导机体产生 IgG 和 IgM 类抗体，两者结合形成免疫复合物。

2. 免疫复合物沉积的条件

（1）免疫复合物分子的大小。抗原与抗体比例不同，所形成的免疫复合物的大小亦不同。大分子免疫复合物，易被吞噬细胞吞噬清除；小分子免疫复合物，可通过肾小球滤出；中分子可溶性免疫复合物既不易被吞噬细胞吞噬又不能通过肾小球排出，可随血液循环播散，并沉积在不同组织部位。

（2）组织学结构与血流动力学因素。免疫复合物易沉积在细胞因子和血管活性介质等引起毛细血管通透性增加的部位，或血管内皮细胞表达特定受体（C3bR 或 FcR）的部位。此外，血流缓慢、出现涡流、血管细且曲折、流体静压大等因素都是促成免疫复合物沉积的原因。临床上，免疫复合物易沉积于皮肤、肾小球、关节滑膜等毛细血管基底膜上。

3. 免疫复合物引起炎症损伤　免疫复合物沉积或镶嵌于血管基底膜，是造成血管基底膜炎症和组织损伤的始动因素（图7-3）。

（1）激活补体。免疫复合物通过经典途径激活补体，产生裂解片段 C3a 和 C5a，与肥大细胞或嗜碱性粒细胞上受体结合，细胞活化并释放组胺等炎性介质，导致水肿。C3a 和 C5a 同时又可趋化中性粒细胞至免疫复合物沉积部位。

（2）中性粒细胞浸润和集聚。中性粒细胞趋化至免疫复合物沉积的局部，在吞噬免疫复合物的同时，还释放许多溶酶体酶，包括蛋白水解酶、胶原酶和弹性纤维酶等，可损伤血管及周围组织。单核/巨噬细胞浸润主要参与免疫复合物引起的慢性组织损伤。

（3）活化血小板。免疫复合物和 C3b 可使血小板活化释放血管活性胺类物质，导致血管扩张，通透性增强，加剧局部渗出和水肿；并可使局部血小板聚集、激活，促进血栓形成，引起局部出血、坏死。

（二）临床常见疾病

1. 局部免疫复合物病　给家兔皮下多次注射马血清，局部出现剧烈炎症反应，称之为阿蒂斯反应（Arthus 反应）。这是因为多次注射异种蛋白刺激机体产生大量抗体，局部注射的抗原与相应抗体结合形成免疫复合物，沉积在皮肤血管基底膜，导致病理损伤。糖尿病患者局部反复注射胰岛素后可刺激机体产生相应 IgG 类抗体，若此时再次注射胰岛素，也可在注射局部出现红肿、出血和坏死等局部炎症反应，此为类 Arthus 反应。

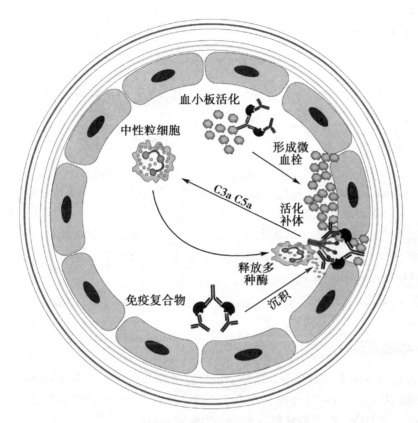

图 7 - 3 Ⅲ型超敏反应发生的机制

2. 全身免疫复合物病

（1）血清病。初次注射大剂量抗毒素（马血清）后 1 ~ 2 周发生。主要临床症状是发热、皮疹、淋巴结肿大、关节肿痛和一过性蛋白尿等。这是由于患者体内抗毒素抗体与尚未完全排出的抗毒素结合，形成中等分子免疫复合物，随血流运行至全身各处沉积所致。血清病具有自限性，停止注射抗毒素后症状可自行消退。有时应用大剂量青霉素、磺胺等药物也可引起类似血清病样的反应。

（2）急性免疫复合物型肾小球肾炎。一般发生于 A 族溶血性链球菌感染后 2 ~ 3 周。此时体内产生抗链球菌抗体，与链球菌可溶性抗原结合形成循环免疫复合物，沉积在肾小球基底膜上，可引起免疫复合物型肾炎。此类肾炎也可由其他病原微生物如葡萄球菌、肺炎双球菌、乙型肝炎病毒或疟原虫感染后发生。

（3）类风湿关节炎（Rheumatoid Arthritis，RA）。可能由于病毒或支原体等的持续感染，机体产生变性 IgG 类抗体，作为自身抗原刺激产生抗变性 IgG 的 IgM 类抗体，即类风湿因子（Rheumatoid Factor，RF）。RF 与变性 IgG 结合成免疫复合物，反复沉积于小关节滑膜时即可引起类风湿关节炎。

（4）系统性红斑狼疮（Systemic Lupus Erythematosus，SLE）。患者体内出现多种自身抗

体，如抗核抗体（抗各种核酸和核蛋白抗体的总称）。自身抗体与自身成分结合成免疫复合物，沉积在全身多处血管基底膜，导致组织损伤，表现为全身多器官病变。

（5）过敏性休克。当血流中迅速出现大量免疫复合物时，激活补体，可产生大量过敏毒素 C3a 和 C5a 而发生过敏性休克。如用大量青霉素治疗某些感染性疾病时，由于大量病原体破坏释放很多抗原，并形成大量免疫复合物，从而发生过敏性休克。

> **提 示**
>
> 80% 的急性肾小球肾炎是由免疫复合物沉积于肾小球基底膜引起的。常于链球菌感染后 1~4 周发病，主要临床表现为血尿、蛋白尿、高血压、水肿及肾功能一过性减退。其发病机制主要是链球菌来源的抗原与其相应抗体形成的中等大小的可溶性免疫复合物随血流抵达肾脏，沉积于肾小球基底膜，进而激活补体造成肾小球损伤。在急性肾小球肾炎的发病早期，患者大量消耗补体可出现血清总补体明显降低。患者肾小球中有补体沉积、中性粒细胞浸润。

四、Ⅳ型超敏反应

Ⅳ型超敏反应是由 T 细胞介导，以单个核细胞浸润和组织损伤为主要特征的炎症反应。通常在接触相同抗原后 24~72 小时出现炎症反应，因此又称迟发型超敏反应（Delayed Type Hypersensitivity，DTH）。Ⅳ型超敏反应本质上为细胞免疫反应。

（一）Ⅳ型超敏反应发生的机制

1. 抗原致敏 T 细胞　引起Ⅳ型超敏反应的抗原主要包括病毒、胞内寄生菌（如结核杆菌、麻风杆菌）、寄生虫、真菌、细胞抗原（如肿瘤细胞、移植细胞）等。抗原刺激后，T 细胞活化、增殖，并分化为效应 Th1 及 CTL 细胞（致敏淋巴细胞），机体形成致敏状态。这一阶段需要 1~2 周，皮内注入抗原的方式较易致敏。

2. 致敏 T 细胞介导Ⅳ型超敏反应　CD4$^+$Th1 和 CD8$^+$CTL 两个 T 细胞亚群，通过识别 APC 或靶细胞表面抗原肽 – MHC Ⅱ类或 Ⅰ类分子复合物而被活化，并发生反应。

（1）Th1 细胞介导的炎症损伤。效应 Th1 细胞受相同抗原再次刺激后，可大量释放 IFN – γ、TNF – β、IL – 2、IL – 3、GM – CSF、趋化因子和移动抑制因子等。这些细胞因子可直接发挥致炎作用，也可以趋化巨噬细胞和淋巴细胞至抗原存在部位聚集，分泌炎性介质加重炎症反应。

（2）CTL 介导的细胞毒作用。效应 CD8$^+$CTL 细胞结合靶细胞表面抗原后活化，通过释放穿孔素和颗粒酶，使靶细胞凋亡；或通过其表面表达的 FasL 与靶细胞表面表达的 Fas 结合，导致靶细胞发生凋亡（图 7 – 4）。

（二）临床常见疾病

1. 传染性超敏反应　胞内病原体（如胞内寄生菌、病毒、某些寄生虫和真菌等）的感

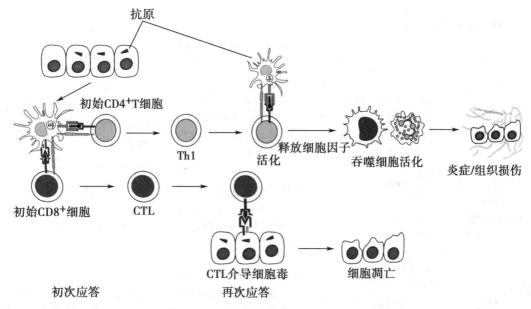

抗原

初始CD4⁺T细胞

Th1

活化

释放细胞因子

吞噬细胞活化

炎症/组织损伤

初始CD8⁺细胞

CTL

CTL介导细胞毒

细胞凋亡

初次应答

再次应答

图7-4　Ⅳ型超敏反应的发生机制

染主要依赖细胞免疫应答，但细胞免疫在清除病原体或阻止病原体扩散的同时，可因Ⅳ型超敏反应而致组织损伤，称为传染性超敏反应。针对结核杆菌产生的Ⅳ型超敏反应，可发展为慢性炎症，形成肉芽肿。肉芽肿中心是由巨噬细胞融合成的巨细胞构成，在缺氧和巨噬细胞的细胞毒作用下，可形成干酪样坏死。借助结核菌素试验可以判定机体是否对结核杆菌具有细胞免疫力。该试验是将结核菌素注入受试者皮内，若为阳性反应，该个体对结核杆菌具有细胞免疫力。结核菌素试验为典型的实验性传染性迟发型超敏反应。

2. 接触性皮炎　油漆、染料、化妆品、农药、药物或某些化学物质等小分子半抗原，与皮肤角蛋白、胶原蛋白或细胞结合成为完全抗原，刺激T细胞分化增殖为致敏淋巴细胞。当机体再次接触此类物质，即诱发Ⅳ型超敏反应，皮肤出现红肿、皮疹、水疱。严重时，可发生剥脱性皮炎。

此外，Ⅳ型超敏反应在同种移植排斥反应、变态反应性脑脊髓炎、甲状腺炎、多发性神经炎等疾病的发生、发展中也起重要作用。

> **提　示**
>
> 　　Ⅳ型超敏反应是抗原特异性T细胞介导的炎症反应。主要有三种表现形式：接触性皮炎、结核菌素反应、肉芽肿。接触性皮炎发生于接触抗原的部位，结核菌素反应由针对病原体可溶性蛋白的特异性CD4⁺T细胞诱导。肉芽肿在临床上最重要，由抗原长期刺激T细胞活化、分化并激活单核/巨噬细胞所致，参与多种慢性病的损伤机制，如结核病、麻风、血吸虫病、克罗恩病（Crohn Disease）等。

四种类型超敏反应特点的比较见表7－1。

表7－1 四种类型超敏反应特点的比较

类　　型	参与反应的主要成分	发　生　机　制	疾　病　举　例
Ⅰ型 （速发型）	IgE（少数为IgG4） 肥大细胞 嗜碱性粒细胞 嗜酸性粒细胞	变应原与肥大细胞、嗜碱性粒细胞表面IgE结合，使细胞释放活性介质，引起过敏反应	青霉素过敏性休克、支气管哮喘、食物过敏症、荨麻疹等
Ⅱ型 （细胞毒型）	IgG、IgM 补体 吞噬细胞 NK细胞	抗体与靶细胞表面抗原结合，在补体、吞噬细胞和NK细胞参与下溶解靶细胞	免疫性血细胞减少症、新生儿溶血症、输血反应及毒性弥漫性甲状腺肿等
Ⅲ型 （免疫复合物型）	IgG、IgM 补体 中性粒细胞 肥大细胞 嗜碱性粒细胞 血小板	中等大小的免疫复合物沉积于血管基膜，激活补体，吸引中性粒细胞，诱导嗜碱性粒细胞脱颗粒，活化血小板等，引起炎症	免疫复合物型肾小球肾炎、血清病、类风湿关节炎、系统性红斑狼疮等
Ⅳ型 （迟发型）	致敏Th1细胞 致敏CTL细胞 单核/巨噬细胞	致敏Th1、CTL细胞再次与抗原相遇，产生多种细胞因子或直接杀伤靶细胞，引起以单个核细胞浸润为主的炎症反应	接触性皮炎、传染性超敏反应、移植排斥反应等

提　示

　　临床疾病中常常可见两型甚至三型超敏反应并存的现象。这是因为大多数免疫反应中体液免疫和细胞免疫均参与其中，例如，SLE损伤中既有Ⅲ型超敏反应，也有Ⅱ型超敏反应。此外，同一种抗原在不同条件下可引起不同类型的超敏反应。例如，青霉素可引起Ⅰ型过敏性休克；也可结合于细胞表面引起Ⅱ型超敏反应；还可以与血清蛋白质结合后形成Ⅲ型超敏反应；在局部皮肤应用时，则有可能引起Ⅳ型超敏反应。

第二节　自身免疫病

　　正常情况下，机体一般不对自身组织成分产生免疫应答，或仅产生微弱的免疫应答，即自身免疫耐受。但在某些情况（如感染和损伤）下，自身耐受遭到破坏，机体对自身某些成分产生应答，产生自身抗体或自身反应性 T 细胞，称为自身免疫（Autoimmunity）。多数自身免疫属于正常生理现象，健康个体的体内存在一定量的自身抗体和自身反应性 T 细胞，它们在清除微量自身抗原、维持内环境稳定中发挥作用。当自身免疫应答过强或时间过长，以致破坏自身正常组织结构并引起相应临床症状时，则能导致疾病的发生，即自身免疫病。

一、自身免疫病的特征与分类

1. 自身免疫病的主要特征　目前已明确的自身免疫病达 40 余种，累及的器官、组织不同，临床表现也多种多样，但多数自身免疫病都存在一些共同的特征：① 患者体内可检出高效价自身抗体和（或）自身反应性 T 细胞，尽管患者体内存在高水平自身抗体，但对外源性抗原的免疫应答降低。② 病情转归与自身免疫应答的强度密切相关。除某些病因明确的继发性自身免疫病可随原发疾病治愈而消退外，多数病因不明的自身免疫病常呈反复发作和慢性迁延趋势。③ 多数自身免疫病的病因不清。患者以女性多见，发病率随年龄增长而增高，有遗传倾向。④ 疾病常常有重叠性，患者可同时出现两种或两种以上自身免疫病。

2. 自身免疫病的分类

（1）根据发病原因，自身免疫病分为原发性自身免疫病和继发性自身免疫病。临床上自身免疫病大多为原发性，继发性自身免疫病多因药物、感染、外伤引起，与遗传无关，当除去这些外因后，预后较好。

（2）根据针对的自身抗原不同，自身免疫病分为器官特异性自身免疫病和系统性自身免疫病。前者自身抗原位于特定的器官或细胞类型，病理改变常局限于特定器官；后者所针对的抗原存在于多数不同的位点，可以涉及多个器官或组织。

自身免疫性疾病及其相应的自身抗原见表 7-2。

表 7-2　自身免疫性疾病及其相应的自身抗原

自身免疫病	自身抗原	免疫效应
器官特异性自身免疫病		
肾上腺皮质功能减退症病	肾上腺皮质细胞	自身抗体
自身免疫性溶血性贫血	红细胞	自身抗体
桥本甲状腺炎	甲状腺球蛋白、甲状腺过氧化酶	自身抗体/Th1
毒性弥漫性甲状腺肿（Graves 病）	甲状腺细胞表面 TSH 受体	自身抗体
特发性血小板减少性紫癜	血小板膜蛋白	自身抗体
重症肌无力	乙酰胆碱受体	自身抗体
胰岛素依赖型糖尿病	胰岛 β 细胞	Th1/自身抗体
恶性贫血	胃壁细胞、内因子	自身抗体
链球菌感染后肾小球肾炎	肾小球	抗原-抗体复合物
自发性不育	精子	自身抗体

自身免疫病	自身抗原	免疫效应
系统性自身免疫病		
强直性脊柱炎	脊柱	免疫复合物
类风湿关节炎	IgG，结缔组织	自身抗体、免疫复合物
多发性硬化症	脑，髓鞘碱蛋白（MBP）	Th1/Tc，自身抗体
干燥综合征	唾液腺、甲状腺、肝、肾	自身抗体
系统性红斑狼疮	DNA、核蛋白、红细胞等	自身抗体、免疫复合物

二、自身免疫病的发病机制与损伤机制

自身免疫病的发生涉及遗传、免疫反应、感染、损伤等因素。

1. 遗传因素　个体遗传背景从两方面影响对自身免疫病的易感性：① 机体遗传背景，尤其是 HLA，决定了对自身抗原能否产生免疫应答及反应强度。② 编码参与免疫反应的分子的基因发生异常。例如，Fas/FasL 基因缺陷的患者，其 AICD（激活诱导的细胞死亡）机制出现障碍，使自身反应性淋巴细胞的凋亡受阻，易发生自身免疫性淋巴细胞增殖综合征、系统性红斑狼疮等；IL-2 基因缺陷可导致自身免疫性肠炎或溶血性贫血。

在诸多遗传因素中，HLA 与自身免疫病的关联最为密切。特定 HLA 基因型的个体，患某些自身免疫病的危险性大于非此基因型的个体。例如，HLA-DR3 阳性者易患重症肌无力、系统性红斑狼疮、胰岛素依赖型糖尿病和弥漫性甲状腺肿病，HLA-B27 阳性者易患强直性脊柱炎，HLA-DR4 阳性者易患类风湿关节炎、胰岛素依赖型糖尿病等。

2. 自身抗原

（1）隐蔽抗原释放。在手术、外伤或感染等情况下，体内某些位于特定解剖位置而与免疫系统隔绝的隐蔽抗原释放入血流或淋巴液，与免疫系统接触。由于这些抗原在胚胎期未曾与免疫系统接触，与其反应的淋巴细胞依然存在，从而引发针对该抗原的自身免疫应答。例如：眼外伤导致眼晶状体蛋白（隐蔽抗原）释放，刺激机体产生相应的自身抗体，从而导致健侧眼发生交感性眼炎。

（2）自身抗原性质改变。生物（细菌、病毒、寄生虫）、物理（光、热、辐射）、化学（化合物、化学药物）等因素均可改变自身抗原性质，刺激机体产生免疫应答，引起自身免疫病。例如，自身变性 IgG 与类风湿因子形成的免疫复合物可引起类风湿关节炎，多种药物与血细胞或其他组织细胞结合后可引起自身免疫溶血性贫血等。

（3）分子模拟。许多病原微生物具有与宿主自身抗原相似的表位，因此，针对病原微生物这些表位产生的免疫应答能与宿主自身成分发生交叉反应，引发炎症和损伤。例如，多种微生物和人的热休克蛋白有共同抗原表位，可因交叉反应而发生肾小球肾炎、慢性活动性

肝炎、类风湿关节炎、系统性红斑狼疮等。

（4）表位扩展。随着自身免疫病的发展，自身免疫反应不断扩大所识别抗原表位的范围，使更多的自身抗原遭受免疫攻击，导致疾病迁延不愈，并不断加重。这是因为在自身免疫病发生过程中，越来越多的损伤导致细胞内的隐蔽抗原或分子的隐蔽表位暴露，从而引起自身免疫反应，此现象称为表位扩展。表位扩展与系统性红斑狼疮、类风湿关节炎、多发性硬化症和胰岛素依赖型糖尿病的发病相关。

3. 淋巴细胞

（1）自身反应性淋巴细胞的产生。由于胸腺（或骨髓）功能障碍或微环境发生改变，某些自身反应性淋巴细胞逃避了中枢的阴性选择，进入外周可针对相应自身抗原产生应答，引起自身免疫病。

（2）调节性T细胞（Treg）缺失。Treg是外周中抑制自身反应的重要调节细胞，可抑制多种自身免疫病的发生。

（3）协同刺激分子异常表达。多种病原微生物的组分刺激固有免疫细胞产生细胞因子，促使自身细胞表达MHC Ⅱ类分子和协同刺激分子（B7、CD40L），活化自身反应性T细胞。

（4）Th17细胞。Th17细胞是人体内最重要的致炎效应细胞之一，与自身免疫病的发生、发展密切相关。例如，在银屑病、多发性硬化症、炎症性肠病中已证实Th17的重要作用。

（5）多克隆T/B细胞活化。许多病原微生物组分属于多克隆激活剂或超抗原，可能激活自身反应性T/B细胞。例如，EB病毒可活化多克隆B细胞，产生抗平滑肌、核蛋白、淋巴细胞和红细胞等的自身抗体。

提 示

机体通过中枢耐受及外周耐受机制成功地避免了针对自身大多数抗原的免疫反应，但并不意味着外周没有针对自身抗原的淋巴细胞。事实上，这些淋巴细胞依然存在于外周循环。任何能够促使这些淋巴细胞活化的因素均能引起自身免疫反应。因此，随着年龄的增长，人体外周循环中会检测到各种类型的自身抗体。

自身免疫反应导致严重的组织损伤，即出现自身免疫病。自身免疫病是由自身抗体和（或）自身反应性T细胞攻击破坏自身细胞和组织所致。抗体介导的组织损伤机制为Ⅱ型或Ⅲ型超敏反应，自身反应性T细胞介导的损伤机制为Ⅳ型超敏反应。例如，自身免疫性溶血性贫血的主要损伤机制为Ⅱ型超敏反应，系统性红斑狼疮的主要损伤机制为Ⅲ型超敏反应，多发性硬化症的主要损伤机制为Ⅳ型超敏反应。某些自身免疫病的组织损伤可能来自多种超敏反应。

三、自身免疫病的治疗原则

　　1. 常规治疗　　常规治疗包括对症治疗及免疫抑制治疗。对症治疗主要有抗感染治疗、血浆置换、胸腺切除等。免疫抑制治疗包括利用硫唑嘌呤、环磷酰胺、甲氨蝶呤等（常与皮质激素联合应用）抑制淋巴细胞的代谢，或用环孢素 A（Cyclosporin A，CsA）和 FK506 等选择性抑制 T 细胞活化和增殖。

　　2. 特异性免疫抑制的实验性治疗　　目前正在研究或已经进入临床的实验性治疗措施有 T 细胞疫苗、阻断 TCR 与自身抗原肽 – MHC 分子特异性结合的多肽、单克隆抗体、阻断共刺激信号、口服自身抗原诱导耐受等。

第三节　免疫学应用

　　免疫学在临床医学实践和生命科学研究中有着广泛的应用。主要包括：① 免疫预防。主要通过疫苗接种促进机体主动免疫的产生，预防多种危害人类的严重传染性疾病发生。② 免疫治疗。依赖抗体、细胞因子、免疫细胞等针对性治疗肿瘤、超敏反应性疾病及自身免疫病。③ 免疫诊断。已经成为临床实验诊断及科学研究的核心技术。

一、免疫预防

　　免疫预防（Immunoprophylaxis）是根据适应性免疫原理，采用人工方法将免疫抗原或免疫效应物质制成各种制剂，接种于人体，使其获得相应的免疫能力，达到预防某些疾病的目的。

（一）人工免疫的类型

人工免疫包括人工主动免疫（Artifical Active Immunization）和人工被动免疫（Artifical Passive Immunization），前者主要用于免疫预防，后者主要用于紧急预防和治疗。

1. 人工主动免疫　人工主动免疫是利用含抗原的生物制品接种机体，使之产生适应性免疫反应，从而预防感染的措施。用于人工主动免疫的生物制品，包括细菌性制剂、病毒性制剂及类毒素等，统称为疫苗（Vaccine）。现代疫苗的应用不仅限于传染病领域，已扩展到许多非传染病领域，如最新研制的避孕疫苗、自身免疫性疾病的治疗性疫苗等。疫苗不仅是预防制剂，也作为治疗性制剂使用。

2. 人工被动免疫　人工被动免疫是给机体注射含有适应性免疫反应所得到的免疫效应物质，如抗体和效应淋巴细胞，利用这些免疫效应物质达到紧急预防以及治疗相关疾病的目的。

人工主动免疫与人工被动免疫的特点如表7-3所示。

表7-3　人工主动免疫与人工被动免疫的特点

比 较 项 目	人工主动免疫	人工被动免疫
输入物质	抗原（疫苗、类毒素）	抗体、细胞因子
免疫力出现时间	1~4周后出现	注入后立即生效
免疫力维持时间	数月至数年	2~3周
应用	多用于预防，也可用于治疗	多用于治疗或紧急预防

（二）人工主动免疫常用的生物制品

1. 灭活疫苗　用物理或化学方法将病原微生物杀死而制成的制剂，称为灭活疫苗。灭活疫苗在机体内不能生长繁殖，对人体免疫作用弱，为获得强而持久的免疫力，必须多次注射（2~3次），用量较大，接种后反应亦大。但灭活疫苗稳定，易保存，无毒力回复突变危险。如百日咳、霍乱、乙型脑炎、伤寒、狂犬疫苗等。我国于2021年最先在国内大规模接种的新冠疫苗即为灭活疫苗。

2. 减毒活疫苗　减毒活疫苗用经人工变异或直接从自然界筛选出来的毒力高度减弱或基本无毒的活病原微生物制成。活疫苗在机体可生长繁殖，如同轻型感染，故只需接种一次，用量较小，接种后不良反应亦小。活疫苗的缺点是稳定性较差，不易保存，有毒力回复突变可能，故必须严格制备和鉴定。如卡介苗、麻疹活疫苗、脊髓灰质炎活疫苗等。

3. 类毒素　类毒素用细菌的外毒素经0.3%~0.4%的甲醛处理，失去了毒性而保留了免疫原性，接种后能诱导机体产生抗毒素，如白喉类毒素、破伤风类毒素等。

4. 亚单位疫苗　去除病原体中与激发保护性免疫反应无关甚至有害的成分，保留有效抗原组分制成的疫苗，称为亚单位疫苗。我国曾经使用的乙型肝炎血源性疫苗，就是分离纯化乙型肝炎病毒小球型颗粒HBsAg制成的亚单位疫苗，接种后人群免疫保护力超过80%。

5. 合成肽疫苗　合成肽疫苗是根据有效免疫原的氨基酸序列设计和合成的免疫原性多肽，以最小的免疫原性肽来激发有效的特异性免疫应答。

6. 基因工程疫苗　基因工程疫苗是利用基因工程技术研制开发的一类新型疫苗，包括重组抗原疫苗、重组载体疫苗、DNA 疫苗、转基因植物疫苗等。如重组新型冠状病毒疫苗系采用 DNA 重组技术制备的只含有病毒抗原蛋白的疫苗，该疫苗为重组亚单位疫苗，无病毒核酸成分。以新型冠状病毒 S 蛋白的受体结合域（Receptor Binding Domain，RBD）为靶点，通过重组表达 RBD 蛋白，诱导人体产生中和抗体，从而阻断新型冠状病毒与宿主细胞表面受体血管紧张素转化酶 2 结合，达到预防感染的目的。

（三）人工被动免疫常用的生物制品

1. 抗毒素　抗毒素是将类毒素免疫马，取其血清分离纯化而成的，主要用于治疗和紧急预防外毒素所致疾病，如白喉、破伤风、气性坏疽以及肉毒杆菌引起的食物中毒等。

2. 正常人丙种球蛋白和胎盘丙种球蛋白　正常人丙种球蛋白是正常人血浆提取物，含 IgG 和 IgM；而胎盘丙种球蛋白则是健康产妇胎盘血液的提取物，主要含 IgG。由于多数成人已隐性或显性感染过麻疹、脊髓灰质炎和甲型肝炎等病原体，血清中含有相应抗体。因此，这两种丙种球蛋白可用于上述疾病潜伏期治疗或紧急预防，以达到防止发病、减轻症状或缩短病程的目的。

3. 人特异性免疫球蛋白　人特异性免疫球蛋白来源于恢复期患者和含高效价特异性抗体供血者的血浆，以及接受类毒素和疫苗免疫者的血浆。与丙种球蛋白相比，人特异性免疫球蛋白含高效价特异性抗体；与动物免疫血清相比，人特异性免疫球蛋白在体内持续存留时间长，超敏反应发生率低。常用于过敏性体质及丙种球蛋白治疗不佳病例和乙型肝炎等特定微生物感染的紧急预防。

提　示

疫苗是利用适应性免疫原理建立的有效防御感染性疾病的生物制剂，在制备疫苗的过程中需要寻找有效的微生物抗原，合适的佐剂能提高针对疫苗的抗体产量。大部分疫苗是通过注射进入体内的。疫苗的有效性需要经常性地回顾研究。疫苗的安全性高于一切。

（四）计划免疫

计划免疫是指根据某些特定传染病的疫情监测和人群免疫水平的分析，按照规定的免疫程序有计划地利用相应的免疫制剂进行人群预防接种，以提高人群免疫水平，达到控制以至最终消灭相应传染病的目的。通过计划免疫，我国有效地控制了多种严重危害人类健康的传染病，如乙型肝炎、结核病、百日咳、破伤风、麻疹等。

我国儿童计划免疫程序表如表 7-4 所示。

表 7 - 4　我国儿童计划免疫程序表

类 型	年 龄	疫苗种类
基础免疫	出生	卡介苗、乙型肝炎疫苗第 1 针
	1 个月	乙型肝炎疫苗第 2 针
	2 个月	脊髓灰质炎疫苗初服
	3 个月	脊髓灰质炎疫苗复服、百白破第 1 针
	4 个月	脊髓灰质炎疫苗复服、百白破第 2 针
	5 个月	百白破第 3 针
	6 个月	乙型脑炎第 1 针、乙型肝炎疫苗第 3 针
	7 个月	乙型脑炎第 2 针（与第 1 针间隔 7~14 天）和第 3 针（与第 1 针间隔 1 个月）
	8 个月	麻疹疫苗初种
加强免疫	1.5~2 岁	百白破加强 1 针
	4 岁	脊髓灰质炎疫苗加强 1 次、乙型脑炎疫苗加强 1 次
	7 岁	麻疹疫苗复种、卡介苗复种、乙型脑炎疫苗加强 1 次
	12 岁	卡介苗复种（农村）

二、免疫治疗

免疫治疗（Immunotherapy）是针对疾病发生机制，根据免疫学原理应用某些生物制剂或药物人为地增强或抑制机体的免疫功能，以达到治疗疾病的目的。免疫治疗可分为主动免疫治疗和被动免疫治疗。

（一）主动免疫治疗

主动免疫治疗是指给机体输入抗原来激活或增强机体免疫应答，使机体自身产生抵抗疾病的能力。主动免疫治疗适用于免疫系统受到暂时抑制但尚未完全遭受破坏的对象。用于治疗疾病的疫苗称为治疗性疫苗。

（二）被动免疫治疗

被动免疫治疗也称过继免疫治疗，指给患者输入合适的免疫效应细胞或免疫效应分子，以弥补免疫功能的损伤或缺陷。常用制剂包括抗体、细胞因子和过继免疫细胞等。适用于严重感染、免疫调节功能障碍或免疫缺陷病等患者。

（1）抗体。抗体是最广泛使用的被动免疫制剂，可用于感染性疾病、免疫缺陷病及组织器官移植后的排斥反应，常用的有免疫血清、免疫毒素、单克隆抗体等。抗毒素血清用于紧急预防和治疗细菌外毒素所致疾病；抗病毒血清用于紧急预防和治疗相应病毒感染性疾病。单克隆抗体是由一个 B 细胞克隆，针对单一抗原表位产生的高度特异的抗体，具有良好的靶向特异性。例如，抗 CD3 单克隆抗体特异性破坏 T 细胞，阻止器官移植排斥反应；

抗人 CD20 单克隆抗体可用于治疗恶性 B 细胞淋巴瘤。

（2）细胞因子。重组细胞因子已用于肿瘤、感染、造血障碍等疾病的治疗。如 IFN－α 对多毛细胞白血病的治疗效果显著，对病毒性肝炎、带状疱疹等病毒感染性疾病有一定疗效；IL－2 用于治疗肾细胞瘤、黑色素瘤，与化疗药物合用治疗恶性肿瘤效果较好；粒细胞－巨噬细胞集落刺激因子（GM－CSF）和粒细胞集落刺激因子（G－CSF）治疗化疗后各种粒细胞低下患者，可提高机体对化疗药物的耐受剂量。

（3）过继免疫细胞。将自体或异体的造血细胞、免疫细胞经体外培养、诱导扩增后输入患者体内，以激活或增强免疫应答。过继免疫细胞转移的优点是体外诱导效应细胞，避开了宿主细胞的免疫抑制，易活化和扩增。例如，树突状细胞在体外扩增后用肿瘤抗原多肽多次刺激后回输患者体内，可诱导机体产生大量具有特异性细胞毒功能的 T 细胞，临床已将此法用于黑色素瘤、前列腺癌及结肠癌等的治疗。

（三）免疫调节剂

某些生物制剂和化学药物等能非特异性增强或抑制免疫功能，临床上广泛用于肿瘤、感染、免疫缺陷和自身免疫病的治疗。

（1）转移因子。转移因子是由致敏的淋巴细胞经反复冻融或超滤获得的产物。目前已适用于治疗一些细胞免疫功能低下的疾病，例如，防治细胞内寄生的病原菌、某些病毒及真菌的感染、系统性红斑狼疮、恶性肿瘤、免疫缺陷病等。

（2）免疫核糖核酸。免疫核糖核酸是从抗原致敏的淋巴组织中提取的核糖核酸。目前试用于治疗肿瘤及慢性乙型肝炎等疾病。

（3）胸腺肽。胸腺肽是从小牛或猪胸腺中提取的可溶性多肽混合物，可提高细胞免疫功能，常用于感染性疾病的治疗。

（4）真菌代谢产物。CsA 对 T 细胞，尤其是 Th 细胞有较好的选择性抑制作用，在抗移植排斥反应中取得了很好的疗效；也可用于自身免疫病的治疗，具有很高的临床使用价值。FK－506 可选择性作用于 T 细胞，且作用比 CsA 强 10～200 倍。二者联用具有明显的协同作用。西罗莫司有选择性抑制 T 细胞的作用，用于降低移植排斥反应。

（5）化学合成药物。左旋咪唑对免疫功能低下的机体具有较好的免疫增强作用，但对正常机体作用不明显。烷化剂主要作用是抑制 DNA 复制，导致细胞死亡，增殖的细胞对烷化剂比较敏感。抗代谢药主要有嘌呤和嘧啶衍生物及叶酸拮抗剂两大类，主要是干扰 DNA 复制和蛋白质合成。糖皮质激素具有明显的抗炎和免疫抑制作用，临床广泛应用于炎症、超敏反应性疾病及器官移植的治疗。

提　示

　　被动免疫治疗是挽救生命的重要手段。例如，破伤风抗毒素中和循环中的破伤风外毒素。非特异性的免疫治疗提高患者的免疫功能，如细胞因子辅助治疗多种肿瘤。

三、免疫诊断

免疫诊断是指应用免疫学检测技术，通过对免疫相关物质（抗原、抗体、免疫细胞、免疫分子等）的定性及定量测定，协助诊断有关疾病的一种实验诊断方法。免疫诊断具有特异性强、敏感性高、简便易行等特点。

（一）抗原或抗体的检测

基于抗原与相应抗体在体外可特异性结合的特性，用已知的抗体和待检样品混合，经过一段时间，若有免疫复合物形成，说明待检样品中有相应的抗原存在。同理也可用已知的抗原检测样品中的相应抗体。

1. 凝集反应　凝集反应是颗粒性抗原（如细菌、红细胞或表面带有抗原的颗粒性载体）与相应抗体结合，在一定条件下可形成肉眼可见的凝块的现象。凝集反应是定性或半定量的检测方法，在临床可用于鉴定 ABO 血型和细菌的快速血清学诊断。

2. 沉淀反应　沉淀反应是可溶性抗原（细胞培养滤液、细胞或组织浸出液、血清蛋白等）与相应抗体特异结合后，在电解质参与下，经过一定时间形成的沉淀现象。沉淀反应一般用半固体凝胶作为介质，抗原抗体在凝胶中扩散，在比例合适处形成白色沉淀。

3. 免疫标记技术　免疫标记技术是用荧光素、酶、放射性核素或化学发光物质等标记抗体或抗原，进行抗原抗体反应检测的方法。标记物与抗体或抗原连接后并不改变抗原抗体的免疫特性，该方法具有灵敏度高，快速，可定性、定量、定位等优点，是目前应用最为广泛的免疫学检测技术。主要方法包括免疫荧光法、酶免疫测定、放射免疫测定法、化学发光免疫分析等。

4. 免疫印迹法　免疫印迹法又称 Western 印迹法，结合凝胶电泳与固相免疫技术，将借助电泳所区分的蛋白质转移至固相载体，再应用酶免疫、放射免疫等技术进行检测。该法能对分子大小不同的蛋白质进行分离并确定其相对分子质量，常用于检测多种病毒抗体或抗原。

（二）免疫细胞检测技术

免疫细胞是机体免疫反应的直接参与者，检测各种免疫细胞的数量和功能是观察机体免疫状态的重要手段。免疫细胞检测主要包括免疫细胞计数，亚群比例和功能测定。采集的标本，患者多为外周血，实验动物还可取胸腺、脾和淋巴结等。

1. 免疫细胞的分离　免疫细胞分离的主要依据是各类免疫细胞理化性质、生物学特性的差异等。常用的分离方法有淋巴细胞密度梯度离心分离法、巨噬细胞黏壁分离法、磁珠分离法、流式细胞术等。

2. 吞噬细胞功能检测

（1）趋化功能检测。原理是吞噬细胞具有趋化因子受体，在趋化因子的作用下可定向运动。常用的方法有琼脂糖凝胶法和滤膜渗透法（Boyden 小室法）。

（2）吞噬功能测定。吞噬细胞吞噬功能检测主要针对中性粒细胞和巨噬细胞。中性粒细胞在临床上常用硝基四氮唑蓝（Nitrobluetetrazolium，NBT）还原法测定，主要检测中性粒细胞的胞内杀菌能力。巨噬细胞的吞噬功能，常选用鸡红细胞、酵母菌等作为吞噬颗粒，可将待测的巨噬细胞与鸡红细胞于体外 37 ℃温育一定时间，然后取细胞涂片染色，镜下观察巨噬细胞吞噬鸡红细胞的情况，并计算吞噬细胞百分率和吞噬指数。

3. T 细胞的功能检测

（1）T 细胞增殖试验。体外培养的 T 细胞经植物血凝素（Phytohemagglutinin，PHA）、伴刀豆球蛋白 A（Concanavalin A，ConA）等丝裂原刺激后，可活化并增殖。主要方法有 3II - TdR 掺入法和噻唑蓝法。

（2）细胞毒试验。CTL、NK 细胞对靶细胞有直接杀伤作用，可根据待检效应细胞的性质，选用相应的靶细胞（如肿瘤细胞等）测定其杀伤活性。可用于肿瘤免疫、移植排斥反应、病毒感染等方面的研究。主要方法有 51Cr 释放法、凋亡细胞检查法等。

4. B 细胞功能检测

（1）溶血空斑试验或反向溶血空斑试验。用于 B 细胞分泌抗体能力的检测。

（2）酶联免疫斑点法。用已知抗原包被固相载体，加入待检抗体产生细胞，即可诱导抗体产生。分泌的抗体与抗原结合，加入酶标记抗体及底物后显色，可经酶联免疫检测仪测定抗体生成细胞量。

5. 细胞因子检测　检测细胞因子有助于了解其在免疫调节中的作用，或鉴定分离的淋巴细胞，监测某些疾病状态下的细胞免疫功能。主要检测方法有免疫学测定法、生物活性测定法及分子生物学测定法等。

本章小结

超敏反应根据发生机制不同可分为四种类型。Ⅰ型、Ⅱ型和Ⅲ型超敏反应主要由抗体介导。其中Ⅰ型超敏反应主要由 IgE 介导，肥大细胞、嗜碱性粒细胞和嗜酸性粒细胞释放胞内颗粒及合成新的介质和细胞因子介导Ⅰ型超敏反应的功能紊乱及组织损伤。Ⅱ型超敏反应主要由 IgG 和 IgM 介导，补体、吞噬细胞及 NK 细胞介导细胞溶解；Ⅱ型超敏反应的特例为抗体阻断或刺激细胞功能。Ⅲ型超敏反应主要由 IgG 介导，补体、血小板和中性粒细胞导致血管炎症反应和组织损伤。Ⅳ型超敏反应由细胞介导，抗原刺激 T 细胞活化为 Th1 和 CTL，Th1 活化单核/巨噬细胞介导炎症和组织损伤。

临床有些疾病可能同时存在几种超敏反应导致的损伤，同一种抗原在不同条件下可能介导不同的超敏反应。

自身免疫病是在内因及环境因素的作用下，机体对自身抗原的耐受被打破，从而对自身抗原产生异常的免疫应答，造成自身组织损伤、细胞破坏和功能异常的一组疾病。诱发自身免疫病的因素包括遗传因素、抗原、性别、炎症、损伤等。自身免疫病的发生机制包括自身抗原的释放、淋巴细胞异常活化、Treg 功能下降、淋巴细胞多克隆激活等。

用人工免疫的方法使机体获得适应性免疫的方法包括人工主动免疫和人工被动免疫。人工主动免疫采用各种疫苗制剂，人工被动免疫多用含特异性抗体的血清。计划免疫能充分发挥疫苗的效果，有效地控制传染病的流行。免疫治疗是通过调整机体的免疫功能，达到治疗某些疾病的目的，包括主动免疫治疗、被动免疫治疗及免疫调节剂。

抗原抗体高度特异性结合是抗原抗体检测技术的基础，方法较多，其中，免疫标记技术因可定性、定量和敏感性更高而被广泛使用。可分离后鉴定免疫细胞并检测其功能，检测结果可用来评价机体免疫细胞的功能。

学习活动 7-1

案例与分析

案例1： 一名15岁的女学生，急诊入院，她的父母认为她出现对坚果的过敏反应。原因如下：女孩5岁时吃了一条有坚果的巧克力后1分钟即出现呕吐。3年后，女孩哥哥的朋友把花生塞进她的嘴里并使之嘴巴紧闭，3分钟后，女孩的脸部、嘴唇和舌出现明显的血管性水肿，随后喉咙收缩、呕吐。此外，女孩无意中吃了榛子和杏仁后，也出现了不太严重的类似临床表现。此后，女孩尽可能避免摄入坚果。

这次的急性发作是在女孩仅仅舔了一口香草冰激凌后发生的。仅仅数秒，患者的嘴唇和舌头出现了血管性水肿，呼吸困难，眩晕。医生对女孩进行了紧急处理，并将患者留下观察一夜。患者迅速康复。女孩的父母后来回想：小贩用来调配香草冰激凌的那把勺，之前刚刚用来调配前一个顾客点的混合果仁冰激凌。

医生进一步检测了女孩的过敏原，花生过敏级别为6级，对榛子、杏仁和巴西坚果也有显著反应但较轻（2级）。此外对花粉和猫毛皮屑也有强烈的反应，分别为4级和3级。

问题：

1. 花生为什么会导致速发型超敏反应？

2. 医生是怎样对女孩进行紧急处理的？

3. 如何确定一名过敏体质的人对坚果过敏？

4. 你如何忠告患者及其父母？

案例2： 一名女性患者，21岁，大学生。不规则发热1年多，面颊出现红斑1个月，伴疲倦、膝关节疼痛、体重下降。近1年来，上述症状时而缓解，时而出现，曾几次求治，均未能确诊。1个月前双颊部出现红斑，患者自认为是阳光照射所致，因此未介意。近来面部红斑越来越明显，因而前来就诊。既往健康，病前未服过特殊药物。体检：体温38.1 ℃，脉搏90次/min，呼吸20次/min，血压110/70 mmHg[①]。一般状况良好，双颊部可见蝶形红斑，表面有鳞屑，略凸出于皮肤表面，边缘不清楚。肝大，右锁骨中线肋缘下可触及2.0 cm，脾未触及。膝关节未见明显肿胀。

实验室检查结果：

血液一般检查：RBC 3.1×10^{12}/L（↓），Hb 90 g/L（↓），WBC 4.8×10^9/L，PLT 110×10^9/L，血沉70 mm/h。肝肾功能检查：ALT 88 U/L（↑），AST 56 U/L（↑），Urea 12.4 mmol/L（↑），Cr 220 μmol/L（↑）。尿液检查：尿蛋白（++）。免疫学检查：血清 ANA 阳性，抗 dsDNA 抗体阳性，抗 Sm 抗体阳性，血清 C3 0.8 g/L（↓）。

案例与分析
参考答案

---

① 编者注：mmHg 为非法定计量单位，1 mmHg = 133.322 Pa。

问题：

1. 该病初步诊断和诊断依据是什么？

2. 患者为何出现尿蛋白阳性？

学习活动 7-2

自 测 练 习

一、单项选择题（请扫二维码进行在线测试）

在线自测

二、问答题

1. 青霉素引起的过敏性休克属于哪一型超敏反应？其发病机制如何？简述其防治方法和原理。

2. 在 Ⅱ 型和 Ⅲ 型超敏反应性疾病的发生过程中，其参与因素有何异同？试举例说明。

3. Ⅳ 型超敏反应的发生机制与其他三型有何不同？

4. 比较人工主动免疫与人工被动免疫的不同。

5. 目前我国应用的新型冠状病毒疫苗有哪几种？原理各是什么？

（王旭丹）

下篇

医学微生物学

第八章

医学微生物学概述

学习目标

掌握：

　　微生物、病原微生物、正常菌群的概念；正常菌群对机体的有益作用。

熟悉：

　　微生物的分类及各类的特点。

了解：

　　微生物的分布及与人类的关系；医学微生物学的发展概况及现状。

本章知识结构导图

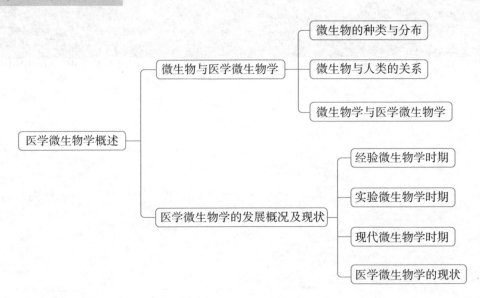

第一节　微生物与医学微生物学

　　微生物（Microorganism）是存在于自然界的肉眼不能直接看到，须借助显微镜放大几百倍乃至几万倍才能观察到的微小生物。自然界中的微生物种类繁多，可达数十万种，大部分对人类和动、植物有益而无害，只有少数微生物能引起人类和动、植物的病害，将其称为病原微生物或致病微生物。

一、微生物的种类与分布

微生物按其分化、结构与组成特点等可分为以下三大类：

（1）非细胞型微生物。此类微生物无细胞结构及产生能量的酶系统，只能在活细胞内增殖，只含一种核酸类型（DNA 或 RNA），病毒属于此类。近年发现的比病毒更小的亚病毒（卫星病毒、类病毒、朊粒）也属此类。

（2）原核细胞型微生物。此类微生物有细胞结构，但无典型的细胞核，有由环状裸露的 DNA 构成的核质，无核膜和核仁，除核糖体外无其他细胞器。属此类的微生物有细菌、放线菌、支原体、衣原体、立克次体和螺旋体。原核细胞型微生物广义上统称为细菌。

（3）真核细胞型微生物。此类微生物细胞结构完整，核分化程度高，有核膜、核仁，胞质内有核糖体、线粒体、内质网、高尔基体等完整的细胞器。真菌属于此类。

微生物在自然界的分布极为广泛，土壤、矿层、空气以及海洋、江、河、湖等水中都有微生物存在，其中以土壤中数量最多。在人类与动物的体表以及与外界相通的腔道中也有大量微生物。

提　示

护理人员必须建立微生物在自然界无处不在的观念，在工作中才能进行严格、有效的无菌操作，防止微生物进入人体组织或其他无菌范围。

二、微生物与人类的关系

绝大多数微生物对人类和动、植物是有益的，而且有些是必需的。没有微生物，植物就不能进行代谢，人类和动物将难以生存。例如，土壤中的微生物能将死亡动、植物的有机氮化物转化为无机氮化物，以供植物生长的需要，而植物又为人类和动物所食用。

在人类的生产和生活过程中，微生物已被应用于许多领域。在农业方面，可用微生物生产肥料、饲料、植物生长激素、杀虫剂等。在工业方面，微生物在食品、制革、纺织、石油、化工、冶金、能源等行业的应用日趋广泛；在医药工业方面，可利用微生物生产抗生素、维生素、辅酶、ATP 等。在环境保护方面，可用微生物降解塑料、甲苯等有机物以及处理污水等。在生命技术方面，微生物提供了必不可少的多种工具酶和载体系统，基于此，人类才能有目的地创建有益的工程菌新品种，用以制备大量的生物活性物质，如干扰素、胰岛素、乙肝疫苗等。

在正常人的体表及与外界相通的某些腔道中寄居着不同种类和数量的微生物，这些微生物通常对人体有益无害，称之为正常微生物群或正常菌群（Normal Flora）。正常菌群分布在皮肤、口腔、鼻咽腔、外耳道、眼结膜、肠道、尿道、阴道等，在一定部位其种类和数量保持相对稳定。正常菌群与人体之间相互依存，相互制约，形成共生状态，对机体有益，主要表现为：① 拮抗致病菌。正常菌群对侵入的某些致病菌有一定的生物拮抗作用，如竞争营养和受体位点，产生抗微生物物质等。② 营养作用。正常菌群参与宿主体内某些物质代谢、营养转化和合成，如肠道中的大肠埃希菌能合成维生素供人体利用。③ 免疫作用。正常菌群作为异种抗原能促进宿主免疫器官的发育成熟，又能刺激宿主发生免疫应答，产生的免疫效应物质对具有交叉抗原的致病菌有一定抗菌作用。④ 抗衰老作用。肠道正常菌群中的双歧杆菌、乳杆菌产生过氧化物歧化酶，催化自由基歧化，以清除其毒性。⑤ 抗癌作用。正常菌群可使某些致癌物质转化成非致癌性物质，还能激活巨噬细胞等，具有一定的抑瘤杀瘤作用。

> **提 示**
>
> 肠道内最重要的正常菌群——双歧杆菌，分布在胃肠的数量随年龄阶段的增长而减少。母乳喂养儿胃肠中的双歧杆菌分布最多。随着年龄的增长，双歧杆菌逐渐减少甚至消失，65 岁以上的老人，双歧杆菌数量则减少到仅占 7.9%，而大肠埃希菌等腐败细菌大量增加。

但是，正常菌群中有的微生物在某些条件下也可以引起疾病，故称其为条件致病菌（微生物）。临床上将由条件致病菌引起的感染统称为机会性感染。机会性感染的主要人群为各种原因导致机体抗感染免疫功能低下者，以及长期大量使用广谱抗生素而致菌群失调者等。

有少数微生物能引起人类和动、植物的病害，将其称为病原微生物或致病微生物。病原微生物曾在人类发展史中猖獗肆虐，给人类造成了极大的灾难，至今依然是危害人类健康的重要因素。

新型冠状病毒肺炎（COVID-19）是一种由新型冠状病毒（2019-nCoV）感染引起的以肺部病变为主的新型传染病，在全球广泛流行，截至 2021 年 10 月，全球累计确诊超过 2 亿人，累计死亡人数近 500 万。新型冠状病毒肺炎疫情严重危害人类健康，并严重影响全球政治和经济的发展，是目前全球关注的公共卫生问题。

三、微生物学与医学微生物学

微生物学（Microbiology）是研究微生物的种类、分布、形态、结构、代谢、生长繁殖、遗传、进化及其与人类、动物、植物、自然界等相互关系的一门科学，是生命科学中的一门重要学科。微生物学有许多分支学科。

医学微生物学（Medical Microbiology）是微生物学的一个分支，是研究与医学有关的病原微生物的生物学性状、致病与免疫机制以及检查方法和防治措施的一门科学。医学微生物学是一门基础医学课程，尤其与传染病密切相关。医学生掌握其基本理论、基本知识和基本技能，将为学习病理学、药理学等基础医学和传染病学、临床各科的感染性疾病以及预防医学等课程奠定基础。

第二节　医学微生物学的发展概况及现状

医学微生物学是人类在与感染性疾病斗争的过程中逐步发展起来的，其发展与其他相关科学的进步密切相关，大致可分为三个时期。

一、经验微生物学时期

古人虽未观察到微生物，但已将微生物知识用于工农业生产和疾病的防治之中。我国在夏禹时代就用微生物酿酒，北魏时期就有用微生物制醋、制酱的记载。民间常用的盐腌、糖渍、烟熏、风干等保存食物的方法，实际上都是防止食物因微生物生长繁殖而腐烂变质的有效措施。中医在"六淫""疫疠之气"等病因学说中，就包括某些病原微生物的致病因素。北宋末年刘真人提出传染生物学说，指出肺痨是由小虫引起的。我国古代人民已认识到天花是一种烈性传染病，一旦与患者接触，几乎都将受染，且病死率极高。但用患者的痘衣痘痂可预防天花，并开创了预防天花的人痘接种法。意大利人在15世纪已认识到传染病的传播有直接接触、媒介间接传染和空气传染等多种途径。

二、实验微生物学时期

1676年荷兰人列文虎克（Leeuwenhoek）用自制的显微镜，从牙垢、雨水等标本中，首次观察到不同形态的微生物，证实了微生物在自然界中的客观存在。自此微生物研究进入了形态学时期。法国科学家巴斯德（Pasteur）开始了微生物研究的生理学时代，逐步认识到不同微生物间形态和生理特性有所不同。英国外科医生利斯特（Lister）开创了外科无菌手术法。德国医生科克（Koch）对病原菌进行了大量研究，分离培养出多种病原体，并提出了著名的确定病原微生物的科克法则。1892年俄罗斯科学家伊凡诺夫斯基（Ivanovsky）发现患烟草花叶病的烟叶，其汁通过细菌滤器后仍能使健康烟叶感染，这首次证明比细菌更小的病毒的存在。

1910年德国化学家埃利希（Ehrlich）合成了治疗梅毒的砷凡纳明，开创了用化学药物治疗微生物性疾病的时代。1929年弗莱明（Fleming）发现青霉素，1940年弗洛里（Florey）等将其提纯并用于临床。此后人们又陆续研制了大批抗生素和化学合成抗菌药物，使很多微生物引起的疾病得到控制。

三、现代微生物学时期

近50年来，随着科学的发展以及各种新技术的建立和改进，医学微生物学得到迅速发展。1973年以来，新发现了军团菌、幽门螺杆菌、人类免疫缺陷病毒、重症急性呼吸综合征（Severe Acute Respiratory Syndrome，SARS）冠状病毒、中东呼吸综合征（Middle East Respiratory Syndrome，MERS）冠状病毒、埃博拉病毒、2019 - nCoV（新型冠状病毒）等30

多种病原微生物以及亚病毒和不含核酸的传染性蛋白粒子朊粒。

应用分子生物学技术，对病原微生物致病机制的研究已深入到分子水平和基因水平。临床微生物学检验中，从以表型方法为主，转为侧重于基因型方法来分析待检菌的遗传学特征，使其检测更加方便、快速、灵敏、准确。

除使用灭活疫苗和减毒活疫苗外，近年来采用分子生物学技术等方法制备出多种新型疫苗，如亚单位疫苗、基因工程疫苗、核酸疫苗等。新型抗生素和新的抗病毒药物不断研发上市。

四、医学微生物学的现状

虽然医学微生物学领域的研究取得了巨大成就，但相比于人类面临的感染性疾病的威胁，仍任重而道远。新病原体及再现病原体导致的感染性疾病易暴发流行及形成医院感染，多种病原体的致病机制尚未阐明，病毒性疾病缺乏有效的治疗药物，许多感染性疾病尚缺乏有效疫苗。因此新现传染病的病原学研究、重要病原微生物的致病机制研究、抗感染免疫的分子机制研究、新型疫苗的研究、临床病原微生物学诊断新技术的开发、抗微生物有效药物的研发等，依然是人类长期而重要的任务。

▋ 本章小结

微生物是形体微小、肉眼看不到的微小生物。微生物在自然界中分布广泛、种类繁多，大多数对人类有益；只有少数可引起动、植物疾病，称为病原微生物。微生物分为原核细胞型（细菌、支原体、衣原体、立克次体、螺旋体、放线菌）、真核细胞型（真菌）、非细胞型（病毒）三大类。

在正常人的体表及与外界相通的某些腔道中寄居着不同种类和数量的微生物，称为正常菌群。正常菌群对人体有拮抗致病菌、营养、免疫、抗衰老和抗癌作用。正常菌群中某些微生物在一定条件下对人产生致病作用，叫作条件致病菌。

微生物学经历了漫长的发展时期，近50年来发展较快，在新病原体发现、致病机制研究、诊断技术发展、疫苗和新药研制方面均有巨大发展，但仍然任重道远。

▋ 学习活动 8-1

案例与分析

案例与分析
参考答案

案例：张某，女，48岁，定期去牙科洗牙。几个月前被诊断患有3期卵巢癌，进行了子宫、附件全切后接受化疗。近来自我感觉很好，遂去牙科洗牙。当天牙科非常忙，医护人员未与其过多交流。张某2天后出现发热、乏力、身痛，去医院就医。经血液检查诊断为变异链球菌引起的败血症（细菌进入血液引起的感染），予静脉滴注抗生素治疗而愈。

问题:

1. 此例败血症的发生与其洗牙有何关系? 若有关系, 为何以前多次洗牙并未发生过感染?

2. 此例中医护人员应对患者进行哪些交代?

学习活动 8－2

自 测 练 习

一、单项选择题 (请扫二维码进行在线测试)

在线自测

二、问答题

1. 微生物分为几类? 各包括哪几种? 每类的结构和组成有哪些特点?

2. 什么是正常菌群? 正常菌群对机体有哪些有益作用?

(郝 钰)

第九章

细菌学总论

本章知识结构导图

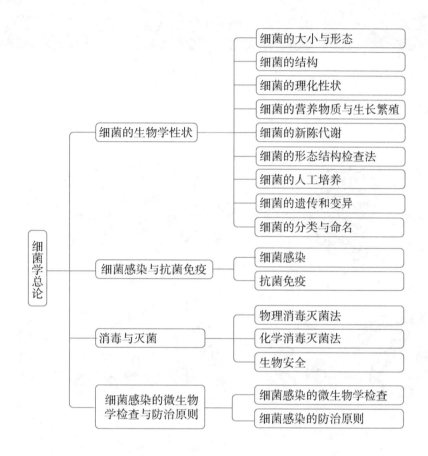

细菌学总论
- 细菌的生物学性状
  - 细菌的大小与形态
  - 细菌的结构
  - 细菌的理化性状
  - 细菌的营养物质与生长繁殖
  - 细菌的新陈代谢
  - 细菌的形态结构检查法
  - 细菌的人工培养
  - 细菌的遗传和变异
  - 细菌的分类与命名
- 细菌感染与抗菌免疫
  - 细菌感染
  - 抗菌免疫
- 消毒与灭菌
  - 物理消毒灭菌法
  - 化学消毒灭菌法
  - 生物安全
- 细菌感染的微生物学检查与防治原则
  - 细菌感染的微生物学检查
  - 细菌感染的防治原则

第一节 细菌的生物学性状

一、细菌的大小与形态

细菌个体微小，通常以微米（μm）为测量单位，常用光学显微镜放大数百倍至上千倍才能观察到。细菌为无色半透明体，一般经革兰染色法染色后可清楚观察细菌形态，分为革兰氏阳性菌（G⁺）和革兰氏阴性菌（G⁻）两大类。细菌在营养丰富条件下培养呈浮游状态，按其外形可以分为球菌、杆菌和螺形菌三种基本类型（图9-1）；每类菌根据其形态特征分为若干种（图9-2、表9-1）。

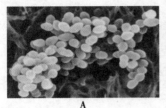 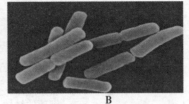 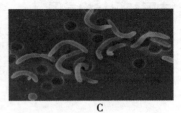

图9-1 细菌的基本形态

A. 球菌；B. 杆菌；C. 螺形菌

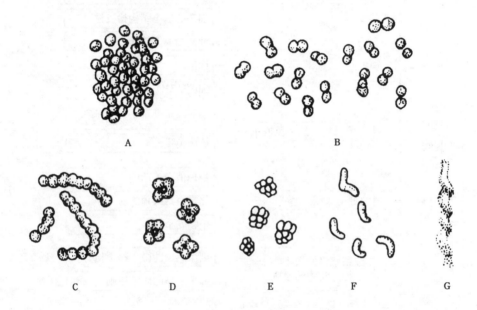

图9-2 细菌的各种形态及排列形式示意图

A. 葡萄球菌；B. 各种双球菌；C. 链球菌；D. 四联球菌；

E. 八叠球菌；F. 弧菌；G. 螺菌

表9-1 细菌的基本形态及特征

细菌的形态		特 征	代 表 菌
球菌	双球菌	在一个平面上分裂，分裂后两个菌体成双排列	淋病奈瑟菌
	链球菌	在一个平面上分裂，分裂后多个菌体粘连成链状	唾液链球菌
	葡萄球菌	在多个不规则的平面上分裂，分裂后菌体无规律粘连一起	金黄色葡萄球菌
	四联球菌	在两个相互垂直的平面上分裂，分裂后四个菌体黏附成正方形	四联微球菌
	八叠球菌	在三个相互垂直的平面上分裂，分裂后八个菌体黏附成立方体	藤黄八叠球菌

细菌的形态			特　征	代　表　菌
杆菌	直杆菌	大	长 3 ~ 10 μm，两端平齐	炭疽芽胞杆菌
		中	长 2 ~ 3 μm，两端呈钝圆形	大肠埃希菌
		小	菌体短小，长 0.6 ~ 1.5 μm	布鲁菌
	分枝杆菌		呈分枝生长趋势	结核分枝杆菌
	棒状杆菌		菌体末端膨大呈棒状	白喉棒状杆菌
	梭杆菌		菌体两端尖细呈梭形	坏死梭杆菌
螺形菌	弧菌		菌体只有一个弯曲；呈弧状或逗点状	副溶血弧菌
	螺菌		菌体有数个弯曲	红色螺菌
	螺杆菌		菌体弯曲呈螺形、S 形或海鸥状	幽门螺杆菌

提　示

球菌的大小以其直径表示，杆菌、螺形菌的大小以其"宽度×长度"来表示，其中螺形菌的长度以其自然弯曲的长度来计算。

细菌的形态可受到培养时间、培养温度、培养基成分、pH 等各种理化因素的影响，只有在生长条件适宜时适时培养，其形态才较为典型。幼龄、衰老的细菌，或环境中含有不利于细菌生长的物质时，其形态不规则，称为衰退型，表现为多形性。

二、细菌的结构

细菌的结构分为基本结构和特殊结构。前者指各种细菌都具有的，包括细胞壁、细胞膜、细胞质和核质；后者指某些细菌特有的结构，包括荚膜、鞭毛、菌毛、芽胞等（图 9 - 3）。

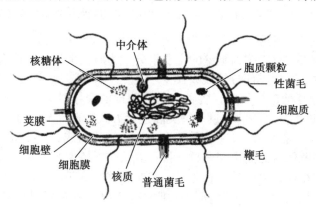

图 9 - 3　细菌的结构示意图

各种细菌在适宜条件下有相对恒定的结构；细菌的结构还与其在宿主体内外生长繁殖、抵抗力、致病性和免疫性等有关。

（一）细菌的基本结构

1. 细胞壁　细胞壁位于细菌细胞最外层，具有韧性和弹性，平均厚度为12～30 nm。其主要功能是：① 维持细菌固有的外形，并保护细菌抵抗低渗环境，起到屏障作用。② 细胞壁上有许多小孔，容许水分子及一些营养物质自由通过，与细胞膜共同完成胞内外的物质交换。③ 细胞壁上带有多种抗原表位，决定菌体抗原性，用于细菌的鉴定。④ 细胞壁上的脂多糖与其致病性有关。

细菌的细胞壁结构复杂，随不同细菌而异。G^+和G^-细胞壁的共有组分是肽聚糖，但各有其特殊组分（图9-4）。

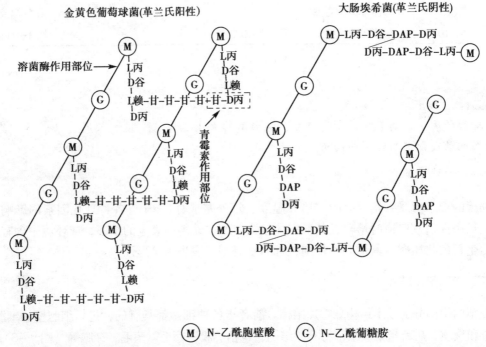

图9-4　金黄色葡萄球菌与大肠埃希菌细胞壁肽聚糖结构模式图

（1）革兰氏阳性菌细胞壁。由肽聚糖和穿插其内的磷壁酸组成。

① 肽聚糖。肽聚糖是G^+菌细胞壁的主要组分，为原核生物细胞特有的物质，由聚糖骨架、四肽侧链和五肽交联桥三部分组成（图9-5）。聚糖骨架由N-乙酰葡糖胺与N-乙酰胞壁酸借β-1，4糖苷糖连接而成，各种细菌细胞壁的聚糖骨架完全相同（溶菌酶可破坏聚糖骨架）；四肽侧链上氨基酸的数量、种类和连接方式随菌而异，如金黄色葡萄球菌四肽侧链由L-丙氨酸、D-谷氨酸、L-赖氨酸和D-丙氨酸组成，L-苯丙氨酸端与聚糖骨架上的胞壁酸相连，四肽侧链之间由交联桥连接；五肽交联桥由5个甘氨酸组成，一端与四肽侧链的第三位氨基酸相连，另一端与相邻另一四肽侧链的第四位氨基酸相连，使两个相邻四肽侧链连接在一起，从而构成十分坚韧的三维网状结构（青霉素可破坏五肽交联桥）。G^+菌细胞壁聚合多达50层肽聚糖，其含量占细胞壁干重的50%～80%。

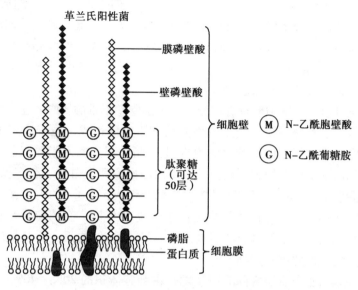

图 9 – 5 革兰氏阳性菌细胞壁结构模式图

② 磷壁酸。磷壁酸是 G⁺ 菌细胞壁的特有组分，含量最大可占细胞壁干重的 50%。结合在细胞壁上的是壁磷壁酸；结合在细胞膜上的是膜磷壁酸，称为脂磷壁酸。磷壁酸的抗原性很强，是 G⁺ 菌的重要表面抗原，与血清学分型有关。某些细菌的磷壁酸具有黏附宿主细胞的功能，与其致病性有关。如 A 族溶血性链球菌的膜磷壁酸能黏附在宿主细胞表面，导致疾病。

（2）革兰氏阴性菌细胞壁。革兰氏阴性菌细胞壁的组成比较复杂，由肽聚糖和外膜组成（图 9 –6）。

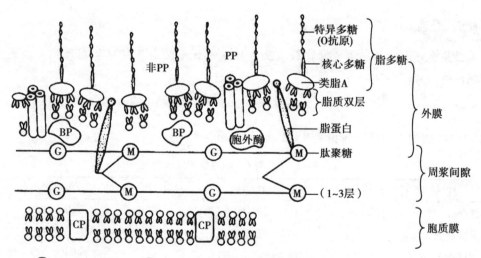

图 9 –6 革兰氏阴性菌细胞壁结构模式图

① 肽聚糖。肽聚糖较少，仅 1~3 层，占细胞壁干重的 5%~10%，组成与 G⁺ 不同，由聚糖骨架和四肽侧链两部分组成，无五肽交联桥结构；如在大肠埃希菌的四肽侧链中，第三位氨基酸是二氨基庚二酸（Diaminopimelic Acid，DAP），与相邻四肽侧链的第四位 D–丙氨酸连接，仅构成单层平面网状二维疏松薄弱结构。G⁻ 菌细胞壁由于含肽聚糖较少，且有外膜保护，故对青霉素、溶菌酶不敏感。

② 外膜。外膜是 G⁻ 菌细胞壁特有成分，约占细胞壁干重的 80%，主要由脂蛋白、脂质双层、脂多糖构成，也称外壁层。脂蛋白由脂质和蛋白质构成，位于肽聚糖和脂质双层之间，蛋白质部分结合在肽聚糖四肽侧链的 DAP 上，脂质部分插入脂质双层，起稳定、固定外膜作用。脂质双层的结构与细胞膜相似，双层内镶嵌多种蛋白质。脂多糖是 G⁻ 菌细胞壁的主要成分，由脂质 A、核心多糖和特异多糖三部分组成，是 G⁻ 的内毒素。脂质 A 构成内毒素活性的糖脂，无种属特异性；核心多糖位于脂质 A 外侧，有属特异性；特异多糖位于最外层，是由多个低糖重复单位构成的多糖链，为 G⁻ 的菌体抗原，即 O 抗原，故称 O 特异多糖，具有种特异性，借此可鉴定细菌。

在细胞膜与外膜的脂质双层之间有一空隙，占细胞体积的 20%~40%，称为周浆间隙，间隙中含有多种蛋白酶、核酸酶、解毒酶及特殊结合蛋白，在细菌获得营养及解除有害物质毒性等方面有重要作用。

（3）革兰染色的原理。G⁺ 的细胞壁主要是由肽聚糖形成的网状结构组成的，脂类含量低，在染色过程中，当用乙醇处理时，由于脱水网状结构中的孔径变小，通透性降低，使结晶紫–碘复合物被保留在细胞内而不易脱色，呈现蓝紫色；G⁻ 的细胞壁中肽聚糖含量低，而脂类物质含量高，当用乙醇处理时，脂类物质溶解，细胞壁的通透性增加，使结晶紫–碘复合物易被乙醇抽提出，而呈复染液（复红）的红色。

提　示

革兰染色还和菌龄、染色时操作有关，故在进行革兰染色时须特别注意，以免假阳性和假阴性出现。

G⁺ 与 G⁻ 细胞壁组成比较见表 9-2。

表 9-2　G⁺ 与 G⁻ 细胞壁组成比较

比较项目	G⁺ 菌	G⁻ 菌
厚度/nm	20~80	10~15
肽聚糖层数	多（可达 50 层）	少（1~3 层）
肽聚糖构象	三维立体网络，较坚韧	二维平面网络，较疏松
肽聚糖占细胞干重比例	50%~80%	5%~10%
磷壁酸	有	无

比 较 项 目	G⁺菌	G⁻菌
外膜	无	有
对青霉素敏感性	敏感	不敏感
对溶菌酶敏感性	敏感	敏感性低

（4）细菌细胞壁缺陷型（L型）。细菌细胞壁的肽聚糖结构受到理化或药物作用时，细胞壁损伤而成为细胞壁缺陷的细菌。这种细胞壁受损在高渗环境下仍可生存的细菌称为细菌细胞壁缺陷型或 L 型细菌，因其 1935 年首先在利斯特研究院被发现而得名。G⁺菌细胞壁缺失后，原生质仅被一层细胞膜包住，称为原生质体。G⁻菌肽聚糖受损后还有外膜保护，称为原生质球。

> **提 示**
>
> L 型细菌分布非常广泛，凡有细菌分布的地方均有 L 型细菌存在；易形成慢性感染，与支原体等无壁微生物引起的感染相似，实验室检查时从培养特征上应注意与支原体相区别。

在临床上由于抗菌药物使用不当，可致患者体内细菌发生 L 型变异。某些细菌的 L 型仍有致病能力，可引起尿路感染、骨髓炎、心内膜炎等慢性感染，常在应用某些作用于细胞壁的抗生素（如青霉素等）进行治疗过程中出现，且易复发。故临床遇有明显细菌感染症状而常规培养为阴性者，应考虑 L 型细菌感染的可能，宜做细菌 L 型专门分离培养并更换抗菌药物。

2. 细胞膜　细胞膜又称胞质膜，位于细胞壁内侧，是包绕细胞质的一层半透性柔软有弹性的生物膜，占细胞干重的 10% ~ 30%。细菌细胞膜结构与真核细胞膜相同，由含磷脂的脂质双层和镶嵌其中的多种蛋白质组成，但不含胆固醇。其功能主要有物质转运、生物合成、呼吸和形成中介体。中介体是细菌细胞膜向细胞质内凹陷、折叠形成囊状结构，多见于G⁺菌，不是细胞的固有结构，与细菌呼吸和分裂有关。也有学者提出不同观点，认为所谓"中介体"是电镜制片过程中因脱水操作而产生的一种假象。

> **提 示**
>
> 细胞膜是细胞正常的渗透性屏障，选择性控制细胞内外物质的运输与交换；控制营养物质及代谢产物进出细胞，使细菌能吸收所需营养物质，排除过多的或废弃的物质。细胞膜上还有丰富的酶系，如脱氢酶系；细胞膜与细胞代谢时能量产生、储存和利用有关。

3. 细胞质　细胞质是细胞膜包裹的溶胶状物质，基本成分为水、蛋白质、核酸、脂类、少数糖类和无机盐，是细菌进行新陈代谢的主要场所，细胞质内还有一些重要的亚显微结构。

（1）核糖体。核糖体又称核蛋白体，化学组成为 RNA 和蛋白质；其沉降系数为 70S，由 50S 大亚基与 30S 小亚基组成。有些药物如四环素、链霉素能与 30S 的小亚基结合，红霉素、氯霉素能与 50S 的大亚基结合，干扰菌体蛋白质的合成，而导致细菌死亡。而真核生物（包括人类）细胞的核糖体沉降系数为 80S，由 60S 与 40S 两个亚基组成，故上述抗生素对人体无影响。

（2）质粒。质粒是染色体以外的遗传物质，为双股环状闭合 DNA，并非细菌细胞所必需，具有可自主复制、传给子代、可丢失及在细菌之间转移等特性。质粒种类很多，与医学密切相关的有 F 质粒、R 质粒、Col 质粒，分别决定细菌的性菌毛、耐药性、产大肠菌素等。

（3）胞质颗粒。胞质颗粒是细胞质中的颗粒，为细菌储存能量和营养的场所，包括多糖、脂类、多磷酸盐等，胞质颗粒并非是细菌生命活动所必需的细胞结构。胞质颗粒数量随菌种、菌龄和环境条件不同而异；环境有利、营养充足，数量较多；反之，胞质颗粒减少甚至消失。胞质颗粒用亚甲蓝染色着色较深，呈紫色，称为异染颗粒。白喉棒状杆菌异染颗粒位于菌体两端，有助于鉴定。

4. 核质　核质即细菌染色体，是细菌生命活动必需的遗传物质，为单一密闭环状 DNA 分子反复回旋盘曲绕组成的松散网状结构，故称核质，具有细胞核功能。细菌的细胞核没有固定的形态，无核膜、核仁，这是原核生物与真核生物的主要区别。

提 示

细胞质是细菌的内环境，含丰富的酶类；是细菌合成代谢和分解代谢的主要场所。

（二）细菌的特殊结构

1. 荚膜　某些细菌细胞壁外包绕一层较厚的黏液性物质。其厚度 ≥0.2 μm，边界明显，光镜下可见的，称为荚膜或大荚膜（图 9-7）；厚度 <0.2 μm 的，为微荚膜。荚膜成分因不同菌种而异，多数细菌荚膜由多糖组成，如肺炎链球菌；少数细菌荚膜为多肽或糖与蛋白复合物，如炭疽芽胞杆菌。

荚膜的形成与环境条件密切相关，一般在营养丰富的培养基中容易形成荚膜，在普通培养基上或连续传代则易消失。荚膜不易着色，可用特殊染色法将荚膜染成与菌体不同的颜色，如用墨汁做负染色，则荚膜显现得更为清楚。

荚膜是细菌重要致病因素。荚膜能保护细菌抵御吞噬细胞的吞噬与消化，保护菌体免受溶菌酶、抗体、补体、药物等损伤，增加细菌侵袭力；荚膜能黏附宿主细胞，造成感染；荚膜具有免疫原性，可用于鉴别细菌及作为细菌分型依据。

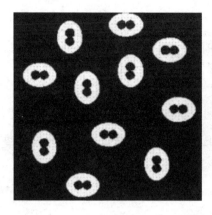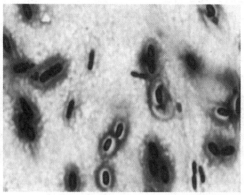

图 9-7 细菌荚膜

　　2. 鞭毛　　在许多细菌的菌体上附有细长并呈波状弯曲的丝状物，称为鞭毛。鞭毛是细菌的运动器官；有些细菌的鞭毛与致病性有关，如霍乱弧菌、空肠弯曲菌可通过其鞭毛运动穿过小肠黏液层，到达细胞表面生长繁殖，产生毒素而致病。鞭毛的化学成分是蛋白质，具有抗原性，可用于某些细菌的鉴别与分类。根据鞭毛的数目、部位及排列情况可将细菌分为以下几种类型（图9-8）：

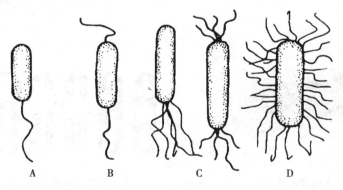

图 9-8　细菌鞭毛模式图

A. 单毛菌；B. 双毛菌；C. 丛毛菌；D. 周毛菌

周毛菌：在菌体周围都生有鞭毛，如变形杆菌等。

单毛菌：菌体一端有一根鞭毛，如霍乱弧菌。

双毛菌：菌体两端各有一根鞭毛，如空肠弯曲菌。

丛毛菌：菌体一端或两端有一束鞭毛，如铜绿假单胞菌、红色螺菌。

提 示

在微生物学检查中，常观察细菌在半固体培养基中的运动能力，以了解其是否有鞭毛。

---

3. 菌毛　在很多 G^- 菌及少数 G^+ 菌的细胞表面存在着一些比鞭毛更细、更短而直硬的丝状物，称为菌毛。其化学成分为蛋白质，称为菌毛蛋白。菌毛蛋白具有抗原性。按功能可以将菌毛分为两种，即普通菌毛和性菌毛（图9-9）。

（1）普通菌毛。普通菌毛遍布菌体表面，与致病性有关，通过黏附作用附于多种哺乳动物细胞上引起感染。细菌失去菌毛，则失去黏附作用，不能引起疾病。

（2）性菌毛。性菌毛仅见于少数 G^- 菌，比普通菌毛粗而长，但比鞭毛短，一个细胞仅具1~4根。性菌毛由F质粒或相似的基因编码，带有性菌毛的细菌称为 F^+ 菌或雄性菌，无性菌毛的细菌称为 F^- 菌或雌性菌。F^+ 菌的遗传物质可通过性菌毛传递给 F^- 菌，该过程称为接合。细菌的毒性及耐药性等性状可通过此方式传递，这是某些肠道杆菌易产生耐药性的原因之一。此外，性菌毛还是某些噬菌体感染宿主菌的受体。

4. 芽胞　某些 G^+ 细菌在一定环境条件下，在菌体内部形成一个圆形或卵圆形小体，称为芽胞。一个细菌细胞只形成一个芽胞，芽胞不是细菌的繁殖方式，而是在不良环境下的休眠方式，如条件适宜可发芽形成新的菌体，其大小、形状和在菌体中所处的位置随菌种而异（图9-10），故可利用芽胞来鉴别细菌。芽胞在自然界中分布广泛，可存活几年至数十年。

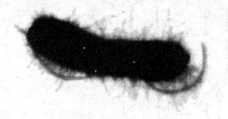
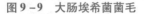

图9-9　大肠埃希菌菌毛

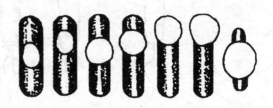

图9-10　芽胞的形状和位置模式图

芽胞对高温、干燥、化学消毒剂和辐射等有较强抵抗力；能耐煮沸数小时，一旦医疗器械、敷料等被芽胞污染，用一般的理化方法很难将芽胞杀死，故临床上以消灭芽胞作为灭菌标准。高压蒸汽灭菌是杀灭芽胞的最有效的方法。

> **提 示**
>
> 芽胞的特点是具有较强的耐热性，如枯草杆菌的芽胞，在沸水中能存活 1 小时；肉毒梭状芽胞杆菌的芽胞在 180 ℃的干热中仍可存活 10 分钟，这给医疗卫生、发酵工业和食品工业都带来严重危害。细菌的特殊结构分别依据其组成成分及其结构而赋予细菌一定的致病能力。

三、细菌的理化性状

（一）细菌的化学组成

细菌的化学组成与其他生物细胞相似，包括水、无机盐类、蛋白质、糖类、脂质和核酸等，其中核酸包括 DNA 和 RNA；此外还含原核生物特有成分：肽聚糖、磷壁酸、胞壁酸、D 型氨基酸、脂多糖、二氨基庚二酸等。

（二）细菌的物理性状

1. 带电现象　细菌固体成分的 50% ~ 80% 是蛋白质，蛋白质由兼性离子氨基酸组成。G^+ 菌等电点（Isoelectric Point，pI）为 2 ~ 3，G^- 菌等电点为 4 ~ 5，在中性或弱碱性环境中均带负电荷，尤以 G^+ 菌带负电荷更多。细菌的带电现象与其染色反应、凝集反应、抑菌和杀菌作用密切相关。

2. 表面积　细菌体积虽小，但单位体积的表面积远比其他生物细胞大，这有利于菌体与外界进行物质交换，故细菌代谢旺盛，繁殖迅速。

> **提 示**
>
> 葡萄球菌的直径约为 1 μm，则 1 cm³ 体积的表面积可达 60 000 cm²；直径为 1 cm 的生物体，1 cm³ 的表面积仅为 6 cm²，两者相差 1 万倍。

3. 光学性质　细菌细胞为半透明体，当光线照射至菌体时，一部分光被吸收，另一部分光被折射，故细菌悬液呈混浊状态。菌数越多，浊度越大，故可用比浊法或分光光度法粗略地估计细菌数量。

4. 半透性　细菌的细胞壁和细胞膜都有半透性，细胞膜半透性更加严格，可允许水和小分子物质通过，而对其他物质则有选择性通过作用，这有利于吸收营养和排出代谢产物。

5. 渗透压　由于细菌细胞内含有高浓度的营养物质和无机盐，故菌体内渗透压高。G^+

菌的渗透压达到 20 ~ 25 atm[①]；G⁻ 菌的渗透压达 5 ~ 6 atm。细菌所处环境一般相对低渗，由于有细胞壁的保护不致崩裂；如处于比菌内渗透压更高的环境中，菌体内水分逸出，胞质浓缩，细菌不能生长繁殖。

四、细菌的营养物质与生长繁殖

（一）细菌的营养物质

细菌从周围环境中吸收的代谢活动必需的有机物与无机物，称为细菌的营养物质，细菌生长繁殖所需营养物质主要有水、碳源、氮源、无机盐和生长因子等。碳源、氮源参与菌体结构构成并能提供能量；磷、钾、钠等多种无机盐参与构成菌体成分，与细菌的酶活性及致病性有关；生长因子是指细菌从外界获得的一些生长繁殖所必需的物质，主要有 B 族维生素、某些氨基酸、嘌呤、嘧啶及胆碱等。

（二）细菌的生长繁殖

1. 细菌生长繁殖的条件

（1）充足的营养。充足的营养为细菌的新陈代谢及生长繁殖提供必要的原料和充足能量。

（2）合适的酸碱度。大多数病原菌合适的 pH 为 7.2 ~ 7.6，少数细菌对 pH 的需要明显不同，如霍乱弧菌在 pH = 8.4 ~ 9.2 时生长最好，结核分枝杆菌 pH = 6.5 ~ 6.8 时生长最好。

（3）适宜的温度。各类细菌对温度的要求不同，大多数病原菌最适温度为 37 ℃；个别细菌，如小肠结肠炎耶尔森菌的最适生长温度为 20 ~ 28 ℃。

（4）必要的气体环境。细菌所需要的气体主要是 O_2 和 CO_2。根据代谢是否需要 O_2，可将细菌分为：① 专性需氧菌。在无游离氧的环境中不能生长，如结核杆菌。② 微需氧菌。在低氧压（5% ~ 6%）下生长最好，氧压大于 10% 对其生长有抑制作用，如乳杆菌。③ 兼性厌氧菌。在有氧或无氧的环境中都能生长，但是有氧时生长较好，大多数病原菌均为此类，如葡萄球菌。④ 专性厌氧菌。只能在无氧环境中进行发酵，在有分子氧环境中不能生长，甚至死亡，如破伤风梭菌。

2. 细菌繁殖的方式和速度　细菌以简单二分裂方式进行无性繁殖。一个细菌生长到一定时间，在细胞中间逐渐形成横隔，将一个细胞分裂成两个相等的子细胞。在适宜条件下，多数细菌繁殖速度极快，细菌繁殖的速度取决于细菌种类及环境条件。一般细菌繁殖一代仅用 20 ~ 30 分钟，如大肠埃希菌；个别菌较慢，如结核分枝杆菌为 18 ~ 20 小时。

3. 细菌群体生长繁殖规律　细菌繁殖速度很快，按繁殖一代为 20 分钟计算，在最佳条件下 8 小时后，1 个细胞可繁殖到 200 万个以上。但实际上由于细菌繁殖中营养物质的消耗、毒性产物的积聚及环境的改变，细菌绝不可能始终保持原速度无限增殖，经过一定时间后，细菌活跃增殖的速度逐渐减慢，死亡细菌逐增、活菌率逐减，遵循生长曲线规律。将一定量的细菌接种在适宜、定量的液体培养基内，在适宜条件下培养，定时取样测定细胞数

---

① atm 为非法定单位，1 atm = 1.013 25 × 10⁵ Pa，下同。

量。以细胞增长数目的对数为纵坐标，以培养时间为横坐标，绘制一条如图9-11所示的曲线，我们称这条曲线为细菌的生长曲线。典型的细菌生长曲线分为4个时期。

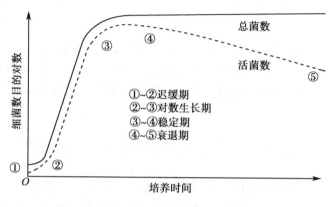

图9-11　细菌的生长曲线

（1）迟缓期。为最初培养的1~4小时。此期为细菌适应新环境的过程。细菌体积增大，代谢活跃，为细菌分裂增殖合成与储备充足的酶、能量及中间代谢产物。

（2）对数生长期。此期生长曲线上活菌数直线上升，细菌以稳定的几何级数极快增长，可持续几小时至几天不等；细菌形态、染色性、生物活性都很典型；对外界环境因素的作用敏感；对抗生素敏感。研究细菌性状最好选用此期细菌。

（3）稳定期。该期的生长菌群总数处于平坦阶段，但由于培养基中营养物质消耗、毒性产物积累及pH下降等不利因素影响，细菌繁殖速度渐趋下降，细菌死亡数开始逐渐增加，细菌增殖数与死亡数渐趋平衡。细菌形态、染色性、生物活性可出现改变，细菌的芽胞、外毒素、抗生素等代谢产物多在此期形成。

（4）衰退期。细菌繁殖速度减慢至停止，死亡菌数超过活菌数，此期细菌变长、肿胀或畸形衰变，甚至菌体自溶，难以辨认，故陈旧培养物上难以鉴别细菌。

提　示

　　细菌的生长曲线只有在体外人工培养条件下才能观察到，在体内及自然界中细菌的生长繁殖受机体免疫因素和环境因素的多方面影响，不会出现像培养基中那样典型的生长曲线。掌握细菌生长规律，可人为改变培养条件，有目的地研究控制病原菌的生长，发现和培养对人类有用的细菌。

五、细菌的新陈代谢

新陈代谢是细菌最基本的特征之一，包括合成代谢和分解代谢。细菌通过其分泌的多种酶将复杂的营养物质分解为简单的化合物，用于合成菌体成分并获得能量，称为分解代谢；细菌以营养原料及生物氧化产生的能量，合成菌体结构成分及相应的代谢产物，称为合成代谢。细菌在分解代谢和合成代谢中能产生多种代谢产物，在细菌的鉴定及生化反应中有实际意义。

（一）细菌分解代谢产物及其意义

各种细菌分解糖、蛋白质的能力及代谢产物不同。利用生化试验的方法检测细菌对糖、蛋白质的代谢产物，称为细菌的生化反应，主要用于细菌的鉴别。常用的细菌的生化反应包括糖发酵试验、甲基红试验、VP 试验、吲哚试验、硫化氢试验、尿素分解试验、枸橼酸盐利用试验等。如伤寒杆菌分解葡萄糖产酸，不能分解乳糖；大肠埃希菌可分解葡萄糖和乳糖，产酸产气。

> **提　示**
>
> 　　细菌的生化反应是鉴别细菌的有效方法，对于革兰染色阴性的细菌和培养特性相同或相似的细菌更为重要；吲哚试验、VP 试验、甲基红试验、枸橼酸盐利用试验常用于肠道杆菌的鉴定，如大肠埃希菌对这四种试验的反应结果为"＋＋－－"，而产气杆菌则为"－－＋＋"。

（二）细菌合成代谢产物及其意义

细菌在合成代谢中利用分解代谢中的产物和能量，除合成菌体自身成分外，同时还合成一些在医学上具有重要意义的代谢产物。

1. 热原质　又称致热原，是细菌在代谢过程中合成的能引起人体或动物体发热反应的物质。产生热原质的细菌主要是 G^- 菌，主要成分是 G^- 菌细胞壁的脂多糖，但某些 G^+ 菌所分泌的外毒素及部分 G^- 菌的其他外膜组分也具有致热活性。热原质耐高温，不会被高压蒸汽灭菌法（121 ℃，20 分钟）破坏，需 250 ℃干烤才能破坏热原质，强酸、强碱或强氧化剂煮沸 30 分钟也能使热原质的致热性丧失。故在制备和使用注射药剂过程中应严格遵守无菌操作，防止细菌污染。去除热原质最好的方法是蒸馏，也可用吸附、过滤等方法。输液用的玻璃器皿可在 250 ℃高温下作用 2 小时，以彻底破坏热原质。

2. 毒素和侵袭性酶　细菌产生的毒素包括内毒素和外毒素，外毒素毒性更强且有高度的选择性。有些细菌还能产生损伤机体组织、促使细菌扩散的侵袭性酶，如产气荚膜梭菌产生卵磷脂酶。毒素和侵袭性酶与细菌致病性密切相关。

3. 色素　某些细菌在一定条件下能产生不同颜色的色素，有水溶性色素（如铜绿假单胞菌的色素）和脂溶性色素（如金黄色葡萄球菌的色素）两类，有助于鉴别细菌。

4. 抗生素　抗生素是由某些微生物代谢过程中产生的能抑制或杀死另一些微生物和肿瘤细胞的微量生物活性物质。抗生素多由放线菌和真菌产生，细菌只产生多黏菌素和杆菌肽等。

5. 细菌素　细菌素是某些细菌产生的一类具有抗菌作用的蛋白质，其作用范围狭窄，仅能杀灭与之有近缘关系的细菌，如大肠菌素。细菌素具有种和型的特异性，可用于细菌分型和流行病学调查。

6. 维生素 细菌能合成某些维生素，除供自身需要外，还能分泌至周围环境中，如人体肠道内大肠埃希菌合成的 B 族维生素可被人体吸收利用。

提 示

并非所有的合成代谢产物都具有致病作用，有些产物可被利用作为治疗作用的生物制品，如链球菌的合成代谢产物链激酶（Streptokinase，SK）可用于溶栓，治疗因血栓引起的疾病；对于致病菌，了解其代谢与致病的关系，有助于设计与寻找有关诊断和防治的方法。

六、细菌的形态结构检查法

（一）显微镜观察法

细菌形体微小，肉眼不能直接看到，必须借助显微镜放大后才能看到。显微镜包括普通光学显微镜、电子显微镜、暗视野显微镜、相差显微镜、荧光显微镜和共聚焦显微镜等。

普通光学显微镜是观察细菌最常用的显微镜，以日光或灯光为光源。暗视野显微镜是在普通的光学显微镜上换装暗视野聚光器，使菌体在暗的背景中明亮，形成明暗反差便于观察，多用于不易着色微生物（如螺旋体）的形态和运动观察。电子显微镜是利用电子流代替可见光波，以电磁圈代替放大透镜，放大倍数可达数十万倍，能分辨 1 nm 的微粒；不仅能看清细菌的外形，内部超微结构也可一览无遗，但电子显微镜标本须在真空干燥的状态下检查，故不能观察活的微生物。

（二）染色法

1. 一般染色法 细菌在强光下呈透明或半透明，菌体与玻璃片有相似的折光系数，在光学显微镜下难以看清，若将细菌制成涂片，固定后加以染色，使细菌着色后即可在普通光学显微镜下观察细菌形态。细菌等电点为 pH = 2.0 ~ 5.0，在近中性环境中多带负电荷，易与带正电荷碱性染料结合着色。常用碱性苯胺染料有亚甲蓝、碱性复红、甲紫等；有时也使用带负电荷的酸性染料，如刚果红；菌体不着色，而能使背景着色，显出细菌外形，称为负染色法。

2. 分类鉴别染色法 分类鉴别染色法是用两种以上的染料染色，可将不同细菌染成不同颜色。除可观察细菌形态外，还能鉴别细菌，常用革兰染色法和抗酸染色法两种，最常用、最重要的分类鉴别染色法是革兰染色法。

（1）革兰染色法。革兰染色法的原理见细菌的基本结构中细胞壁的内容。具体方法是：固定的细菌标本先用碱性染料结晶紫初染，再加碘液媒染，使之生成结晶紫 - 碘复合物；此时不同细菌均被染成深紫色。然后用 95% 乙醇处理，有些细菌被脱色，有些不脱色，最后用复红复染。此法将细菌分为两大类：不被乙醇脱色仍保留紫色者为 G^+ 菌，被乙醇脱色后复染成红色者为 G⁻ 菌。

革兰染色法的医学意义包括：① 鉴别细菌。将所有细菌分为 G⁺ 菌和 G⁻ 菌两大类，缩小范围，有助于进一步鉴定。② 选择药物参考。G⁺ 菌与 G⁻ 菌对一些抗生素表现出不同的敏感性，如大多数 G⁺ 菌对青霉素、红霉素、头孢菌素等敏感，大多数 G⁻ 菌对上述几种药物不敏感，而对氯霉素、链霉素、庆大霉素等敏感。③ 与致病性有关。大多 G⁺ 菌的致病物质是外毒素，而 G⁻ 菌的致病物质主要是内毒素，两者致病机制和临床表现都不同。

（2）抗酸染色法。该法可鉴别抗酸性细菌和非抗酸性细菌。具体方法是将固定好的标本经苯酚复红加温染色，再用盐酸－乙醇脱色，最后用亚甲蓝复染。结核分枝杆菌等抗酸杆菌染成红色，非抗酸性菌经脱色而被复染成蓝色。

> ### 提 示
>
> 在机体感染部位，由于细菌受到药物、体液中溶菌酶、抗体、补体等多种因素的作用，其形态、性状常发生改变，在临床实验室做直接涂片染色镜检时应予以注意。

七、细菌的人工培养

在掌握细菌生长、繁殖规律的基础上，可根据需要采用人工方法分离培养或纯培养细菌。这对传染病的诊断与治疗、流行病学调查、生物制品的制备及工农业生产都具有重要意义。

（一）培养基

培养基是人工配制的适合于细菌生长繁殖的营养基质。

培养基按其理化性状可分为液体、半固体和固体三大类。液体培养基可供细菌增菌及鉴定使用；在液体培养基中加入 0.2%～0.5% 的琼脂即成为半固体培养基，可用于细菌动力的观察及保存菌种；如琼脂量为 2%～3%，即为固体培养基，固体培养基一般制成平板（或平皿）和斜面两种，前者可供细菌的分离培养，后者用于增菌和短期保存菌种。

按用途的不同可将培养基分为五类：① 基础培养基。此类培养基是细菌生长繁殖所需要的最基本的营养成分，可供大多数营养要求不高的细菌生长。最常用的是肉汤培养基和普通琼脂培养基。② 营养培养基。在基础培养基中加入葡萄糖、血液、血清、酵母浸液等营养物质，供营养要求较高或有特殊营养需求的细菌生长，如肺炎链球菌的生长需要含有血液、血清。血琼脂平板是分离、培养病原菌常用的营养培养基。③ 选择培养基。此类培养基是在基础培养基中加入某些化学物质，选择性抑制某些细菌生长、促进另一类细菌生长的培养基。如 SS 琼脂培养基中含有胆盐、煌绿、枸橼酸，可抑制 G⁺ 菌和肠道非致病菌生长，从而使致病的沙门菌和志贺菌分离出来。④ 鉴别培养基。根据细菌分解糖和蛋白质能力的不同，在培养基中加入特定的作用底物和指示剂，接种待检细菌培养后，观察细菌分解底物的情况，从而鉴别细菌。如常用糖发酵管、硫化氢试验培养基、伊红－亚甲蓝琼脂等。

⑤ 厌氧培养基。专供厌氧菌分离、培养、鉴定用的培养基称为厌氧培养基。

（二）培养细菌的方法

人工培养细菌除营养物质外，还需要合适的酸碱度、温度及必要气体环境。一般取待检菌标本或菌种接种在适宜培养基上，至37 ℃培养箱内培养18～24小时，即有大量细菌生长繁殖。对有特殊要求或生长速度缓慢的细菌，可适当调整培养条件和培养时间。常用的有分离培养和纯培养两种方法。

（三）细菌在培养基中的生长现象

1. 液体培养基　液体培养基主要用于细菌的增菌。大多数细菌在液体培养基中的生长可表现为液体变混浊，如大肠埃希菌；少数链状的细菌则呈沉淀生长，培养基的上部仍透明，如链球菌；专性需氧菌如结核分枝杆菌、枯草杆菌则呈表面生长，形成菌膜。

2. 半固体培养基　半固体培养基可用于细菌有无鞭毛及动力的检查，还可短期保存细菌。将细菌穿刺接种于半固体培养基中，培养后有鞭毛的细菌可克服低浓度琼脂的阻挡，扩散至穿刺线以外，整个培养基呈云雾状，穿刺线变混浊；无鞭毛的细菌只能在穿刺线上生长，培养基仍透明，穿刺线清晰。

3. 固体培养基　平板固体培养基用于细菌的分离，试管固体培养基用于菌种的保存。将细菌划线接种于固体培养基表面，一般经18～24小时培养后，单个细菌分裂繁殖后形成肉眼可见的细菌集团，称为菌落。挑取一个菌落转种到另一个新鲜培养基中，生长出的细菌均为纯种，称为纯培养。许多菌落融合在一起形成菌苔。

细菌的菌落分为三种类型：光滑型菌落、粗糙型菌落和黏液型菌落。不同细菌形成的菌落的大小、形状、颜色、气味、透明度、光滑或粗糙、湿润或干燥、边缘整齐与否、在血琼脂培养基上有无溶血性等表现各有差异，其特征可作为识别细菌的重要依据。

提　示

取一定量的液体标本或培养液，均匀接种在琼脂平板上，可通过计数菌落推算标本中的活菌数；这种菌落计数方法常用于检测自来水、饮料、污水和临床标本的活菌含量。

（四）人工培养细菌的用途

1. 在医学中的应用　人工培养细菌用于感染性疾病的病原学诊断、药物敏感试验、细菌学的研究以及生物制品的制备。如制备疫苗、类毒素供预防传染病使用。将制备的疫苗或类毒素注入动物体内，获取免疫血清或抗毒素，用于传染病治疗。研究细菌的生理、遗传变异、致病性、免疫性和耐药性等，均需人工培养细菌；其也可用于配合动物实验来鉴定细菌的侵袭力和进行毒力分析。

2. 在工农业生产中的应用　细菌经培养和发酵产生多种代谢产物，经过加工处理，可制成抗生素、维生素、氨基酸、有机溶剂、酒、酱油、味精等产品；细菌培养物还可用于处理废水和垃圾、制造菌肥和农药及生产酶制剂等。

3. 在基因工程中的应用　细菌具有繁殖快、易培养的特点，大多数基因工程的实验和生产利用细菌进行。如将带有外源性基因的重组 DNA 转化给受体菌，使其在菌体内获得表达，现在用此方法已成功制备出胰岛素、乙型肝炎疫苗和干扰素等生物制剂。

提　示

人工培养细菌还是人类发现尚不知道的新病原菌的先决条件之一。

八、细菌的遗传和变异

细菌和其他生物一样具有遗传与变异的生命特征。细菌的亲代与子代间生物学性状的相似性称为遗传。遗传使细菌的性状保持相对稳定，且代代相传，使其种属得以保存。在一定条件下，细菌的子代与亲代之间的生物学性状出现一定程度的差异称为变异。变异可使细菌产生新变种，变种的新特性靠遗传得以巩固，并使物种得以发展与进化。

（一）细菌的变异现象

细菌的变异分为遗传性变异与非遗传性变异。前者是细菌的基因结构发生了改变，如基因突变或基因转移与重组等，故又称基因型变异；后者是细菌在一定的环境条件影响下产生的变异，其基因结构未改变，称为表型变异。基因型变异常发生于个别的细菌，不受环境因素的影响，变异发生后是不可逆的，产生的新性状可稳定地遗传给后代。相反，表型变异易受到环境因素的影响，当环境中的影响因素去除后，变异的性状又可复原，表型变异不能遗传。

1. 形态结构的变异　细菌大小和形态在不同的生长时期可不同，生长过程中受外界环境条件的影响也可发生变异。如鼠疫耶尔森菌在含 $30 \sim 60$ g/L NaCl 的培养基上生长，可出现大小不等球形、酵母样形、哑铃形等多形性改变；肺炎链球菌在机体内或在含有血清的培养基中可形成荚膜，致病性强，在普通培养基上培养或传代培养后，荚膜逐渐消失，致病性也随之减弱；将有鞭毛的普通变形杆菌接种在含 1% 苯酚的琼脂培养基上培养，则细菌失去鞭毛，这种失去鞭毛的变异称为 H－O 变异（H 代表细菌的鞭毛，O 代表失去鞭毛的细菌菌体），此变异是可逆的。

2. 毒力变异　毒力变异包括毒力的增强和减弱。如白喉棒状杆菌常寄居在咽喉部，不致病；但当其感染了 β－棒状杆菌噬菌体后变成溶原性细菌，则产生外毒素引起白喉；卡尔梅特－介朗（Calmette － Guérin）二氏将有毒的牛分枝杆菌接种在含有胆汁的甘油、马铃薯培养基上，经过 13 年，连续传 230 代，终于获得了一株毒力减弱但仍保持免疫原性的变异株，即卡介苗（Bacille Calmette － Guérin，BCG），用于结核病的防治。

3. 菌落变异　细菌的菌落主要有光滑（S）型和粗糙（R）型两种。S 型菌落细菌经人工培养多次传代后从光滑型变为粗糙型，称为 S－R 变异，常见于肠道杆菌。变异时往往涉及细菌多种性状的改变，如毒力减弱或消失、抗原性减弱、生化反应不典型等。一般 S 型菌致病性强。

4. 耐药性变异　由于抗生素的广泛应用，细菌对某种抗菌药物由敏感变成耐药，成为耐药株，有些细菌还表现为同时耐受多种抗菌药物，即多重耐药性。

（二）细菌遗传变异的物质基础

细菌遗传变异的物质基础是细菌的遗传物质 DNA，包括细菌染色体和染色体以外的遗传物质。染色体以外的遗传物质是指质粒、噬菌体等。

1. 细菌染色体　细菌染色体是单一的环状双螺旋 DNA 长链，无组蛋白，在菌体内呈超螺旋缠绕成丝团状，外无核膜包围，故称核质。染色体携带细菌绝大部分遗传信息，决定细菌的基因型。

2. 质粒　质粒是细菌染色体以外的遗传物质，是环状闭合的双链 DNA，经人工抽提后可变成开环状或线状。质粒有大小两类，大质粒可含几百个基因，占染色体的 1% ~ 10%，小质粒仅含 20 ~ 30 个基因，约为染色体的 0.5%。

质粒的主要特征有：① 具有自我复制能力。② 赋予细菌某些性状特征，如致育性（F 质粒）、耐药性（R 质粒）、致病性及某些生化特性等。③ 可自行丢失与消除，细菌即失去其控制的生物性状，但仍存活。④ 具有转移性。质粒可通过接合、转化或转导等方式在细菌间转移，携带的性状也随之转移。

3. 噬菌体　噬菌体是感染细菌、真菌、放线菌或螺旋体等微生物的病毒，有严格的宿主特异性，只寄居在易感宿主菌体内。在电子显微镜下观察，大多数噬菌体呈蝌蚪形（图 9 - 12、图 9 - 13），由头部和尾部两部分组成。头部为双辐射状六棱柱体。尾部呈管状，包括尾髓、尾鞘、尾板、尾刺和尾丝。尾板内有裂解宿主菌细胞壁的溶菌酶；尾丝为噬菌体的吸附器官，能识别宿主菌体表面的特殊受体。噬菌体的化学成分是核酸和蛋白质，核酸存在于头部，蛋白质构成噬菌体头部外壳和尾部。

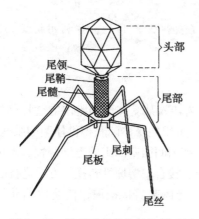

图 9 - 12　蝌蚪形噬菌体结构模式图

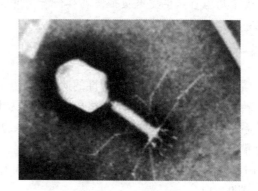

图 9 - 13　T4 噬菌体

根据与宿主菌的相互关系，噬菌体可分成两种类型。

（1）毒性噬菌体。毒性噬菌体是能在宿主菌细胞内复制增殖，产生许多子代噬菌体，并最终裂解细菌的噬菌体。

（2）温和噬菌体。噬菌体基因与宿主菌染色体整合，不产生子代噬菌体，但噬菌体

DNA 能随细菌 DNA 复制，并随细菌的分裂而传代，这种噬菌体称为温和噬菌体或溶原性噬菌体。整合在细菌基因组中的噬菌体基因组称为前噬菌体，带有前噬菌体基因组的细菌称为溶原性细菌。前噬菌体偶尔可自发地或在某些理化和生物因素的诱导下脱离宿主菌基因组而进入溶菌周期，产生成熟噬菌体，导致细菌裂解。温和噬菌体的这种产生成熟噬菌体颗粒和溶解宿主菌的潜在能力，称为溶原性。某些前噬菌体可导致细菌基因型和性状发生改变，这称为溶原性转换，如白喉棒状杆菌产生的白喉外毒素，是因其前噬菌体带有毒素蛋白结构基因。

4. 转位因子　转位因子是能够在细菌染色体、质粒及前噬菌体之间移动的 DNA 片段。转位因子主要有插入序列（Insertion Sequence，IS）、转座子（Transposon，Tn）、转座噬菌体三类。

（三）细菌变异的发生机制

细菌的遗传性变异由基因结构发生改变所致，主要通过基因突变、基因的转移与重组等来实现。

1. 基因突变　基因突变是细菌遗传基因发生突然而稳定的结构改变，导致细菌性状的遗传性变异。基因突变是随机的、不定向的。细菌的基因突变可分为自然突变和人工诱变。前者在细菌生长繁殖过程中自发发生，但自然突变率极低，一般在 $10^{-9} \sim 10^{-6}$；人工诱变是在应用诱变因素的影响下发生的突变，可使细菌突变率提高 $10 \sim 1\,000$ 倍。具有诱发突变作用的理化因素称为诱变剂。常用的诱变剂有紫外线、X 射线、生物碱、真菌毒素、碱基类似物等。

提　示

由于基因自然突变率极低，在实际生产中，为了获得优良品种，常利用诱变剂来对基因进行诱变，从而提高突变率。

---

2. 基因的转移与重组　外源性的遗传物质由供体菌转入某受体菌细胞内的过程称为基因转移。转移的基因与受体菌 DNA 整合在一起称为重组，重组使受体菌获得供体菌的某些特性。亲缘关系相近的供、受体菌易发生重组，而无亲缘性的细菌间因基因组缺乏同源性，不能或不易发生重组。细菌的基因转移和重组可通过转化、转导、接合、溶原性转换等方式进行。

（1）转化。转化是供体菌裂解游离的 DNA 片段被受体菌直接摄取，使受体菌获得新的性状（图 9 - 14）。

（2）转导。转导是以转导噬菌体为载体，将供体菌的一段 DNA 转移到受体菌内，使受体菌获得新的性状。根据转导基因片段的范围可分为普遍性转导和局限性转导。普遍性转导转移的 DNA 可以是供体菌染色体上的任何部分，普遍性转导与毒性噬菌体及温和噬菌体的裂解期有关。局限性转导所转导的只限于供体菌染色体上特定的基因，局限性转导与温和噬菌体的溶原期有关。

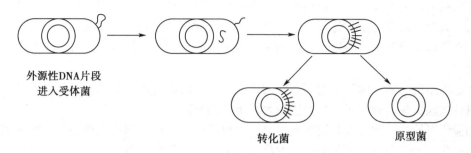

外源性DNA片段
进入受体菌

转化菌　　　　　　　　原型菌

图 9 - 14　细菌转化示意图

（3）接合。接合是细菌通过性菌毛相互连接沟通，将遗传物质（主要是质粒 DNA）从供体菌转移给受体菌。能通过接合方式转移的质粒称为接合性质粒，主要包括 F 质粒、R 质粒、Col 质粒和毒力质粒等（图 9 - 15）。

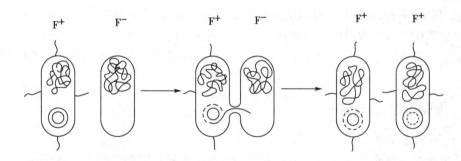

图 9 - 15　接合时 F 质粒的转移与复制

（4）溶原性转换。某些温和噬菌体感染敏感菌后，其基因片段整合到宿主菌的染色体中，使宿主的基因型发生改变，从而获得新的遗传性状，称为溶原性转换。如 β - 棒状杆菌噬菌体感染不产毒素的白喉棒状杆菌后，形成溶原性白喉棒状杆菌即可产生白喉毒素。

> **提　示**
>
> 　　细菌非遗传性变异的发生通常是因外界因素破坏细菌细胞的结构或影响细菌的酶活性，使细菌细胞发生表型变异；遗传型变异的发生则与细菌遗传物质的改变有关，其机制包括基因突变及基因转移与重组。

（四）细菌变异的应用

1. 在疾病的诊断、治疗与预防中的应用　由于细菌的变异可发生在形态、结构、染色性、生化特性、抗原性及毒力等方面，故在临床细菌学检查中不仅要熟悉细菌的典型特性，还要了解细菌的变异规律，才能去伪存真做出正确诊断。如血浆凝固酶试验曾作为判断葡萄球菌有无致病性的重要指标，但目前许多血浆凝固酶阴性的葡萄球菌也具有致病性；细菌感染患者在大量使用青霉素、先锋霉素等抗生素治疗时，使细菌失去细胞壁变成 L 型细菌，L 型细菌在普通培养基上不易生长，故细菌感染症状明显而常规培养阴性者，应考虑 L 型变异的可能性。

不能滥用抗生素。为防止耐药菌株的扩散，应考虑联合用药原则，尤其对需长期用药治疗的慢性疾病，应合理配伍，尽量避免耐药菌株的形成。

用遗传变异的原理使细菌诱变成保留原有免疫原性的减毒株或无毒株，制备成预防疾病的各种疫苗，如卡介苗；近年来已研发出了具有治疗作用的疫苗。

2. 在测定致癌物质中的应用 基因突变是导致人体细胞恶性转化的重要原因，能诱导细菌突变的物质也可能诱发人体细胞基因突变，故凡能诱导细菌基因发生突变的物质都有可能是致癌物质。如选用几株鼠伤寒沙门菌的组氨酸营养缺陷型（his⁻）作试验菌，以被检测的可疑化学物质作诱变剂。his⁻菌在组氨酸缺乏的培养基上不能生长，若发生突变成为 his⁺菌，则能生长。

3. 在基因工程中的应用 细菌遗传变异的研究，推动了基因工程的发展。细菌的质粒和噬菌体是基因工程中常用的基因载体。目前已通过基因工程技术获得用于治疗疾病的胰岛素、干扰素、凝血因子、白细胞介素及用于预防疾病的乙肝疫苗、新型冠状病毒疫苗等生物制品。

九、细菌的分类与命名

（一）细菌的分类

目前生物学将自然界的生物分为病毒界、原核生物界、原生生物界、真菌界、植物界和动物界六大界。细菌属于原核生物界，广义的细菌包括各类原核细胞型微生物，有细菌、放线菌、蓝细菌、支原体、衣原体、立克次体和螺旋体，狭义的细菌专指其中的细菌。细菌的分类等级（分类单位）和其他生物相同，为界、门、纲、目、科、属、种。临床细菌检验常用的分类单位是科、属、种。种是细菌分类的基本单位。形态学和生理学性状相同的细菌群体构成一个菌种；性状相近、关系密切的若干菌种组成属；相近的属归为科，依此类推。在两个相邻等级之间可添加次要的分类单位，如亚门、亚纲、亚属、亚种等。同一菌种内不同来源的细菌称为菌株。它们的性状可以完全相同，也可以有某些差异。具有该种细菌典型特征的菌株称为该菌的标准菌株，在细菌的分类、鉴定和命名时都以标准菌株为依据，标准菌株也可作为质量控制的标准。

（二）细菌的命名

细菌的命名采用拉丁双名法，每个菌名由两个拉丁词组成，即由一个属名和一个种名构成。前一词为属名，用名词，首字母大写；后一词为种名，用形容词，首字母小写。两者均用斜体表示。细菌学名的中文命名次序与拉丁文相反，是以种名在前，属名在后，如 Mycobacterium tuberculosis（结核分枝杆菌）、Salmonella typhi（伤寒沙门菌）等。有时某些常见的细菌也可用习惯通用的俗名，如 tubercle bacillus（结核杆菌）、typhoid bacillus（伤寒杆菌）等。

第二节 细菌感染与抗菌免疫

一、细菌感染

细菌侵入宿主机体内生长繁殖，与宿主相互作用并导致宿主出现不同程度病理表现的过程，称为细菌感染。机体的免疫系统能区分"自己"与"非己"，对"非己"的物质予以排斥来维持自身的稳定。因此，一方面病原菌入侵机体，损害宿主的细胞和组织；另一方面机体的各种免疫防御功能力图杀灭、中和、排除病原菌及其毒性产物。二者力量的强弱和增减，决定着整个感染过程的发展和结局。社会因素和自然因素对这一过程也有很大的影响。

能引起宿主疾病的细菌称为致病菌或病原菌，其致病的性能称为致病性或病原性。毒力表示致病菌致病性的强弱程度。不同种细菌的毒力不同。细菌的毒力常用半数致死量（Median Lethal Dose，LD50）或半数感染量（Median Infectious Dose，ID50）表示，即在一定条件下，能使一定体重或年龄的实验动物半数死亡或感染所需的最小细菌数或细菌毒素的量。

（一）细菌感染的成因

病原菌、宿主的免疫防御能力和环境因素是决定感染的三个因素。

1. 病原菌　病原菌是细菌感染发生的主要因素。感染的建立，需要有病原菌的存在。病原菌能侵入机体，在宿主体内选择合适的寄居部位定居、繁殖，产生毒性物质，影响宿主的正常功能。但感染不是疾病的同义词，大多数的感染是亚临床、不明显、不产生任何显著症状与体征的。

2. 宿主的免疫防御能力　宿主的免疫防御能力是针对病原菌的主要抵抗因素。某些心理因素，如生活中遭遇重大变故和打击而引发的紧张和焦虑等心理应激反应，对免疫系统可产生明显的负面影响，影响免疫防御能力的发挥，是造成人体亚健康从而发生感染的重要原因。但有时在抗感染的过程中，宿主的免疫防御能力可能造成宿主机体组织的损伤。

3. 环境因素　环境因素包括自然因素和社会因素，是感染发生的条件因素。自然因素包括气候、温度、湿度、自然灾害等，这些因素有时可能有利于病原菌的生存繁殖，有时可能增加宿主的易感性。诱发感染的社会因素包括战争、贫困等，可促使传染病的发生和流行。

（二）感染的来源

引起感染的病原菌来自宿主体外的称外源性感染，来自宿主自身的称内源性感染。

1. 外源性感染的来源

（1）患者。患者在疾病潜伏期至病后恢复期一段时间内，都可向体外排菌而成为传染源。

（2）带菌者。无临床症状，但体内带有某种致病菌，并可不断排出体外传染健康人群者，称为健康带菌者；有些传染病患者，恢复后可在一定时间内继续排菌，称为恢复期带菌者。

（3）病畜和带菌动物。有些细菌是人畜共患病的病原菌，这种情况下，病畜或带菌动物所携带的致病菌可以传播至人类，如鼠疫耶尔森菌、炭疽芽胞杆菌等。

2. 内源性感染的来源　内源性感染主要来自人体内寄居的正常菌群，这些细菌在一般情况下不致病，但在某些特定情况下可以引起疾病，故称其为条件致病菌。有时，内源性感染由潜伏在体内的细菌再次增殖引起（如结核分枝杆菌）。由条件致病菌引发的内源性感染又称为机会性感染或二重感染，其主要特点是：致病菌主要为正常菌群的细菌，毒力较弱，如大肠埃希菌、克雷伯菌属、铜绿假单胞菌、变形杆菌属、肠杆菌属、葡萄球菌和白假丝酵母菌等；对抗生素多具耐药性，甚至为多重耐药，难以治疗，而且易在医院内传播，引起流行；常有新的引起内源性感染的致病菌株被分离出来，如阴沟肠杆菌、肠球菌等。

条件致病菌主要在下列情况下引发内源性感染：

（1）定位转移。指正常菌群离开原定植部位向其他部位转移，如大肠埃希菌从原寄居的肠道进入泌尿道；或手术时经切口将皮肤黏膜等处的正常菌群带入无菌体腔（如腹腔、胸腔等）；亦可经某些侵入性诊疗操作（如内镜等）将正常菌群带入受检器官，引起相应部位的感染。

> **提　示**
>
> 　　机体时刻都在预防着肠道菌群的定位转移，当这些细菌试图穿越肠壁易位时，机体会迅速将它们消灭。在中性粒细胞减少或机体处于其他免疫抑制状态下、化疗引起肠黏膜完整性破坏、细菌侵入或抗生素对肠道正常菌群（大多数肠道正常菌群有助于预防细菌定位转移）有抑制作用时，可发生凶险的肠道细菌定位转移感染。大肠埃希菌、克雷伯菌和铜绿假单胞菌等革兰氏阴性菌最易出现定位转移。

（2）菌群失调。由于各种因素导致正常菌群中菌种间的比例、数量失调，正常菌群与宿主之间的生理性组合转变为病理性组合，从而引发感染，称为菌群失调。如大量使用广谱抗生素时，敏感菌被杀死或抑制，耐药的菌株可趁机大量增殖，引起感染。

（3）免疫功能低下。通常在应用免疫抑制剂（如糖皮质激素等）、抗肿瘤药物或放射治疗时，老年人和婴幼儿，或因患某种疾病（如白血病、艾滋病、糖尿病、尿毒症等）造成宿主免疫功能降低时，正常菌群可引发内源性感染。

> **提　示**
>
> 　　感染是各种癌症死亡的主要原因。中性粒细胞数量是决定癌症患者是否合并感染的重要因素。当白细胞总数下降时，感染的危险性增高。除了减少的程度外，其持续的时间也是一个重要因素，持续时间越长，感染的危险性越高。癌症合并中性粒细胞减少的患者，有50%的细菌感染是内源性的，常见如大肠埃希菌、克雷伯菌、其他革兰氏阴性菌和厌氧菌等。

3. 医院感染　医院感染又称医院获得性感染，主要指患者以及在医院工作、活动的人员，在医院内获得的感染。医院感染的来源既有外源性，也有内源性。外源性感染包括医院内交叉感染和医源性感染（因医疗措施导致的感染，如输血、插管等），而内源性感染主要为条件致病菌引发的感染。引起医院感染的病原体中细菌占绝大多数，还有病毒、真菌等。病原体多为条件致病菌，多具耐药性，适应环境的能力强。

> **提　示**
>
> 　　尿路感染是最常见的医院感染，约占医院感染的40%。80%的院内尿路感染与尿道插管有关，5% ~ 10%发生于泌尿生殖道检查或治疗后。

　　医院获得性肺炎在医院感染中是病死率最高的，占医院感染所致死亡的20% ~ 50%。它在医院感染的各病种中占第二位，但在重症监护室（Intensive Care Unit，ICU）中则是最常见的，机械通气可使患者感染医院获得性肺炎的发生率提高。

　　为避免医院感染的发生，医务人员在诊疗及护理过程中须严格无菌操作，诊疗器材须严格灭菌，对患者的生活用具、病房空气等应进行必要的消毒；加强对药液、血液的管理；隔离某些传染病患者，对易感者应进行保护性隔离；合理使用抗生素以避免二重感染和耐药菌的产生；建立医院感染控制机构和相应的规章制度等。

（三）细菌的致病作用

致病菌的致病作用与细菌的毒力、侵入的数量以及侵入的途径等有关。

1. 细菌的毒力　细菌的毒力是细菌致病的物质基础，主要包括侵袭力和毒素。侵袭力是致病菌突破宿主的免疫防御机制，进入机体并在体内定植、繁殖和扩散的能力。毒素主要包括内毒素和外毒素。

（1）侵袭力。细菌的侵袭力主要包括荚膜类物质、黏附素、侵袭性物质和细菌生物被膜等。

荚膜类物质：包括荚膜、微荚膜等，具有抗吞噬和阻碍体液中杀菌物质的作用，使致病菌能在宿主体内大量繁殖引起病变。例如，肺炎链球菌的荚膜菌株有致病性，而无荚膜菌株因能很快被体内的吞噬细胞清除，故不具备致病性。链球菌的 M 蛋白、伤寒沙门菌的 Vi 抗原、大肠埃希菌的 K 抗原等属于微荚膜，也有侵袭力。

黏附素：是指具有黏附作用的细菌结构，也称为黏附因子，包括菌毛黏附素和非菌毛黏附素。前者主要为革兰氏阴性菌的普通菌毛，后者主要是存在于革兰氏阳性菌菌体表面的磷壁酸。细菌黏附于宿主体表或黏膜上皮细胞是引起感染的首要条件。

侵袭性物质：包括侵袭素和侵袭酶类。侵袭素是某些细菌的侵袭基因编码产生的蛋白质，有利于细菌向邻近细胞侵袭扩散。侵袭酶类是细菌释放的胞外酶，具有抗吞噬、溶解细胞、破坏组织等作用，可协助致病菌向四周扩散，如 A 群链球菌产生的透明质酸酶、链激酶和链道酶（Streptodornase，SD）等。

细菌生物被膜：是指细菌附着于有生命或无生命的材料表面后，由细菌及其所分泌的胞外多聚物共同组成的呈膜状的细菌群体。组成生物被膜的细菌可以是一种或多种，是细菌在生长过程中为了适应生存环境而形成的，相对于游离、悬浮状态的一种群体黏附定植生活方式。细菌生物被膜作为一种生物屏障，可使存在于其中的菌体（被膜菌）相对于其单个浮游状态的菌体（浮游菌），对抗菌药物、消毒剂等表现出更强的抗性，可逃逸机体免疫系统的清除作用，抵抗抗菌药物的攻击，同时可增强毒力基因和耐药基因的传递，在临床上常可引起难治性慢性感染，而且与医院感染有密切的关系。

（2）毒素。细菌的毒素按其来源、性质和作用等的不同，可分为外毒素和内毒素两种。

外毒素主要由革兰氏阳性菌及部分革兰氏阴性菌产生，大多数外毒素是在细菌细胞内合成后分泌至细胞外的；也有少数外毒素存在于菌体内，待细菌裂解后才释放出来。

外毒素的主要特性有：a. 化学性质不稳定，一般加热至 $58 \sim 60$ ℃经 1 小时可被破坏，可以被蛋白酶水解。b. 毒性强，如 1 mg 精制的肉毒毒素能杀死 2 亿只小鼠，是已知外毒素中毒性作用最强的。c. 毒性作用具有选择性，可引起特殊的临床症状，如破伤风梭菌产生的痉挛毒素作用于神经细胞引起肌肉痉挛；肉毒梭菌产生的肉毒毒素能阻断胆碱能神经末梢释放乙酰胆碱，使眼和咽肌等麻痹。d. 免疫原性强，可经 $0.3\% \sim 0.4\%$ 甲醛脱毒，成为具有免疫原性而无毒性的类毒素。类毒素注入机体后，可刺激机体产生具有中和外毒素作用的抗体，即抗毒素。

外毒素多由 A 和 B 两个亚单位组成。A 亚单位是外毒素的毒性部分，决定其毒性效应；B 亚单位没有毒性，能与宿主靶细胞表面相应的特殊受体结合，介导 A 亚单位进入靶细胞。A 或 B 亚单位单独对宿主均无致病作用，因此外毒素分子的完整性是其致病的必要条件。

外毒素的种类繁多，根据外毒素对宿主细胞的亲和性及作用方式等，可将外毒素分成神经毒素、细胞毒素和肠毒素三大类（表9-3）。

表9-3 常见外毒素的种类及作用特点

类　型	毒素名称	来　源	所致疾病	作用机制	症状和体征
神经毒素	痉挛毒素	破伤风梭菌	破伤风	阻断上下神经元间正常抑制性神经冲动的传递	骨骼肌强直性收缩
	肉毒毒素	肉毒梭菌	肉毒中毒	抑制胆碱能运动神经释放乙酰胆碱	肌肉松弛性麻痹
细胞毒素	白喉毒素	白喉棒状杆菌	白喉	抑制细胞蛋白质的合成	肾上腺出血、心肌损伤、外周神经麻痹
	致热毒素	A群链球菌	猩红热	损伤毛细血管内皮细胞	猩红热

类　型	毒素名称	来　源	所致疾病	作用机制	症状和体征
肠毒素	肠毒素	霍乱弧菌	霍乱	激活肠黏膜上皮细胞内的腺苷酸环化酶，使细胞内 cAMP 增高，细胞通透性增加	剧烈呕吐、腹泻、脱水
	肠毒素	金黄色葡萄球菌	食物中毒	作用于呕吐中枢	呕吐、腹泻
	肠毒素	大肠埃希菌	腹泻	不耐热肠毒素同霍乱肠毒素，耐热肠毒素使细胞内 cGMP 增高	剧烈呕吐、腹泻、脱水

内毒素是革兰氏阴性菌细胞壁中的脂多糖，当细菌死亡裂解或用人工方法破坏菌体后才释放出来。螺旋体、衣原体、立克次体等亦有类似的有内毒素活性的脂多糖。内毒素由 O 特异多糖、核心多糖和脂质 A 三部分组成，其中脂质 A 是内毒素的主要毒性组分。

不同革兰氏阴性菌脂质 A 的结构差异不大，故其对机体的毒性作用基本相同，主要有：a. 发热反应。内毒素可作用于巨噬细胞等，使之分泌 IL-1、IL-6 和 TNF-α，这些细胞因子作用于下丘脑体温调节中枢，引起机体发热。b. 白细胞反应。内毒素进入血液初期，血液循环中的中性粒细胞移动并黏附至毛细血管壁，导致外周血中中性粒细胞的数量减少。1~2 小时后，内毒素诱生的中性粒细胞释放因子刺激骨髓释放中性粒细胞进入血液，使其在外周血中的数量显著增加。但伤寒沙门菌内毒素例外，它始终使血液循环中的白细胞数量减少。c. 内毒素血症和内毒素休克。大量内毒素入血，可导致内毒素血症。内毒素诱生 TNF-α、IL-1、IL-6 等损伤血管内皮细胞，还能激活补体系统和凝血系统等，使小血管功能紊乱而造成微循环障碍，出现内毒素休克。d. 弥散性血管内凝血（Disseminated Inravascular Coagulation，DIC）。大量的内毒素可直接活化凝血系统，也可通过损伤血管内皮细胞间接活化凝血系统，引起广泛性小血管内凝血。

外毒素与内毒素的主要区别见表 9-4。

表 9-4　外毒素与内毒素的主要区别

区别要点	外　毒　素	内　毒　素
来源	革兰氏阳性菌及部分革兰氏阴性菌细胞产生，向菌体外分泌或菌体溶解后释放	革兰氏阴性菌细胞壁被破坏，细菌裂解后释放
化学成分	蛋白质	脂多糖
稳定性	不稳定，加热 60 ℃以上被迅速破坏	稳定，160 ℃ 2~4 小时才被破坏
抗原性	强，刺激机体产生高浓度抗毒素；可经甲醛脱毒制成类毒素	较弱，不能经甲醛脱毒制成类毒素

区 别 要 点	外 毒 素	内 毒 素
毒性作用	强，对组织器官有选择性毒害作用，引起特殊的临床表现	较弱，各种细菌内毒素的毒性作用大致相同，引起发热、白细胞反应、休克、弥散性血管内凝血等

提 示

　　致病菌具备毒力才有致病性。不同细菌的毒力不同，其所导致的疾病及特点也各不相同。有的细菌既有侵袭力，又能产生外毒素和内毒素，有的细菌只产生外毒素或内毒素，而有的细菌既不产生外毒素，也不产生内毒素，其致病仅与侵袭力有关。

　　2. 细菌侵入的数量　感染的发生，除致病菌必须具有一定的毒力外，还需有足够的数量。一般细菌的毒力越强，引起感染所需的菌量越小；反之则菌量越大。

　　3. 细菌侵入的途径　各种细菌通过特定的侵入途径，才能到达特定器官和细胞而致病。一般一种细菌只有一种侵入途径。如伤寒沙门菌必须经口进入；破伤风梭菌进入深部创伤，在厌氧环境中才能致病等。但有一些致病菌可有多种侵入门户，如结核分枝杆菌，可经呼吸道、消化道、皮肤创伤等多个部位侵入引起感染。

（四）感染的传播方式和途径

　　1. 呼吸道　通过吸入污染致病菌的飞沫和尘埃等经呼吸道感染，所致疾病如肺结核、白喉等。

　　2. 消化道　大多是摄入被粪便污染的食物经口感染，所致疾病如肠热症、菌痢、霍乱、食物中毒等。水、手指和苍蝇等是消化道传染病传播的重要媒介。

　　3. 皮肤黏膜　皮肤、黏膜的细小破损，可引起各种化脓菌的直接或间接感染，破伤风常发生于深部并混有泥土的创伤。

　　4. 泌尿生殖道　主要通过直接接触引起感染，所致疾病如淋病等。

　　5. 节肢动物叮咬　有些传染病是通过节肢动物传播的，如鼠疫主要由鼠蚤传播。

　　6. 多途径感染　有些致病菌可经呼吸道、消化道、皮肤创伤等多种途径感染，所致疾病如结核、炭疽等。

提 示

　　不同细菌的传播方式和途径是不一样的。掌握各种致病菌的传播方式和途径，有助于采取相应的有效措施切断其传播途径，从而做好疾病的预防工作，防止感染的蔓延。

（五）感染的类型

1. 隐性感染　当宿主的抗感染免疫力较强，或侵入的病原菌数量不多、毒力较弱时，感染后对机体损害较轻，不出现或仅出现不明显的临床症状，称为隐性感染。隐性感染后，机体常可获得特异性免疫力。隐性感染期间因可携带病原体，故隐性感染者是重要的传染源。

> **提 示**
>
> 　　结核感染与结核病是不同的。结核感染是人体暴露于病菌的过程，结核分枝杆菌侵入人体后，随感染的巨噬细胞到达淋巴系统，然后经血液播散，这一过程通常是无症状的。感染者有 $10\% \sim 20\%$ 由于免疫系统不能控制感染而发展为结核病，伴有病变部位的相应症状。区别结核感染和结核病，对疾病的控制治疗具有重要的意义。

2. 显性感染　宿主抗感染的免疫力较弱，或侵入的致病菌数量较多、毒力强，致使机体的组织细胞受到不同程度的损害，出现明显的临床症状，称为显性感染。如显性感染由外源性致病菌引起，并可传给他人，称为传染病。

临床上显性感染按病情缓急不同，分为急性感染和慢性感染。急性感染发病急，症状明显，病程短；慢性感染发病缓慢，病程长。

感染按部位不同可分为局部感染和全身感染。局部感染局限于机体的某一部位，如金黄色葡萄球菌所致的疖、痈；全身感染指致病菌或其毒性代谢产物向全身播散，引起全身症状。临床上常见的全身细菌感染有下列几种类型：

（1）毒血症。致病菌侵入宿主后，只在机体局部生长繁殖，病原菌不进入血液循环，产生的外毒素入血，并经血液循环到达易感的组织和细胞，引起特殊的临床症状，如白喉、破伤风等。

（2）内毒素血症。此症是由革兰氏阴性菌侵入血液，并在其中大量繁殖，崩解后释放出大量的内毒素所致；也可由病灶部位死亡的革兰氏阴性菌释放的内毒素入血所致，如肠热症、菌痢等。

（3）菌血症。致病菌由局部侵入血液，不在血液中生长繁殖，只是短暂通过血液循环，到达体内适宜部位后再进行繁殖而致病，如肠热症早期的菌血症。

（4）败血症。致病菌侵入血液后，在血中大量繁殖并产生毒性产物，引起严重的全身性中毒症状（如高热、皮肤和黏膜淤斑、肝脾大等），如鼠疫、炭疽等。

（5）脓毒血症。化脓性细菌侵入血液后，在血中大量繁殖，并通过血液扩散至宿主的其他组织或器官，产生新的化脓性病灶。如金黄色葡萄球菌引起的脓毒血症，常导致多发性肝脓肿、皮下脓肿和肾脓肿等。

3. 带菌状态　病菌在体内持续存在，并不断排出体外，形成带菌状态。处于带菌状态的人称为带菌者。病愈之后，体内带有病原菌的人，叫恢复期带菌者。痢疾、肠热症、白喉恢复期带菌者都比较常见。健康人（包括隐性感染者）体内带有病原菌的，叫健康带菌者。医护工作者常与患者接触，很容易成为带菌者，致使致病菌在患者之间互相传播，造成交叉感染。及时查出带菌者，有效地加以隔离治疗，在防止传染病的流行上是一种重要的手段。

提 示

"伤寒玛丽"，本名玛丽·马伦（Mary Mallon），是伤寒沙门菌的带菌者，也是医学史上明确记载的第一位健康带菌者。1901～1915年，她在美国纽约做家庭厨师，作为传染源，至少使53人感染了伤寒沙门菌而患肠热症（旧称伤寒），其中至少有3例死亡。

二、抗菌免疫

机体的抗菌免疫是指机体对入侵致病菌的防御能力。免疫是生物在长期的进化过程中逐步建立起来的维护机体稳定性的重要手段。宿主的固有免疫和适应性免疫相辅相成，共同完成抵抗细菌感染、保护自身的作用，但有时在细菌抗感染的同时也会造成机体的病理性损伤。因进入机体的病原菌种类不同，抗菌免疫的参与成分及作用机制也不同。

（一）抗菌免疫的构成

病原菌初次侵入机体后，首先由固有免疫执行防御功能，一般经一周左右才建立起适应性免疫，二者相辅相成，共同发挥抗菌免疫作用。

1. 固有免疫 固有免疫主要包括：① 屏障结构；② 固有免疫细胞；③ 体液中的杀菌物质。

2. 适应性免疫 适应性免疫主要包括体液免疫和细胞免疫两大类。

体液免疫是由特异抗体起主要作用的免疫应答。抗体的效应主要有：① 阻止病原菌的黏附；② 调理吞噬作用；③ 中和细菌外毒素；④ 抗体依赖细胞介导的细胞毒作用（ADCC）。

细胞免疫是以效应 T 细胞为主进行的免疫应答。其主要效应有：① CTL 特异性杀伤胞内寄生菌感染的靶细胞；② 活化的 Th1 细胞通过分泌多种细胞因子、介导炎症反应、激活吞噬细胞等发挥抗感染作用。

（二）抗菌免疫的机制

不同的病原菌侵入机体后，根据致病菌与宿主细胞的关系，可分为胞外菌和胞内菌。致病菌在侵入体内后寄生在细胞外的组织间隙、血液、淋巴液或组织液等体液中的，称为胞外菌。病原菌侵入机体后，在宿主细胞内繁殖者，称为胞内菌。

1. 抗胞外菌感染免疫 多数致病菌为胞外菌，其致病特点是多引起局部化脓性感染，或由产生的毒素引起全身炎症反应和系统性损伤。机体抗胞外菌感染免疫主要是抵抗细菌的入侵、抑制细菌生长繁殖、杀灭细菌、中和毒素等。以固有免疫防御功能及适应性体液免疫起主导作用。

2. 抗胞内菌感染免疫　胞内菌主要有结核分枝杆菌、伤寒沙门菌等。胞内菌感染的特点除细胞内寄生外，尚有低细胞毒性，主要通过病理性免疫损伤而致病。抗胞内菌感染以适应性细胞免疫发挥主要作用，吞噬细胞、NK 细胞等也参与对感染细胞的溶解作用。

在抗感染过程中，由于不同菌的致病性不同以及机体抗菌免疫的复杂性，感染的转归与结局也不相同。多数情况下能阻止、抑制和杀灭病原体，终止感染并恢复和维持机体正常的生理功能，但在某些情况下可造成机体免疫病理性损伤。

第三节　消毒与灭菌

微生物广泛存在于自然环境中，与外界环境接触的物品上都可能存有微生物。有些物品由于直接或间接接触来自人或动物的分泌物、排泄物，可能被不同种类的病原微生物污染。防止微生物进入机体的重要措施就是消毒灭菌，即利用物理或化学因素杀灭微生物，以防止微生物污染或病原微生物的传播。以下是关于消毒灭菌的常用术语。

（1）消毒：杀灭物体上病原微生物的方法。消毒不能杀死所有微生物，也不能杀死细菌的芽胞。

（2）灭菌：杀灭物体上所有微生物（包括病原微生物和非病原微生物、细菌的繁殖体和芽胞）的方法。

（3）防腐：防止或抑制微生物生长繁殖的方法。

（4）无菌：物体（或环境）中没有任何活的微生物存在的状态。

（5）无菌操作：防止微生物进入人体或其他物品上的操作方法。

一、物理消毒灭菌法

（一）热力杀菌法

热力杀菌法是利用高温杀菌的方法。高温能破坏细菌的蛋白质和核酸，从而造成细菌细胞损伤或死亡。热力杀菌法是常用而可靠的灭菌方法。细菌对热力的抵抗力因菌种、发育时期不同及有无芽胞而异。热力杀菌法有干热杀菌法和湿热杀菌法两种。

> **提　示**
>
> 　　同一温度下，湿热灭菌比干热灭菌的效果好，因为：① 蛋白质凝固所需的温度与其含水量有关，含水量越大，蛋白质越易变性和凝固；② 蒸汽的穿透力比干热大，使灭菌物品深部也能达到灭菌温度；③ 湿热灭菌时高温的蒸汽接触灭菌物品后，可凝结成水并放出潜热，使被灭菌物品的温度迅速升高，加速微生物的死亡。

几种常用的热力杀菌法见表9-5。

表9-5　几种常用的热力杀菌法

种　类	方　法	设备及要求	效果	用　途
干热杀菌	1. 焚烧法	焚烧	灭菌	废弃的污物、尸体
	2. 烧灼法	在火焰上进行	灭菌	接种环、试管口灭菌
	3. 干烤法	干烤箱，160~170 ℃，1~2 小时	灭菌	玻璃器皿等
	4. 红外线法	红外线灭菌器	灭菌	小件医疗器械、玻璃注射器的快速灭菌
湿热杀菌	1. 煮沸法	煮沸锅，100 ℃，5~10 分钟；HIV 污染物需煮沸 20 分钟	消毒	饮用水消毒
	2. 间歇灭菌法	流动蒸汽灭菌器或蒸笼，100 ℃，15~30 分钟，移入 37 ℃孵箱中过夜，每日一次连续 3 日	灭菌	不耐高温的物品
	3. 巴氏消毒法	加热 61.1~62.8 ℃，30 分钟；或 71.6 ℃，15 秒	消毒	消毒牛奶、酒类等营养丰富及不耐热物品
	4. 高压蒸汽灭菌法	高压蒸汽灭菌器，通常蒸汽压力为 103.4 kPa，温度 121.3 ℃，15~30 分钟	灭菌	耐高温物品，如普通培养基、生理盐水、敷料、手术衣帽、手术器械等
	5. 预真空压力蒸汽灭菌法	预真空压力蒸汽灭菌器，高真空，132 ℃，4 分钟	灭菌	耐高温物品，如普通培养基、生理盐水、敷料、手术衣帽、手术器械等，灭菌快速。在密闭容器内的物品也可灭菌，开锅后即可应用

提　示

巴氏消毒法是用较低的温度来杀死食物中的病原微生物，这样既保持了食品的营养、风味，又进行了消毒，该法一般是将待消毒的液体食品置于61.1~62.8 ℃处理30分钟，或者71.6 ℃处理15秒，然后迅速冷却，即可达到消毒目的。目前尚有超高温灭菌法，让液体食品停留在140 ℃左右3~4秒之后，急剧冷却至75 ℃，经匀质化后再冷却至20 ℃。

（二）辐射杀菌法

1. 日光与紫外线　日光是天然有效的杀菌因素，其有效杀菌光波为紫外线。紫外线有效杀菌波长为 200~300 nm，其中以 265~266 nm 作用最强，照射 20~30 分钟即可杀死空气中的细菌。除对细菌有杀灭作用外，紫外线还可使酶类、毒素和抗体变性，并对病毒有灭活作用。但其穿透力较弱，普通玻璃、纸张、尘埃、蒸汽等均能阻挡其通过，故紫外线常用于无菌操作室、外科换药室、病房、手术室及实验室的空气消毒或一定距离的物品表面消毒。

> **提 示**
>
> 紫外线直接照射能损伤人的皮肤、眼角膜和结膜，照射空气时所形成的臭氧除有杀菌作用外，还可促使人体细胞衰老，所以在使用中要注意防护。

2. 电离辐射 电离辐射包括高速带电粒子、X 射线以及 γ 射线等。在足够剂量时，对各种细菌均有致死作用。电离辐射常用于中药和一次性医用塑料制品的灭菌。电离辐射具有放射性损害，使用时需注意放射性防护。

3. 微波 微波是利用微波发生器产生的微波进行杀菌。微波可穿透玻璃、塑料、陶瓷等物质，但不能穿透金属。常用于中药水煎剂及食品的消毒。

（三）超声波杀菌法

多数细菌对超声波敏感，特别是革兰氏阴性菌。但此种方法常有活菌残存，因此不用于灭菌，目前主要用于裂解菌体细胞，以分离细胞组分和制备抗原。

（四）滤过除菌

滤过除菌是利用物理阻留的方法将液体或空气中的细菌除去。滤菌器有细微小孔，允许液体和空气通过，大于孔径的细菌则不能通过。一些不耐高温的液体如血清、抗生素、药液等以及空气常用滤过法除菌。常用的除菌滤器有薄膜滤器、石棉滤器和玻璃滤器等。

对空气滤过除菌一般采用不同级别的空气过滤器，可以滤过空气中直径为 0.5~5 μm 的尘埃颗粒。由于微生物通常附着在尘埃上，滤过了空气中的尘埃也就同时除去了细菌等微生物。空气过滤器通常用于生物安全柜、超净工作台及生物洁净室等的空气除菌。

（五）物理抑菌法

1. 干燥 水是细菌细胞的重要成分，干燥可使细菌繁殖体脱水、蛋白质变性和盐类浓缩，从而阻碍细菌的代谢，影响细菌的生长、繁殖，最后导致细菌死亡。细菌种类不同，对干燥的抵抗力也有区别，有的细菌对干燥敏感，如脑膜炎奈瑟菌、淋病奈瑟菌、霍乱弧菌等；有的细菌对干燥有抵抗力，如溶血性链球菌，而有芽胞的细菌对干燥的抵抗力非常强。

> **提 示**
>
> 用高浓度糖或盐处理过的食物，由于脱水而细菌不易生长，食物可久存不变质，此种方法称为生理干燥。

2. 低温 细菌对寒冷有较强的耐受性，仅少数病原菌如脑膜炎奈瑟菌、淋病奈瑟菌等耐受性较低。低温可降低细菌的新陈代谢，抑制其生长繁殖，药品和食物不容易发生变质。在低温条件下，细菌仍保持其生命，一旦温度等条件适宜，又可恢复生长繁殖，故低温常用于保存菌种。为了避免解冻时对细菌的损伤，可在低温状态下真空抽去水分，此法称为冷冻真空干燥法，是目前保存菌种和病毒的最好办法，可保存菌种数年至数十年。

二、化学消毒灭菌法

（一）化学消毒剂的作用机制

具有消毒作用的化学药物称为化学消毒剂。化学消毒剂对微生物的作用机制随消毒剂种类不同而有差异。其作用机制归纳如下：

（1）使细菌细胞中的蛋白质变性、凝固，如酚类（高浓度）、醇类、重金属盐类、酸碱类、醛类等。

（2）破坏细菌的细胞膜，如酚类（低浓度）、表面活性剂、脂溶剂等。

（3）干扰细菌的酶系统，如氧化剂、重金属盐类等。

消毒剂主要针对细菌的繁殖体，对病毒和真菌等也有效。消毒剂的作用没有选择性，杀菌的同时可损伤机体正常组织细胞，所以一般都对人体有害，使用时要适当稀释，并仅限于外用。

（二）化学消毒剂的应用

常用化学消毒剂的应用见表9-6。

表9-6 常用化学消毒剂的应用

类 别	消毒剂名称	主要性状与特点	用 法	用 途
醇类	乙醇	消毒力一般，对芽胞无效	70%～75%	皮肤、体温表消毒，HIV浸30分钟
酚类	苯酚	杀菌力强，对皮肤有一定的刺激性	3%～5%	地面、家具、器皿等表面消毒
	甲酚（煤酚皂，来苏）	杀菌力强，气味较大	3%～5%	地面、家具、器皿等表面消毒
			2%	皮肤消毒
	氯己定	稳定	0.02%～0.05%	术前洗手
			0.01%～0.025%	膀胱、阴道冲洗
氧化剂	高锰酸钾	强氧化剂，稳定	0.1%	皮肤及尿道消毒，冲洗蛇咬伤创口，水果消毒
	过氧化氢	新生氧杀菌，不稳定	3%	冲洗创伤伤口，口腔黏膜消毒，冲洗蛇咬伤创口

类　别	消毒剂名称	主要性状与特点	用　法	用　途
氧化剂	过氧乙酸	原液对皮肤有强刺激性，对金属有腐蚀性	0.2%～1%	塑料、玻璃器材、玩具等消毒，洗手
	碘酒	对皮肤刺激性强，涂后用酒精拭净	2.5%	皮肤消毒
	碘附	对皮肤刺激性弱，涂后不用酒精擦拭	250～5 000 mg/mL	皮肤、黏膜消毒
	漂白粉	利用其有效氯	10%～20%	饮水消毒，地面、厕所、排泄物消毒
	次亚氯酸钠	对金属有腐蚀性，对皮肤有刺激性	0.05%～0.1%	地面、墙壁、厕所、运送传染病患的交通工具消毒，HIV 用 0.5% 浸 30 分钟
重金属盐类	红汞	杀菌力弱，对芽胞无效，不能与碘酒同时使用	2%	小创伤消毒
	硫柳汞	杀菌力弱，抑菌力强	0.1%	生物制品防腐，手术部位消毒
	蛋白银	银有机化合物，刺激性小	1%～5%	新生儿滴眼，预防淋球菌感染
表面活性剂	苯扎溴铵	刺激性小，稳定，对芽胞无效	0.05%～0.1%	皮肤黏膜消毒，外科手术洗手，浸泡器械消毒
	度米芬	稳定，易溶于水，遇肥皂作用减弱	0.05%～0.1%	冲洗皮肤创伤，橡胶、塑料、金属、棉织物等制品消毒
烷化剂	甲醛	刺激性强，杀菌作用强，对细菌和毒素均有作用	10%	物品表面消毒，甲醛蒸气可用于空气消毒
	戊二醛	刺激性小，碱性溶液有强大杀菌作用	2%	可消毒不耐热物品，HIV 浸 30 分钟
	环氧乙烷	易爆、易燃、有毒	50 mg/1 000 mL，置于密闭塑料袋内	对多种医疗器械和设备消毒，如人工心脏瓣膜、内镜、照相机、麻醉器材等

类　别	消毒剂名称	主要性状与特点	用　　法	用　　途
酸碱类	醋酸	有浓醋味	$5\sim10$ mL/m^3，加等量水，加热使其蒸发	消毒房间，控制呼吸道感染
	生石灰	杀菌力强，腐蚀性大	加水（1:4）～（1:8）	地面及排泄物消毒
染料	甲紫	对葡萄球菌作用强	2%～4%	浅表创伤消毒，不宜久用

　　某些低浓度的消毒剂可用作防腐剂。在生物制品如疫苗、抗血清、类毒素和某些药物制剂中常需加入防腐剂，以防杂菌生长。常用防腐剂的常用浓度和用途见表9－7。

表9－7　常用防腐剂的常用浓度和用途

名　　称	常用浓度	用　　途
苯酚	0.5%	防止某些注射液、疫苗、类毒素、抗血清变质
硫柳汞	0.01%	
甲醛	0.01%～0.2%	
苯甲醇	1%～2%	兼有防腐和止痛双重作用
苯甲酸	0.1%～0.2%	防止中草药煎剂、合剂及糖浆发霉变质
尼泊金	0.05%～0.1%	

（三）影响消毒剂作用的因素

化学消毒剂的作用效果受多种因素影响，主要包括以下几点。

　　1. 消毒剂的性质、浓度及作用时间　消毒剂的性质不同，对微生物的作用也有差异，如表面活性剂对革兰氏阳性菌的杀灭效果比对革兰氏阴性菌好，甲紫对葡萄球菌的作用较强。同一种消毒剂的浓度不同，其消毒效果也不一样。多数消毒剂在低浓度时只能抑制细菌生长，在高浓度下可杀死细菌。但乙醇例外，其最佳的消毒效果浓度是70%～75%。原因是更高浓度的乙醇使菌体蛋白迅速脱水而凝固，影响乙醇继续向内部渗入。当消毒剂浓度固定时，作用时间越长，杀菌消毒效果越好。

　　2. 细菌的种类与数量　细菌种类不同，对消毒剂的敏感度也不同。如一般消毒剂对结核分枝杆菌的作用要比对其他细菌繁殖体的作用差；70%乙醇可杀死多数细菌的繁殖体，但不能杀灭细菌的芽胞。因此，必须根据消毒对象选择消毒剂的种类。细菌的数量也影响消毒的效果，一般认为细菌数量越多，消毒剂浓度应越高，消毒时间也应延长。

　　3. 温度及酸碱度　温度升高时消毒剂的化学反应速率加快，杀菌效果提高。如2%浓度的戊二醛杀灭每毫升含10^{4}个炭疽芽胞杆菌的芽胞，20 ℃时需15分钟，56 ℃时则只需1分钟。杀菌效果亦受酸碱度影响。例如，戊二醛在 pH 等于 7.5～8.5 时杀灭细菌和芽胞的作用最强，在 pH 小于 5 时对病毒灭活作用好；苯扎溴铵则在偏酸条件时杀菌效果好。

4. 环境中的有机物　如消毒环境中存在某些有机物（血清、血细胞、浓汁等），细菌可受到有机物的保护，同时这些有机物可与化学消毒剂发生反应，从而降低其杀菌作用。因此，对于痰、呕吐物、粪便的消毒，应选用受有机物影响较小的漂白粉、生石灰及酚类化合物，也可使用更高浓度的消毒剂或适当延长消毒时间，以增强消毒效果。临床上使用消毒剂消毒皮肤和器械时，必须洗净后再消毒，以减少有机物对消毒剂作用的影响。

三、生物安全

生物安全是指避免危险生物因子造成实验室人员伤害，或避免危险生物因子污染环境、危害公众的综合措施，主要包括病原微生物实验室生物安全及对突发公共卫生事件的正确处理。

（一）病原微生物实验室生物安全

1. 病原微生物危害程度分类　我国的《病原微生物实验室生物安全管理条例》将病原微生物分为四类。在 2006 年制定颁布的《人间传染的病原微生物名录》中具体厘定了适合我国国情的一类至四类病原微生物类别，其中第一类、第二类病原微生物统称为高致病性病原微生物。

第一类病原微生物，指能够引起人类或者动物非常严重疾病，以及我国尚未发现或已宣布消灭的微生物，包括天花病毒、克里米亚－刚果出血热病毒（新疆出血热病毒）、埃博拉病毒等。

第二类病原微生物，指能够引起人类或者动物严重疾病，比较容易直接或间接在人与人、动物与人、动物与动物间传播的微生物，包括口蹄疫病毒、高致病性禽流感病毒、人类免疫缺陷病毒、乙型脑炎病毒、狂犬病病毒等。

第三类病原微生物，指能够引起人类或者动物疾病，但一般情况下对人、动物或环境不构成严重危害的微生物，其传播风险有限，实验室感染后很少引起严重疾病，人类已经有了可行的治疗和预防措施，包括肠道病毒、乙肝病毒、单纯疱疹病毒、金黄色葡萄球菌、化脓性链球菌、致病性大肠埃希菌、黄曲霉菌、白假丝酵母菌等。对人类致病的常见微生物主要属于第三类。

第四类病原微生物，指在通常状况下不会引起人类或者动物疾病的微生物，其生物学性状已清楚，如豚鼠疱疹病毒、金黄地鼠白血病病毒等。

2. 生物安全实验室的生物防护分级　我国《病原微生物实验室生物安全管理条例》根据实验室对病原微生物防护的生物安全等级（Biosafety Level，BSL）及实验室生物安全国家标准，将实验室分为四个生物安全等级（表 9-8）。其中 BSL-1 实验室、BSL-2 实验室不得从事高致病性病原微生物的实验活动。BSL-3 实验室、BSL-4 实验室可从事高致病性病原微生物实验活动，但对我国尚未发现或者已经宣布消灭的病原微生物，应该经批准后才能从事相关实验活动。

表9-8　实验室生物安全级别标准——生物安全实验室分级

实验室级别	病 原	操 作	一级屏障	二级屏障
BSL-1	不会经常引发健康成人疾病	标准的微生物操作	不要求	开放实验台、洗手池
BSL-2	人类病原菌，因皮肤伤口、吸入、黏膜暴露而发生危险	BSL-1操作外加：①限制进入；②有生物危险警告标志；③锐器安全措施；④生物安全手册，其中规定废物消毒和医疗观察	1、2级生物安全柜，实验服，手套。若需要，则采取面部保护措施	BSL-1外加：高压灭菌器
BSL-3	内源性和外源性病原，可通过气溶胶传播，能导致严重后果或生命危险	BSL-2操作外加：①控制进入；②所有废物消毒；③洗涤前，实验服消毒；④有基础血清	1、2级生物安全柜，保护性实验服，手套。若需要，则采取呼吸保护措施	BSL-2外加：①和进入走廊隔开；②双门进入，门自动关闭；③排出的空气不循环；④实验室内负压
BSL-4	对生命有高度危险的病原：致命，通过气溶胶而致实验室感染，或未知传播风险的病原	BSL-3操作外加：①进入前换衣服；②出实验室前淋浴；③带出的所有材料消毒	3级生物安全柜或1、2级生物安全柜，加全身的、供应空气的正压防护服	BSL-3外加：①单独建筑或隔离区域；②有供气系统、排气系统、真空系统、消毒系统；③其他有关要求

提 示

　　2020年7月13日，国家卫生健康委员会发布《国家卫生健康委办公厅关于在新冠肺炎疫情常态化防控中的实验室生物安全监督管理的通知》（以下简称《通知》）。《通知》强调，新冠病毒按照第二类病原微生物进行管理。新冠病毒培养、动物感染实验应当在生物安全三级及以上实验室开展；未经培养的感染性材料的操作应在生物安全二级及以上实验室进行，同时采用不低于生物安全三级实验室的个人防护。

（二）突发公共卫生事件

　　突发公共卫生事件是指突然发生的，造成或可能造成社会公众健康严重损害的重大传染病疫情、群体性不明原因疾病、重大食物和职业中毒以及其他严重影响公众健康的事件，对公共卫生安全造成影响。它具有突然发生、不易预测；危害公众、损失严重；影响广泛、可超越国界等特点。

突发公共卫生事件的危害包括：① 可造成大量人员伤亡；② 会影响经济发展和国家安全；③ 危及社会秩序，影响社会稳定；④ 可造成心理伤害；⑤ 可造成环境危害。

突发公共卫生事件的发生具有一定的必然性和偶然性。必然性是因为经济全球化为传染病的跨国传播和流行增加了机会；同时，食品安全问题，烟草、有毒废弃物及危害健康商品的交易，战争等，使公共卫生事件随时可能发生。偶然性是指突发公共卫生事件的出现不可避免，但在何时何地、以什么形式出现，是无法预测的。

为避免各类突发公共卫生事件造成严重后果，应贯彻"预防为主"的原则，普及健康教育，强化疫苗接种，健全网络建设和管理，加强预测预报，做好预防与应急的各项准备工作，对各类突发性公共卫生事件做好应急预案。一旦发生则应坚持快速反应、狠抓落实的原则，立即启动预案，分级管理、各负其责、协同作战，防止事件更进一步扩散和造成不利影响。

第四节 细菌感染的微生物学检查与防治原则

一、细菌感染的微生物学检查

病原菌感染的诊断除了要依据临床症状、体征和一般检查外，确定感染的病原菌种类及选择敏感抗菌药物也极为重要。对感染性疾病，应尽早采集适当的标本并选用敏感、特异的方法进行检查，为临床防治提供依据。细菌感染的微生物学检查包括细菌学诊断和血清学诊断两方面。

（一）细菌学诊断

根据病原菌的生物学特性、感染规律、致病机制和宿主抗感染免疫的特点，检查病原菌及其成分，称为细菌学诊断。

1. 病原菌的检测

（1）标本的采集与送检。标本的采集与送检是否得当直接影响病原菌检测结果的准确性，采集与送检标本应遵守以下原则：① 尽可能在疾病早期及使用抗菌药物之前采集。② 严格无菌操作，避免被杂菌污染。③ 根据不同疾病以及疾病的不同时期、感染部位采集不同的标本，标本含菌较少时可先浓缩集菌。④ 采集的标本须尽快送检，大多数细菌标本可冷藏运送，但不耐寒冷的淋病奈瑟菌等要采取保温措施。

（2）病原菌的检测方法。检测病原菌的方法很多，常用的方法如下：① 直接涂片镜检。标本中菌量多，且在形态和染色性上具有特征的病原菌，可直接涂片染色后镜检，有助于初步诊断。在某些情况下，也可用特异性荧光抗体染色后用荧光显微镜检测。② 分离培养。按所培养细菌繁殖的条件，将采集的标本分别接种在不同的培养基或鉴别培养基中并置于适当的环境中培养，根据细菌所需的营养、生长条件、菌落特征等做初步判断。③ 生化试验。现已有多种微量、快速、半自动或全自动生化反应试剂盒或检测仪器用于临床。这些自动检测系统可在 24 小时内准确鉴定常见的病原菌并可兼做药敏试验。④ 血清学试验。采用含有已知特异抗体的免疫血清，可对所分离培养出的细菌进行鉴定。⑤ 动物试验。将含菌标本或菌培养物接种于敏感动物的体内，主要用于测定某些细菌的毒力或致病性，如破伤风梭菌神经毒素的测定等。⑥ 药物敏感性试验。将分离培养出的病原菌进行药物敏感性试验，对指导临床选择用药、及时控制感染有重要意义。

> **提 示**
>
> 　　进行需氧菌和厌氧菌双份血培养通常能够获得阳性结果。采集两份以上的血标本更能满足血培养的需求，但可能造成患者贫血。血量过少会降低培养的阳性率。血培养的间隔时间没有硬性规定，只要需要，即可在第一次培养后进行第二次培养。

2. 病原菌成分的检测　检测病原菌的特异成分是细菌学诊断方法之一。此法省略了细菌培养的程序，可用于快速诊断。

(1) 抗原的检测。用已知的特异性抗体检测病原菌抗原，常可有效地检出极微量的细菌抗原，多用于感染的早期诊断，对已使用过抗菌药物的患者仍能检测出特异性抗原。

(2) 核酸的检测。利用分子生物学技术，检测细菌基因。不同的细菌具有不同的基因或碱基序列，可通过检测细菌特异的基因序列，确定某种病原菌的存在。

(3) 其他成分的检测。如检测细菌在代谢过程中产生的挥发性脂肪酸从而诊断厌氧菌感染等。

(二) 血清学诊断

病原菌侵入机体后，其抗原能刺激免疫系统产生特异性抗体，存在于血清或其他体液中，故用已知细菌或其抗原检测患者血清或其他体液中有无相应抗体及其量（效价）的变化，可辅助诊断某些病原菌感染。因为多采用患者的血清进行检查，故称之为血清学诊断。

二、细菌感染的防治原则

(一) 细菌感染的特异性预防

细菌感染特异性预防的原则主要是使机体获得特异性免疫力。特异性免疫预防细菌感染主要有人工主动免疫和人工被动免疫两种方法。人工被动免疫一般用于暴露后的紧急预防，并可用于外毒素性疾病的治疗。

(二) 细菌感染的治疗

抗菌治疗是临床治疗细菌感染的主要方法，用于抗菌治疗的制剂称为抗菌药物，指那些能够特异性地作用于某些微生物，具有选择毒性的化学药剂。它们与非特异的化学药剂（如消毒剂）相比对人体几乎没有毒性或毒性很小。

1. 抗菌药物的种类　抗菌药物包括抗生素和化学合成的抗菌药物。

(1) 抗生素。抗生素是真菌、放线菌、细菌等微生物，在生命过程中产生的一类低相对分子质量代谢产物，以及化学合成仿制品及半合成衍生物等，在很低浓度下就能抑制或杀死细菌等其他微生物。抗生素的种类非常多，可根据其对病原菌的作用机制选择使用，也可根据实验室细菌检查及药敏试验的结果选择使用。

（2）化学合成的抗菌药物。化学合成的抗菌药物主要有喹诺酮类及磺胺类药物。

2. 抗菌药物的作用机制　抗菌药物的作用机制包括干扰细菌细胞壁的合成、影响细菌细胞膜的功能、影响细菌蛋白质的合成、影响细菌核酸的代谢等。

（1）干扰细菌细胞壁的合成。以青霉素为代表的此类抗生素主要针对生长旺盛的细菌，对静息的细菌无效。细菌的细胞膜上有青霉素结合蛋白（Penicillin - binding Protein，PBP），可与青霉素结合，同时，PBP 具有多种酶的活性，其中的转肽酶在肽聚糖的形成中起重要作用。青霉素的结构与细菌细胞壁肽聚糖中四肽侧链的结构相似，能竞争性地与转肽酶结合，影响此酶的正常功能，从而阻止肽聚糖的合成。

（2）影响细菌细胞膜的功能。以多黏菌素为代表的此类抗生素由亲水性多肽端和亲脂性脂肪酸端构成。脂肪酸一端与细菌胞膜中的磷脂结合，多肽端插入膜的蛋白质部分，使胞膜分层裂开，导致胞质成分泄漏，菌体死亡。

（3）影响细菌蛋白质的合成。氯霉素、林可霉素和大环内酯类抗生素（红霉素、阿奇霉素等）能与细菌核糖体的 50S 大亚基结合，影响蛋白质的合成。氨基糖苷类抗生素（链霉素、新霉素、卡那霉素、庆大霉素等）以及半合成抗生素阿米卡星等，能与细菌核糖体的 30S 小亚基结合，抑制蛋白质合成的起始及密码子识别阶段，造成密码的错读，合成错读的或无活性的蛋白质。四环素类抗生素（四环素、土霉素等）及半合成的多西霉素也能与 30S 小亚基结合，阻碍 mRNA 上密码子的识别而影响蛋白质的合成。

（4）影响细菌核酸的代谢。喹诺酮类药物能抑制细菌 DNA 的合成；利福平能抑制以 DNA 为模板的 RNA 多聚酶；磺胺类药物的结构类似于对氨基苯甲酸（Para - amino Benzoic Acid，PABA），可与 PABA 竞争二氢叶酸合成酶，进而影响核酸的代谢，抑制细菌的生长繁殖。

3. 细菌的耐药性及其控制策略

（1）细菌的耐药性。细菌的耐药性是指细菌对抗菌药物作用的耐受性或相对抵抗性。抗菌药物的耐药性有先天性耐药（事实上，是各种细菌都具有的遗传特性）和获得性耐药（通过突变或获得新 DNA，使原来对抗菌药物敏感的细菌出现遗传物质改变）。抗菌药物耐药的常见机制有：① 降低细胞内的药物浓度，如四环素（增加药物消散）和 β - 内酰胺类（降低膜外通透性）；② 使药物失活，如 β - 内酰胺类（β - 内酰胺酶）、氨基糖苷类（修饰酶）和氯霉素（通过乙酰转移酶的灭活作用）；③ 靶位改变，如 β - 内酰胺类（降低青霉素与蛋白质的亲和力）、喹诺酮类（DNA 回旋酶改变）和大环内酯类（rRNA 甲基化）；④ 靶向转移，如糖肽类和甲氧苄啶（胸腺嘧啶缺陷菌株）。

（2）对细菌耐药性的控制策略。细菌耐药性的产生，严重影响了临床治疗的效果，故应加强对细菌耐药性的控制，其控制策略包括：① 合理使用抗菌药物。敏感药物可有效地杀灭细菌，而不敏感药物在一定程度上起到了保留和扩大耐药菌株的选择作用。因此，临床上应及早做出病原学诊断，并进行体外药敏试验，为临床用药提供参考；同时，合理安排治疗方案，掌握好用药剂量、给药次数、途径及疗程；提倡联合使用抗菌药物，既可保证疗效，又能降低耐药率，延缓耐药性的形成。②加强对细菌耐药性的监控。细菌耐药性的类型与变化因菌种和抗菌药物使用的不同而有差异，并随地区、医院类型的不同而异。因此，建立细菌耐药性的监测网，掌握本医院、地区乃至全球范围内细菌耐药情况，及早发现耐药菌株，是了解细菌耐药性变化的趋势、正确制定抗生素使用方案的关键因素。③严格执行消毒灭菌隔离制度。医院感染的病原菌主要是机会致病菌，常为耐药菌甚至多重耐药菌。因此，医院内严格执行消毒灭菌隔离制度对防止耐药菌的交叉感染格外重要。对耐药菌感染的患者要严格隔离；医务人员，特别是与患者接触较多的医生、护士、护理工人等不仅要严格执行消毒灭菌隔离制度，而且要定期检查带菌情况，以防耐药菌的传播。④开发研究新的抗菌药物。根据细菌耐药性产生的机制及其与抗菌药物结构的关系，改良现有的抗生素，研制开发对耐药菌有活性的新型抗菌药物是控制细菌耐药性的重要策略。另外，采用微生态调整疗法，通过益生菌的生物拮抗、营养竞争、占位性保护等机制拮抗致病菌，为感染性疾病的防治提供了新的途径。

本章小结

细菌是原核生物界的一种具有细胞壁的单细胞微生物。其个体微小，通常以微米为单位测量，主要有球菌、杆菌和螺形菌三种外形；结构分为基本结构和特殊结构；含有水、无机盐类、蛋白质、糖类、脂质和核酸等多种化学成分；以简单二分裂方式进行无性繁殖；具有遗传和变异的生命特征。遗传使细菌的性状保持相对稳定，使其种属得以保存；变异可使细菌产生新变种，变种的新特性靠遗传得以巩固，并使物种得以发展与进化。了解细菌的生物学性状及遗传和变异的生命特征，对于鉴别细菌、诊断和防治疾病及研究细菌致病性与免疫性等具有重要意义。

细菌的感染是由病原菌、宿主的免疫防御能力和环境三方面的因素决定的。致病菌的作用与其毒力、侵入数量和侵入途径有关。构成致病菌毒力的要素包括其侵袭力和毒素。侵袭力与荚膜类物质、黏附素、侵袭性物质及细菌生物被膜有关；毒素根据其性质等不同分为外毒素和内毒素，二者在来源、化学性质、稳定性、抗原性、毒性作用等方面有显著区别。

感染包括通过呼吸道、消化道、创伤、接触、动物叮咬等途径获得的外源性感染，以及条件致病菌在发生了定位转移、菌群失调或宿主免疫功能低下时引发的内源性感染。医院感染是在医院内发生的感染。细菌感染后可表现为隐性感染、显性感染和带菌状态，显性感染又包括急性、慢性感染，局部、全身感染。

机体的免疫系统能通过杀灭、中和、排除病原菌及其毒性产物来完成其免疫防御功能。根据细菌感染的种类、特点，免疫系统中各成分在抗细菌感染过程发挥的作用也不一样。

消毒灭菌是利用物理或化学因素杀灭或抑制微生物，防止微生物污染或病原微生物传播的重要措施。根据所处理物品的不同及目的不同，应选用适当的物理或化学方法完成。生物安全是指避免危险生物因子造成实验室人员伤害，或避免危险生物因子污染环境、危害公众的综合措施，主要包括病原微生物实验室生物安全及对突发公共卫生事件的正确处理。

细菌感染的微生物学检查包括细菌学诊断和血清学诊断两方面，对感染性疾病应尽早采集适当的标本并选用敏感、特异的方法进行检查，为临床防治提供依据。

细菌感染的特异性预防主要有人工主动免疫和人工被动免疫。细菌感染的治疗主要依靠抗菌治疗。抗菌药物通过各种途径影响细菌的新陈代谢或其结构的形成，以达到抗菌的目的。近年来随着抗生素的广泛使用，细菌出现了日益严重的耐药现象。因此，加强对细菌耐药性的控制是非常重要的。

学习活动 9-1

案例与分析

案例1：某患者，女，65岁，因肺部感染住院治疗，使用大剂量抗生素治疗10天后，肺部症状无缓解，体温持续升高，并伴有腹泻，一般状态差。

问题：该患者出现腹泻最可能的原因是什么？

案例2：某患者，男，64岁，因前列腺肥大而入院进行手术治疗。术前及术后留置导尿管。患者于术后第4天出现尿急、尿频、尿痛等症状。诊断为尿路感染。经抗生素治疗后症状消失。

案例与分析
参考答案

问题：此患者尿路感染的来源可能是什么？避免其发生可采取何种措施？

学习活动 9-2

自测练习

一、单项选择题（请扫二维码进行在线测试）

在线自测

二、问答题

1. 简述芽胞、荚膜、菌毛、质粒、突变、噬菌体的基本概念。
2. 简述细菌合成代谢产物的种类及其意义。
3. 比较革兰氏阳性菌与革兰氏阴性菌细胞壁的结构及特点。
4. 说出细菌的特殊结构及其医学意义。

5. 细菌遗传变异的现象有哪些？有何意义？

6. 何为内源性感染？造成内源性感染的原因有哪些？

7. 简述细菌毒力的构成。

8. 简述内毒素与外毒素的主要区别。

9. 简述并举例细菌感染的方式与途径。

10. 简述并举例致病菌的感染类型及全身感染的临床常见类型。

11. 列举常用的湿热灭菌法及其应用。

12. 简述紫外线杀菌的作用机制和注意事项。

（李凤华　贾　翎）

第十章

细菌学各论

学习目标

掌握：

葡萄球菌和链球菌的形态与染色性、分类、致病物质和作用机制；肠道杆菌的主要生物学特征；大肠埃希菌、志贺菌属和沙门菌属的致病性和免疫性；大肠埃希菌的卫生细菌学检查；破伤风梭菌的主要生物学特性、致病物质、致病条件和致病机制，抗毒素和类毒素的使用原则；结核分枝杆菌的生物学特性、致病物质和作用；结核菌素试验原理、意义及其应用。

熟悉：

肺炎链球菌的形态与染色性，致病物质及所致疾病；志贺菌属和沙门菌属的微生物学检查；霍乱弧菌的生物学特性；肠毒素的致病机制、微生物学检查；产气荚膜梭菌的主要生物学特性，致病条件、致病物质和所致疾病及特点；肉毒毒素的特性和致病作用；结核分枝杆菌的感染与免疫的关系；卡介苗预防接种原则。

了解：

脑膜炎奈瑟菌的形态、染色性和培养特性，致病物质、免疫性；淋病奈瑟菌的诊断与防治；副溶血性弧菌的主要特点；幽门螺杆菌的主要生物学特性、致病特点、微生物学检查方法；无芽胞厌氧菌的种类和感染特征。

本章知识结构导图

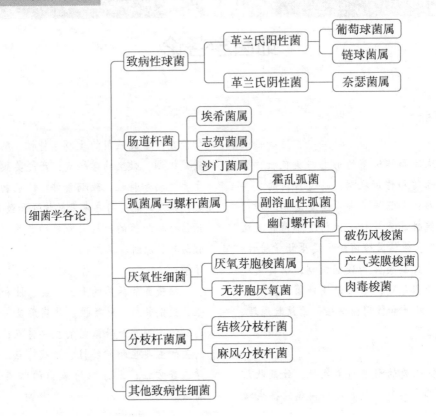

第一节　致病性球菌

球菌（Coccus）是细菌中的一个大类。对人类有致病性的病原性球菌主要引起化脓性炎症，故又称为化脓性球菌。根据革兰染色性的不同，分成革兰氏阳性菌和革兰氏阴性菌两类。前者有葡萄球菌（Staphylococcus）、链球菌（Streptococcus）等；后者有脑膜炎奈瑟菌、淋病奈瑟菌等。

一、葡萄球菌属

葡萄球菌属的细菌是一群革兰氏阳性球菌，常堆积成葡萄串状，广泛分布于自然界，如空气、水、土壤、物品以及人和动物的皮肤及与外界相通的腔道中。大部分是不致病的腐生菌，主要致病菌是金黄色葡萄球菌。该菌也是医院内感染的重要细菌，一般人群鼻咽部带菌率为20%～50%，而医务人员的带菌率可高达70%以上，是重要的医院内传染源。葡萄球菌易发生耐药性变异，耐药菌株高达90%以上。

（一）生物学性状

1. 形态与染色　葡萄球菌呈球形或略呈椭圆形，直径 0.5 ~ 1.5 μm，平均 0.8 μm。典型的葡萄球菌排列呈葡萄串状（图 10 - 1）；固体培养基上生长的细菌一般呈典型排列；在脓汁或液体培养基中生长者，常为双球或短链状。葡萄球菌无鞭毛和芽胞。葡萄球菌革兰染色阳性，但衰老、死亡或被中性粒细胞吞噬后的菌体常转为革兰氏阴性。

2. 培养特性与生化反应　葡萄球菌营养要求不高，在普通基础培养基上生长良好，在含有血液或葡萄糖的培养基中生长更佳。兼性厌氧或需氧。在肉汤培养基中孵育 24 小时，呈均匀混浊生长，管底稍有沉淀；在普通琼脂平板上孵育 24 ~ 48 小时后，形成直径为 2 mm 左右、圆形、表面光滑且边缘整齐的不透明菌落。菌落因种不同

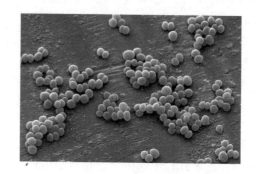

图 10 - 1　葡萄球菌

而产生金黄色、白色或柠檬色等色素，色素属胡萝卜素类，脂溶性，故培养基不着色。在血琼脂平板上，有的菌株菌落周围形成明显的全透明溶血环（β 溶血），溶血菌株大多有致病性。多数菌株能分解葡萄糖、麦芽糖和蔗糖，产酸不产气。触酶阳性。致病株可分解甘露醇。

3. 抗原结构　该菌有多种抗原，如细胞壁蛋白抗原和肽聚糖 - 磷壁酸抗原等。

（1）葡萄球菌 A 蛋白（Staphylococcal Protein A，SPA）：存在于细胞壁的一种表面蛋白。90%以上的金黄色葡萄球菌菌株有 SPA。SPA 在体内与 IgG 结合，干扰抗体调理吞噬作用，对细菌有一定保护作用。

（2）微荚膜：多数金黄色葡萄球菌可形成微荚膜，有抗吞噬作用，有利于细菌黏附到细胞或生物合成材料表面（如生物性瓣膜、导管及人工关节等）。

（3）多糖抗原：存在于细胞壁，有群特异性。

4. 分类　根据色素及生化反应等特性，葡萄球菌可分为金黄色葡萄球菌、表皮葡萄球菌和腐生葡萄球菌三种（表 10 - 1）。此外，根据有无凝固酶，可将葡萄球菌分为凝固酶阳性菌株和凝固酶阴性菌株两大类。

表 10 - 1　三种葡萄球菌的主要性状

性　状	金黄色葡萄球菌	表皮葡萄球菌	腐生葡萄球菌
菌落色素	金黄色	白色	白色或柠檬色
凝固酶	+	-	-
溶血性	溶血	不溶血	不溶血
SPA	+	-	-
甘露醇发酵	+	-	-
致病性	致病菌，以化脓性感染为主	条件致病菌，医源性感染	条件致病菌，尿路感染

近年来临床和实验室检测结果证实凝固酶阴性的葡萄球菌（Coagulase Negative Staphylococcus，CNS）已经成为医源性感染的常见重要病原菌，其耐药菌株日益增多，造成诊治困难。最常见的CNS是表皮葡萄球菌和腐生葡萄球菌，还包括溶血葡萄球菌、人葡萄球菌、头葡萄球菌等30多种。CNS是人体皮肤和黏膜的正常菌群，检出率约90%。当机体免疫功能低下或进入非正常寄居部位时，CNS可引起多种感染，如泌尿系统感染、细菌性心内膜炎、败血症、术后及植入医用器械引起的感染等。

5. 抵抗力　葡萄球菌对外界因素的抵抗力强于其他无芽胞菌。加热60 ℃ 1 小时或80 ℃ 30 分钟才被杀死；干燥脓汁、痰液中可存活2～3个月；耐盐性强，在含10%～15%NaCl 的培养基中仍能生长。对碱性染料敏感，例如，1:（100 000～200 000）的甲紫（龙胆紫）溶液可抑制其生长。对青霉素、磺胺和红霉素敏感。近年来由于广泛应用抗生素，耐药菌株迅速增多，尤其是耐甲氧西林金黄色葡萄球菌已经成为医院感染最常见的致病菌。

万古霉素是治疗耐青霉素葡萄球菌感染的有效药物，但自1997 年开始，出现耐万古霉素的菌株，并造成一些感染者死亡。已证明细胞壁合成改变可影响万古霉素与其结合，从而有效阻止万古霉素破坏肽聚糖的合成。某些肠球菌对万古霉素具有固有耐药性。实验表明，用人工方法可以将肠球菌耐万古霉素基因转入葡萄球菌，如在自然界发生类似现象，将出现难以控制的葡萄球菌感染。

（二）致病性和免疫性

1. 致病物质　葡萄球菌的毒力因子有多种（表10－2），分为侵袭性酶类和毒素两大类，包括以下几种：

表10 –2　金黄色葡萄球菌的毒力因子及生物活性作用

毒力因子	生物活性作用
葡萄球菌 A 蛋白	与 IgG 的 Fc 段反应，抑制吞噬，抗补体
葡萄球菌溶素	溶解细胞膜，具细胞毒作用
表皮剥脱毒素	破坏皮肤细胞间的连接
杀白细胞素	破坏吞噬细胞，增强侵袭力
肠毒素	引起呕吐、腹泻，超抗原作用

毒 力 因 子	生物活性作用
毒性休克综合征毒素 - 1	引起多器官、多系统的功能紊乱，超抗原作用
凝固酶	使血浆纤维蛋白原转为纤维蛋白，导致血浆凝固

（1）凝固酶。大多数致病菌株能产生凝固酶，故凝固酶是鉴别葡萄球菌有无致病性的重要指标。凝固酶与宿主的凝血酶原结合，形成凝血酶样物质，使液态的纤维蛋白原变成固态的纤维蛋白，导致血浆凝固。凝固酶阳性菌株进入机体后，血浆中的纤维蛋白等沉积于菌体表面，阻碍体内吞噬细胞的吞噬；凝固酶聚集在细菌四周，亦能保护病菌不受血清中杀菌物质的破坏；凝固酶可使葡萄球菌引起的感染易于局限化。

（2）葡萄球菌溶素。致病性葡萄球菌能产生多种溶素损伤细胞膜，对人类有致病作用的主要是 α 溶素。α 溶素对多种哺乳动物红细胞有溶血作用，对白细胞、血小板、肝细胞、成纤维细胞、血管平滑肌细胞等也有损伤作用。

（3）杀白细胞素。大多数致病性葡萄球菌可产生杀白细胞素，攻击中性粒细胞和巨噬细胞的细胞膜，致细胞穿孔、死亡。

（4）肠毒素。临床分离的金黄色葡萄球菌约有 50% 产生肠毒素。产毒菌株可污染牛奶、肉类等食物，经 10 小时便产生大量肠毒素。肠毒素作用机制可能是毒素与肠道神经细胞受体作用，刺激呕吐中枢，出现以呕吐为主要症状的急性胃肠炎。

（5）表皮剥脱毒素。表皮剥脱毒素又称表皮溶解毒素，为金黄色葡萄球菌质粒编码的一种蛋白质。在新生儿、幼儿和免疫功能低下的成人中，表皮剥脱毒素可引起烫伤样皮肤综合征，又称剥脱性皮炎。

（6）毒性休克综合征毒素 - 1。毒性休克综合征毒素 - 1 可引起机体发热、休克及脱屑性皮疹，增加机体对内毒素的敏感性，机体感染产毒菌株后，可引起多个器官系统的功能紊乱或毒性休克综合征。

2. 所致疾病　葡萄球菌所致人类疾病有侵袭性和毒素性两种类型。

（1）侵袭性疾病（化脓性感染）。侵袭性疾病包括以脓肿形成为主的各种化脓性炎症，一般发生在皮肤组织，也可发生于深部组织器官，甚至全身。① 皮肤化脓性感染，如毛囊炎、疖、痈、伤口化脓及脓肿等。脓汁金黄而黏稠，病灶界限清楚，多为局限性。② 各种器官的化脓性感染，如气管炎、肺炎、脓胸、中耳炎、骨髓炎等。③ 全身感染，如败血症、脓毒血症等。

（2）毒素性疾病。毒素性疾病包括由外毒素引起的中毒性疾病。① 食物中毒。摄入产生肠毒素的金黄色葡萄球菌污染的食物后，经 1 ~ 6 小时的潜伏期，可出现恶心、呕吐、腹泻等急性胃肠炎症状，不伴有发热，一般 1 ~ 2 天内迅速恢复，少数严重者可出现虚脱或休克。该菌引起的食物中毒是夏秋季节常见的胃肠道疾病。② 烫伤样皮肤综合征。由表皮剥脱毒素引起。多见于婴幼儿和免疫力低下的成人。患者皮肤呈弥漫性红斑和水疱形成，继以表皮上层大片脱落，受损部位的炎症反应轻微。若得不到及时治疗，病死率可达 20%。

③ 毒性休克综合征。主要由毒性休克综合征毒素 – 1 引起。患者表现为突然高热、呕吐、腹泻、弥漫性红疹，继而有脱皮（尤以掌及足底明显）、低血压、黏膜病变（口咽、阴道等），严重者出现心、肾衰竭，甚至休克。

3. 免疫性　人类对葡萄球菌有一定的天然免疫力。只有当皮肤黏膜受伤后，或患有慢性消耗性疾病如结核、糖尿病、肿瘤等以及其他病原体感染导致宿主免疫力降低时，才易引起葡萄球菌感染。患者恢复后，虽能获得一定的免疫力，但不强，难以防止再次感染。

（三）微生物学检查

（1）标本。根据不同的疾病可采集不同的标本。化脓性病灶采集脓汁或渗出液，疑为败血症采集血液，脑膜炎采集脑脊液，食物中毒则可采集剩余食物、患者呕吐物和粪便等。

（2）直接涂片镜检。直接涂片镜检是指涂片标本经革兰染色后的镜检，根据细菌形态、排列和染色性可做出初步诊断。

（3）分离培养和鉴定。分离培养和鉴定是将标本接种至血琼脂平板，孵育后挑选可疑菌落进行涂片染色镜检。血液标本需先经肉汤培养基增菌后再接种至血琼脂平板。致病性葡萄球菌的鉴定主要根据凝固酶、金黄色色素、溶血等指标。由于凝固酶阴性株有时亦能致病，在最后判定时应结合临床病症。进一步的型别鉴定可以采用细菌核糖体基因分型法及质粒指纹图谱分型法等。

（4）葡萄球菌肠毒素的检查。从食物中毒患者的剩余食物、呕吐物或粪便中分离可疑菌落，进行细菌鉴定的同时，接种肉汤培养基，孵育后取滤液注射至 6～8 周龄的幼猫腹腔。若在注射后 4 小时内发生呕吐、腹泻、体温升高或死亡等，提示有肠毒素存在的可能。

（四）防治原则

注意环境的清洁、消毒，严格操作规程以防止医源性感染。皮肤有创伤时应及时消毒处理。皮肤有化脓性感染者不宜从事食品生产或饮食服务工作。合理使用抗生素，避免耐药菌株的形成。对顽固性反复发作的疖病患者，可试用自身疫苗疗法，有一定的效果。

> **提　示**
>
> 　　金黄色葡萄球菌的抗原成分有 SPA 等，能产生凝固酶、透明质酸酶等侵袭性酶类，引起皮肤黏膜和多种组织器官的化脓性炎症，以及败血症和脓毒血症；能产生膜损伤性毒素、毒性休克综合征毒素 –1、肠毒素及表皮剥脱毒素等，引起的毒素性疾病包括食物中毒、烫伤样皮肤综合征及毒性休克综合征等。

金黄色葡萄球菌是最常见的社区和医院感染的病原体。分离的病原体对青霉素不敏感，可用万古霉素治疗。能否产生血浆凝固酶是区分金黄色葡萄球菌和其他葡萄球菌的重要指标。

二、链球菌属

链球菌属是化脓性球菌中的另一大类，革兰氏阳性，排列呈双或长短不一的链状。链球菌广泛分布于自然界、人及动物粪便和健康人的鼻咽部，多数为正常菌群。病原性链球菌主要是 A 群链球菌和肺炎链球菌，可引起各种化脓性炎症、肺炎、猩红热等重要疾病。

链球菌种类较多，分类尚未统一，通常有以下几种分类方法。

（1）根据在血琼脂平板培养基上生长繁殖后出现的溶血现象，将链球菌分为 3 类：① 甲型溶血性链球菌。菌落周围有 1 ~ 2 mm 宽的草绿色溶血环，称甲型溶血或 α 溶血，α 溶血环中的红细胞并未完全溶解。这类菌亦称草绿色链球菌，多为条件致病菌。② 乙型溶血性链球菌。菌落周围形成一个 2 ~ 4 mm 宽、完全透明的溶血环，称乙型溶血或 β 溶血，β 溶血环中的红细胞完全溶解。这类链球菌也称为溶血性链球菌，致病力强，常引起人类和动物的多种疾病。③ 丙型链球菌。不产生溶血素，菌落周围无溶血环。一般不致病，常存在于乳类和粪便中。

（2）根据细胞壁中抗原结构（C 多糖抗原）的不同，将链球菌分成 A ~ H、K ~ V 20 群。对人致病的链球菌菌株，90%左右属 A 群，其他群少见。链球菌的群别与其溶血性之间无平行关系，但对人类致病的 A 群链球菌多呈乙型溶血。

（3）按对氧的需要，将链球菌分为需氧性链球菌、兼性厌氧性链球菌和厌氧性链球菌三类。前两类对人有致病性，厌氧性链球菌主要为口、消化道、泌尿生殖道中的正常菌群，在特定条件下致病。

（一）A 群链球菌

A 群链球菌也称化脓性链球菌或溶血性链球菌，是人类细菌感染常见的病原菌之一，有较强的侵袭力，并产生多种外毒素和胞外酶。

1. 生物学性状

（1）形态与染色。A 群链球菌呈球形或椭圆形，直径 0.6 ~ 1.0 μm；呈链状排列，长短不一（图 10 - 2）；在液体培养基中形成长链，固体培养基上则为短链。

无芽胞，无鞭毛。在培养早期（2 ~ 4 小时）形成透明质酸的荚膜，随着培养时间的延长，细菌自身可产生透明质酸酶，使得荚膜消失。

（2）培养特性与生化反应。多数菌株兼性厌氧。A 群链球菌营养要求较高，在含血液、血清、葡萄糖培养基上生长良好；在血清肉汤中易形成长链，管底呈絮状沉淀；在血琼脂平板上，形成灰白色、表面光滑、边缘整齐、直径 0.5 ~ 0.75 mm 的细小菌落，多数菌株菌落周围形成较宽的透明溶血环（β 溶血现象）；分解葡萄糖，产酸不产气。链球菌不产生触酶，借此可与葡萄球菌区别。

（3）抗原结构。链球菌的抗原结构较复杂

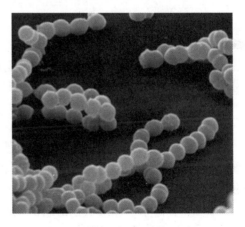

图 10 - 2　链球菌

（图 10-3），主要有 3 种：① 多糖抗原，或称 C 抗原，系群特异性抗原，是细胞壁的多糖组分。② 蛋白质抗原，具有型特异性，位于 C 抗原外层。A 群链球菌有 M、T、R 和 S 不同性质的蛋白质抗原，与致病性有关的是 M 抗原。③ 核蛋白抗原，或称 P 抗原，各种链球菌均相同，并与葡萄球菌有交叉。

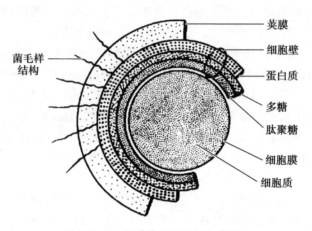

图 10-3　链球菌抗原结构示意图

（4）抵抗力。一般链球菌均可在 60 ℃ 30 分钟被杀死，对常用消毒剂敏感。可在干燥尘埃中生存数月。乙型链球菌对青霉素、红霉素、四环素、杆菌肽和磺胺药都很敏感。

2. 致病性与免疫性

（1）致病物质包括以下几种：

第一，侵袭性酶。侵袭性酶包括透明质酸酶、链激酶和链道酶。透明质酸酶，能分解结缔组织中细胞间质的透明质酸，使病菌易在组织中扩散；链激酶（SK），能使血液中纤维蛋白酶原变成纤维蛋白酶，故可溶解血块或阻止血浆凝固，有利于病菌在组织中扩散；链道酶（SD），即链球菌 DNA 酶，能降解脓液中高度黏稠的 DNA，使脓液稀薄，促进病菌扩散。临床可使用 SK 和 SD 酶制剂液化脓性渗出液，治疗肺炎链球菌所致的脓胸等疾病。

> **提　示**
>
> 　　SD 和 SK 能致敏 T 细胞，导致Ⅳ型超敏反应，故常用其做皮肤试验，通过观察局部Ⅳ型超敏反应来测定受试者的细胞免疫功能，称为 SK-SD 皮试。

第二，M 蛋白。M 蛋白是 A 群链球菌细胞壁中的蛋白质。介导细菌与上皮细胞的黏附，抑制吞噬细胞的吞噬；与人类心肌及结缔组织成分有共同抗原，可导致某些超敏反应性疾病的发生。

第三，黏附素。黏附素包括脂磷壁酸和 F 蛋白等。脂磷壁酸能直接黏附于上皮细胞表面；F 蛋白通过与上皮细胞表面的纤连蛋白结合，黏附于上皮细胞，有利于细菌在宿主体内定植和繁殖。

第四，荚膜。荚膜是含透明质酸的荚膜，一方面具有抗吞噬作用，另一方面由于与人结缔组织透明质酸结构相似，而表现为免疫逃逸。

第五，链球菌溶素。链球菌溶素有溶解红细胞及破坏白细胞和血小板的作用。链球菌溶素分为链球菌溶血素 O（Streptolysin O，SLO）和链球菌溶血素 S（Streptolysin S，SLS）两种。SLO 对氧敏感，遇氧时，—SH 基被氧化为—SS—基而失去溶血活性。若加入亚硫酸钠或半胱氨酸等还原剂，可恢复溶血活性。SLO 能破坏中性粒细胞，后者释放出的水解酶类可损伤邻近组织，加重链球菌的感染。SLO 对哺乳动物的血小板、巨噬细胞和神经细胞等也有毒性作用。SLO 免疫原性强，多数患者于感染后 2~3 周至病愈后数月到 1 年内可检出 SLO 抗体。风湿热患者的血清 SLO 抗体显著增高，活动性病例升高更为显著，一般其效价在 1:400 以上。SLO 抗体含量测定可作为链球菌新近感染或风湿热活动的指标之一。SLS 对氧稳定。SLS 是小分子糖肽，无免疫原性。链球菌菌落在血琼脂平板上的溶血环由 SLS 所致。

第六，致热外毒素。致热外毒素旧称红疹毒素或猩红热毒素，是引起人类猩红热的主要致病物质。由 A 群链球菌产生，耐热，96 ℃ 45 分钟才能完全灭活。

（2）所致疾病。A 群链球菌引起的疾病约占人类链球菌感染的 90%，其感染源为患者和带菌者，经飞沫和皮肤伤口感染等途径传播。链球菌引起的疾病可分为侵袭性、毒素性和超敏反应性三类。

第一，侵袭性疾病。皮肤和皮下组织的化脓性感染：病灶特点为界限不明显，脓汁稀薄，细菌易于扩散。常出现淋巴管炎、淋巴结炎、蜂窝织炎和脓皮病等。其他系统感染：包括扁桃体炎、咽炎、咽峡炎、中耳炎、乳突炎和产褥热等。

第二，毒素性疾病。猩红热：经飞沫感染产生致热外毒素的菌株，细菌在咽部繁殖，产生的毒素引起发热和全身性皮疹。链球菌毒性休克综合征：常由某些菌株产生的致热外毒素引起，患者常有局部化脓性感染，以菌血症、休克和多器官衰竭为特征。

第三，超敏反应性疾病。多发生在急性 A 群链球菌感染（如咽峡炎和脓皮病）后 1~4 周，患者出现风湿热或急性肾小球肾炎。

（3）免疫性。A 群链球菌感染后，血清中出现多种抗体，机体可获得对同型链球菌的特异性免疫力。但链球菌的型别多，各型之间无交叉免疫力，故常可反复感染。患过猩红热后可产生同型的致热外毒素抗体，能建立牢固的同型抗毒素免疫。

提 示

链球菌致热外毒素、金黄色葡萄球菌产生的肠毒素和毒性休克综合征毒素 – 1 都具有超抗原活性。超抗原不经过抗原呈递细胞的处理，即可多克隆激活 T 细胞使之增殖并释放过量细胞因子，导致患者出现严重的病理性反应，如休克等。超抗原还参与免疫抑制和自身免疫性疾病的病理过程。

3. 微生物学检查

（1）根据不同疾病采取相应标本，如创伤感染的脓汁，咽喉、鼻腔等病灶的拭子，败血症的血液等。风湿热患者可取血做抗 SLO 的抗体测定。

（2）直接涂片镜检。脓汁可直接涂片进行革兰染色，镜检发现有典型的链状排列球菌时，可做出初步诊断。

（3）分离培养与鉴定。脓汁或鼻咽拭子可直接接种于血琼脂平板，血液标本应先增菌后再接种至血琼脂平板。如有 β 溶血菌落，应与葡萄球菌区别；α 溶血需与肺炎链球菌鉴别。

（4）血清学试验。抗 SLO 试验，常用于风湿热的辅助诊断。风湿热患者血清中抗 SLO 抗体比正常人增高，大多在 250 U 左右，活动性风湿热患者一般超过 400 U。

4. 防治原则　链球菌感染主要通过飞沫传播，应对患者和带菌者及时治疗，以减少传染源。此外，还应注意对空气、器械和敷料等消毒。对急性咽喉炎和扁桃体炎患者，须治疗彻底，以防止急性肾小球肾炎、风湿热的发生。治疗 A 群链球菌感染时，青霉素 G 为首选药物。避免链球菌感染，对减少风湿热和肾小球肾炎等超敏反应性疾病的发生有较好效果。

（二）B 群链球菌

B 群链球菌，即无乳链球菌，能引起牛乳房炎，后发现该菌正常寄居于人类阴道和直肠，带菌率达 30% 左右。该菌主要感染新生儿，引起败血症、脑膜炎和肺炎等。对成人的侵袭力弱，主要引起肾盂肾炎、肺炎和子宫内膜炎。

新生儿感染多因出生时经过母体带菌产道获得，也可因医护人员呼吸道带菌引起。新生儿 B 群链球菌感染有两种类型：① 早发型暴发性败血症。常见于 1 周内新生儿，病情凶险，1～2 天死亡，病死率高达 50%～70%。② 晚发型化脓性脑膜炎。常见于 1 周至 3 个月新生儿，一般系医院感染。以脑膜炎为主或伴有败血症，病死率约为 15%。但近一半存活者有严重神经系统后遗症，如脑积水、智力障碍和瘫痪等。

（三）甲型溶血性链球菌

甲型溶血性链球菌亦称草绿色链球菌，排列多成双或短链状。血琼脂平板上菌落周边呈 α 溶血，但也有非溶血型。常寄居于上呼吸道、口腔、消化道、女性生殖道。常见对人类致病的有变异链球菌、唾液链球菌、咽峡炎链球菌等。甲型溶血性链球菌不被胆汁溶菌且奥普托欣试验阴性。

咽峡炎链球菌是感染性心内膜炎最常见的致病菌，但不引起咽峡炎。当拔牙或摘除扁桃体时，寄居在口腔、龈隙中的这类细菌可侵入血液引起菌血症。一般情况下，少量菌很快被吞噬细胞清除。但心瓣膜有病损或人工瓣膜患者，细菌就可停留繁殖，引起亚急性细菌性心内膜炎。

变异链球菌系厌氧菌，与龋齿关系密切。该菌的葡糖基转移酶能分解蔗糖使其产生高相对分子质量、黏性大的不溶性葡聚糖，借此将口腔中数量众多的菌群黏附于牙面形成菌斑。菌群中的乳杆菌能发酵多种糖类产生大量的酸，导致牙釉质及牙质脱钙，造成龋损。

（四）肺炎链球菌

肺炎链球菌（Streptococcal Pneumoniae），是人类鼻咽部的正常菌群，多数不致病或致病力弱，仅少数有致病力。在机体抵抗力降低时，可引起大叶性肺炎。

1. 生物学性状

（1）形态与染色。肺炎链球菌是革兰氏阳性菌，菌体呈矛头状，多成双排列，宽端相对，尖端向外（图10-4）。在痰液、脓汁和肺组织病变中亦可呈单个或短链状，无鞭毛和芽胞，在体内或在含血清的培养基中能形成荚膜。

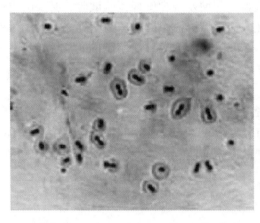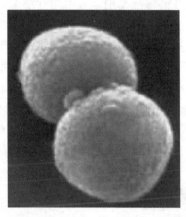

图 10-4　肺炎链球菌

（2）培养特性与生化反应。肺炎链球菌培养要求较高。在含有血液或血清的培养基中才能生长。兼性厌氧，5% CO_2 气体条件下生长良好。在血琼脂平板上的菌落细小、灰白色并且有草绿色溶血环。若孵育48小时以上，肺炎链球菌产生足量的自溶酶，菌体逐渐溶解，菌落中央下陷呈脐状。在血清肉汤中孵育呈混浊生长，稍久亦因自溶酶的作用而变澄清。自溶酶在细菌生长的稳定期激活，或被胆汁或胆盐等物质激活，促进菌体溶解。肺炎链球菌分解葡萄糖、麦芽糖、乳糖、蔗糖，产酸不产气。可靠的鉴别法是胆汁溶菌试验。

（3）抵抗力。肺炎链球菌抵抗力较弱。对一般消毒剂敏感，有荚膜菌株抗干燥力较强，在干燥痰液中可存活1~2个月。对抗生素敏感，但已经有耐药菌株出现。

2. 致病性与免疫性

（1）致病物质。包括以下三种：① 荚膜，有抗吞噬作用，是肺炎链球菌的主要侵袭力。当有荚膜的光滑（S）型菌失去荚膜成为粗糙（R）型时，其毒力减低或消失。② 肺炎链球菌溶血素O，对 O_2 敏感，性质类似A群链球菌的SLO；能与细胞膜上的胆固醇结合，导致膜上出现小孔，可溶解羊、兔、马和人的红细胞。③ 脂磷壁酸，在肺炎链球菌黏附到肺上皮细胞或血管内皮细胞表面时起重要作用。

（2）所致疾病。肺炎链球菌仅在感染、营养不良和抵抗力下降等因素致呼吸道异常或受损伤时才引起感染，其主要引起人类大叶性肺炎，其次为支气管炎。肺炎后可继发胸膜炎、脓胸，也可引起中耳炎、乳突炎、副鼻窦炎、脑膜炎和败血症等。

（3）免疫性。肺炎链球菌感染后，可建立较牢固的型特异性免疫。其免疫机制主要是产生荚膜多糖型特异抗体，在发病后5~6天就可形成抗体，抗体可发挥调理吞噬作用。

3. 微生物学检查

（1）根据病种采集标本，如痰液、脓汁、血液或脑脊液等。

（2）直接涂片镜检。如发现典型的革兰氏阳性具有荚膜的双球菌存在，即可做初步诊断。

（3）分离培养与鉴定。痰或脓液直接划种，血液或脑脊液须先经血清肉汤增菌接种于血琼脂平板上，37 ℃ 孵育 24 小时后，挑取 α 溶血的可疑菌落做鉴定。肺炎链球菌主要应与甲型溶血性链球菌鉴别。常用胆汁溶菌试验、菊糖发酵和奥普托欣试验，必要时可做小鼠毒力试验。上述试验，肺炎链球菌全为阳性，而甲型溶血性链球菌为阴性。

奥普托欣试验为抑菌试验，将浸有 1/2 000 奥普托欣、直径 6 mm 的滤纸片贴于涂菌平板，置 37 ℃ 48 小时，肺炎链球菌的抑菌圈直径大于 20 mm，而甲型溶血性链球菌（约 98%）的抑菌圈直径小于 12 mm。

4. 防治原则　多价肺炎链球菌荚膜多糖疫苗在预防儿童、老人和慢性病患者的肺炎链球菌性肺炎、败血症、脑膜炎等疾病上有较好效果。人群感染的肺炎链球菌菌型不断变迁且耐药菌株日益增多，因此要加强肺炎链球菌菌型的监测，并在治疗前做常规药物敏感试验。

提　示

肺炎链球菌也是导致中耳炎和脑膜炎的常见病原体。由于耐青霉素的肺炎链球菌日渐增加，目前临床多用头孢曲松治疗该菌导致的扩散性感染。肺炎链球菌在血琼脂平板上培养出现 α 溶血，但对奥普托欣敏感。

三、奈瑟菌属

奈瑟菌属（Neisseria）是一群革兰氏阴性球菌，常成双排列。对人致病的只有脑膜炎奈瑟菌和淋病奈瑟菌。除淋病奈瑟菌寄居于尿道黏膜外，其他奈瑟菌均存在于鼻咽腔黏膜。

（一）淋病奈瑟菌

淋病奈瑟菌俗称淋球菌（Neisseria Gonorrhoeae），是人类淋病的病原菌，主要引起人类泌尿生殖系统黏膜的急性或慢性化脓性感染。淋病是我国目前流行的发病率最高的性病。

1. 生物学性状

（1）形态与染色。革兰染色阴性球菌，直径 0.6 ~ 0.8 μm。常成双排列，两菌接触面平坦，似一对咖啡豆。脓汁标本中，大多数淋病奈瑟菌常位于中性粒细胞内，但慢性淋病患者的淋病奈瑟菌多分布在细胞外。无芽胞、鞭毛，有荚膜和菌毛。革兰染色呈阴性，用碱性亚甲蓝液染色时，菌体呈深蓝色。

（2）培养特性与生化反应。淋病奈瑟菌专性需氧，初次分离培养时须供给 5% CO_2。营养要求高，可用巧克力（色）血琼脂平板。经 80 ℃ 以上加温的血琼脂平板，色似巧克力，故名巧克力（色）培养基。最适生长温度为 35 ~ 36 ℃，孵育 48 小时后，形成凸起、圆形、灰白色、直径 0.5 ~ 1.0 mm 的光滑型菌落。只分解葡萄糖，产酸不产气，不分解其他糖类。

氧化酶试验阳性。

（3）抵抗力。淋病奈瑟菌抵抗力弱，对热、冷、干燥和消毒剂极度敏感。

2. 致病性与免疫性

（1）致病物质。包括以下几种：① 菌毛。使细菌黏附到人上皮细胞表面，在局部形成小菌落后，再侵入细胞增殖。② 外膜蛋白。包括PⅠ、PⅡ和PⅢ。PⅠ可直接插入中性粒细胞的膜上，导致膜严重损伤。PⅡ分子参与菌体间以及菌体与宿主细胞间的黏附。PⅢ则保护其他抗原免于杀菌抗体的作用。③ 脂寡糖。有内毒素活性，并能使细菌避开机体免疫系统的识别。④ IgA1蛋白酶。能分解破坏黏膜表面存在的特异性IgA1抗体。

（2）所致疾病。人类是淋病奈瑟菌的唯一宿主。人类淋病主要通过性接触传播，淋病奈瑟菌侵入尿道和生殖道而感染，其潜伏期为2~5天。当母体患有淋菌性阴道炎或子宫颈炎时，婴儿出生时易患上淋菌性结膜炎。成人感染初期，一般引起男性前尿道炎、女性尿道炎与子宫颈炎。如进一步扩散到生殖系统，引起慢性感染，男性发生前列腺炎、精囊精索炎和附睾炎；女性出现前庭大腺炎和盆腔炎等，可能导致不孕。此外，细菌可经血液扩散，引起播散性淋病，如淋菌性脑膜炎和淋菌性关节炎等。

（3）免疫性。人类对淋病奈瑟菌的感染无天然抵抗力。多数患者可以自愈，并出现特异性IgM、IgG和sIgA。sIgA可被IgA蛋白酶破坏，免疫力弱，维持时间短。再感染和慢性患者普遍存在。

3. 微生物学检查　取泌尿生殖道脓性分泌物或子宫颈口表面分泌物直接涂片，革兰染色后镜检。在中性粒细胞内发现革兰氏阴性双球菌，有诊断价值。淋病奈瑟菌抵抗力弱，标本采集后应注意保暖保湿，立即送检接种。标本接种于预先加温的巧克力（色）血琼脂平板并培养，菌落涂片、染色，镜下呈现革兰氏阴性双球菌，可疑菌落做氧化酶试验、糖发酵试验等确证。

提　示

淋病奈瑟菌感染以实验室诊断为基础，只有检出淋病奈瑟菌才能报告淋病奈瑟菌感染。灰色奈瑟菌与反硝酸化金氏杆菌等相关细菌易被误诊为淋病奈瑟菌，造成鉴定困难。

---

4. 防治原则　应开展性病防治知识教育，避免不洁性关系。近年来耐药菌株不断增加，还应做药物敏感试验以指导合理选择药物。积极治疗与患者性接触者。目前无有效的疫苗。不论母亲有无淋病，为预防新生儿淋菌性眼炎的发生，婴儿出生时，都应以1%硝酸银或其他银盐溶液滴入双眼。

（二）脑膜炎奈瑟菌

脑膜炎奈瑟菌是流行性脑脊髓膜炎（流脑）的病原菌。

1. 生物学性状

（1）形态与染色。脑膜炎奈瑟菌为肾形或豆形革兰氏阴性双球菌，两菌的接触面较平坦或略向内陷，直径 $0.6 \sim 0.8$ μm。排列较不规则，单个、成双或 4 个相连。在患者脑脊液中，脑膜炎奈瑟菌多位于中性粒细胞内。新分离菌株大多有荚膜和菌毛。

（2）培养特性与生化反应。脑膜炎奈瑟菌营养要求较高，需在含有血清、血液等培养基中方能生长，常用巧克力（色）培养基。专性需氧，在 5% CO_2 条件下生长更佳。最适 pH 为 $7.4 \sim 7.6$。最适生长温度为 37 ℃，孵育 24 小时后形成直径 $1.0 \sim 1.5$ mm 的无色、圆形、光滑、透明、似露滴状的菌落。在血琼脂平板上不溶血。在血清肉汤中呈混浊生长。产生自溶酶，人工培养物超过 48 小时常死亡。大多数脑膜炎奈瑟菌分解葡萄糖和麦芽糖，产酸，不产气。

（3）抗原结构。脑膜炎奈瑟菌的主要抗原有以下几种：① 荚膜多糖群特异性抗原。目前已分为 13 个血清群，我国流行的主要是 A 群，带菌则以 B 群为主。② 外膜蛋白型特异性抗原。③ 脂寡糖，是脑膜炎奈瑟菌的主要致病物质。

（4）抵抗力。脑膜炎奈瑟菌对理化因素的抵抗力很弱，对干燥、热力、消毒剂等均敏感。

2. 致病性与免疫性

（1）致病物质。荚膜具有抗吞噬作用，菌毛可黏附至咽部黏膜上皮细胞表面，利于进一步侵入。脂寡糖是脑膜炎奈瑟菌的主要致病物质，作用机制与内毒素相同。脂寡糖作用于小血管和毛细血管，引起坏死和出血，出现皮肤淤斑和微循环障碍。严重败血症时，因大量脂寡糖释放可造成弥散性血管内凝血及中毒性休克。

（2）所致疾病。脑膜炎奈瑟菌是流脑的病原菌，人类是其唯一易感宿主。传染源是患者和带菌者。在流行期间，正常人群带菌率达 70% 以上，是重要的传染源。成人的抵抗力强，6 个月至 2 岁儿童因免疫力弱，是易感人群，发病率较高。

病菌主要经飞沫传播方式侵入人体的鼻咽部，并在局部繁殖。潜伏期 $2 \sim 3$ 天，长者可达 10 天。流脑病情复杂多变，轻重不一，一般表现为 3 种临床类型，即普通型、暴发型和慢性败血症型。普通型占 90% 左右。患者先有上呼吸道炎症；继而大量繁殖的病菌进入血液，导致菌血症或败血症，引起突发寒战高热、恶心和出血性皮疹；细菌到达中枢神经系统引起化脓性炎症，产生剧烈头痛、喷射性呕吐、颈项强直等脑膜刺激症状。暴发型见于少数儿童，发病急剧凶险，抢救不及时，常于 24 小时内危及生命。慢性败血症型见于少数成年患者，病程可迁延数日。

（3）免疫性。机体对脑膜炎奈瑟菌的免疫性以体液免疫为主。显性、隐性感染和疫苗接种后 2 周，血清中群特异多糖抗体 IgG、IgM 和 IgA 水平升高。人类可从正常寄居于鼻咽部的不致病脑膜炎奈瑟菌间的交叉抗原而获得一定的免疫性。6 个月内的婴儿可通过母体获得抗体。

3. 微生物学检查　标本取患者的脑脊液、血液或出血淤斑渗出液。带菌者检查可取鼻咽拭子。直接涂片染色后镜检，如发现中性粒细胞内、外有革兰氏阴性双球菌，可做出初步诊断。标本采取后应注意保暖、保湿并立即送检。血液或脑脊液先接种至血清肉汤培养基增菌，阳性者做生化反应和玻片凝集试验鉴定。脑膜炎奈瑟菌很容易自溶，可用敏感、特异的对流免疫电泳、酶联免疫吸附测定（Enzyme Linked Immunosorbent Assay，ELISA）等方法快速诊断血液或脑脊液中的可溶性抗原。

4. 防治原则　尽快控制传染源，切断传播途径和提高人群免疫力。做到早发现、早诊断、早治疗和早防控。对儿童注射流脑荚膜多糖疫苗进行特异性预防，常用 A、C 二价或 A、C、Y 和 W135 四价混合多糖疫苗。流行期间儿童可口服磺胺药物等预防。治疗首选药物为青霉素 G，剂量要大，对过敏者可选用红霉素。

> **提　示**
>
> 　　脑膜炎奈瑟菌具有高度传染性，易传播给其他健康人，从而出现脑脊髓膜炎的流行。高风险个体通过接种疫苗能有效预防流行性脑脊髓膜炎。

第二节　肠道杆菌

　　肠道杆菌（Enteric Bacilli）是一大群寄居于人类和动物肠道中的生物学性状相似的革兰氏阴性杆菌，并不断随着人和动物的排泄物分布于土壤、水和腐物中。肠道杆菌归属肠杆菌科，其种类繁多，类型复杂。肠道杆菌中大多数为肠道正常菌群，只在一定条件下引起疾病。其中某些肠道杆菌是致病菌，常引起人类肠道传染病，如伤寒沙门菌、志贺菌和致病性大肠埃希菌等。

　　肠杆菌科的细菌有以下共同特性：

　　（1）形态与染色。均为革兰氏阴性中等大小的杆菌，无芽胞，大多数有鞭毛与菌毛，少数有荚膜或包膜。

　　（2）培养特性。营养要求不高，在普通琼脂平板培养基上生长良好，形成湿润光滑、中等大小灰白色菌落。

　　（3）生化反应特性。各种属肠道杆菌具有丰富的酶，生化反应活泼，能分解多种糖类和蛋白质，形成不同代谢产物，常用于区别不同菌属和菌种。乳糖发酵试验在初步鉴别肠杆菌科中致病菌和非致病菌上有重要价值。非致病菌一般分解乳糖，而多数致病菌不分解乳糖。

　　（4）抗原结构。肠道杆菌的抗原结构比较复杂，包括菌体（O）抗原、鞭毛（H）抗原和表面抗原，其他尚有菌毛抗原。O 抗原和 H 抗原是肠道杆菌血清学试验鉴定的依据。

　　O 抗原：存在于细胞壁脂多糖的最外层，具有属特异性。脂多糖的核心多糖为肠杆菌科细菌的共同抗原。细菌若失去 O 特异多糖，此时菌落由光滑型（S）转变为粗糙型（R），为 S - R 变异。O 抗原刺激机体主要产生 IgM 型抗体。

　　H 抗原：存在于鞭毛蛋白，不耐热，60 ℃ 30 分钟即被破坏。细菌失去鞭毛后，O 抗原外露，为 H - O 变异。H 抗原主要产生 IgG 型抗体。

　　表面抗原：具有型特异性，位于 O 抗原外，能阻止 O 抗原凝集现象。为多糖或蛋白质，重要的有伤寒沙门菌的 Vi 抗原、大肠埃希菌的 K 抗原等。

（5）抵抗力。对理化因素抵抗力不强。60 ℃ 30 分钟即死亡。能耐受低温，易被一般化学消毒剂杀灭，常用氯进行饮水消毒。胆盐、煌绿等染料对非致病性肠杆菌科细菌有抑制作用，借以制备选择培养基有利于分离有关病原菌。

（6）变异性。易出现变异菌株，除自发突变外，更因相互处于同一密切接触的肠道微环境，还可以经噬菌体、质粒等的介导，通过转导、接合、溶原性转换等方式，使受体菌变异。常见的是耐药性变异，此外尚有毒素产生、生化反应、抗原性等特性的改变。

一、埃希菌属

大肠埃希菌是埃希菌属（Escherichia）常见的临床分离菌，也是肠道杆菌的主要成员，俗称大肠杆菌。大肠埃希菌是人类的重要条件致病菌，在环境卫生和食品卫生中常用作被粪便污染的检测指标，在分子生物学和基因工程研究中常用作基因工程菌。

（一）生物学性状

大肠埃希菌是（0.4~0.7）μm×（1~3）μm 中等大小革兰氏阴性杆菌。多数菌株有周

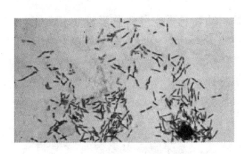

图 10-5　大肠埃希菌形态图

身鞭毛，有菌毛，无芽胞（图 10-5）。兼性厌氧，在液体培养基中呈均匀混浊生长。营养要求不高，在普通琼脂平板培养 37 ℃ 24 小时后，形成直径 2~3 mm 的圆形凸起灰白色 S 型菌落。能发酵葡萄糖等多种糖类，产酸并产气。绝大多数菌株发酵乳糖。在克氏双糖管中，斜面和底层均产酸产气，硫化氢阴性、动力阳性，可同沙门菌、志贺菌等区别。吲哚、甲基红、VP、枸橼酸盐试验（IMViC 试验）结果为 + + − −。

抗原结构比较复杂，主要有 O 抗原、H 抗原和 K 抗原。目前已知 O 抗原超过 170 种，H 抗原多于 56 种，K 抗原有 100 种以上。大肠埃希菌的血清型别按 O：K：H 排列，如 $O_{111}：K_{58}：H_2$。

大肠埃希菌对热的抵抗力较其他肠道杆菌强，经 55 ℃加热 60 分钟或 60 ℃ 15 分钟仍可有部分菌存活。在自然界的水中可生存数周至数月，在低温的粪便中存活更久。对磺胺类、链霉素、氯霉素、金霉素等敏感，但易产生耐药性。胆盐、亚硝酸盐和煌绿染料等对大肠埃希菌有选择性抑制作用。

（二）致病性和免疫性

1. 致病物质

（1）侵袭力。大肠埃希菌具有 K 抗原和菌毛，K 抗原有抗吞噬作用与抵抗抗体和补体的作用。菌毛能帮助细菌黏附于黏膜表面。

（2）肠毒素。肠产毒性大肠埃希菌产生的肠毒素有两种：① 不耐热肠毒素。化学组成为蛋白质，加热 65 ℃，30 分钟即被破坏。不耐热肠毒素可使胞内 ATP 转化为 cAMP，cAMP 增加导致肠黏膜细胞内水、钠、氯、碳酸氢钾等过度分泌至肠腔，形成腹泻。② 耐热肠毒素。100 ℃加热 20 分钟仍不被破坏。耐热肠毒素引起腹泻的原因是通过激活肠黏膜细胞上

的鸟苷环化酶，使胞内 cGMP 量增多。

（3）细胞毒素。志贺样毒素，以杀伤 Vero 细胞的能力为特征，又称 Vero 毒素。

2. 所致疾病

（1）肠外感染。多数大肠埃希菌在肠道内不致病，但如移位至肠道外的组织或器官则可引起肠外感染。肠道外感染以化脓性感染和泌尿道感染最为常见。化脓性感染如腹膜炎、阑尾炎、手术创口感染、败血症和新生儿脑膜炎；泌尿道感染如尿道炎、膀胱炎、肾盂肾炎。

（2）胃肠炎。大肠埃希菌某些血清型可引起人类胃肠炎，与食入污染的食品和饮水有关，为外源性感染。根据其致病机制不同，主要有五种类型：① 肠产毒素型大肠埃希菌。是 5 岁以下婴幼儿和旅游者腹泻的重要病原菌。污染的水源和食物在疾病传播中有重要作用。人与人之间不传播。腹泻由产生耐热肠毒素和不耐热肠毒素两种肠毒素的大肠埃希菌引起。② 肠侵袭型大肠埃希菌。主要侵犯较大儿童和成人。所致疾病有发热、腹痛、腹泻、脓血便及里急后重等症状。该菌可侵袭结肠黏膜上皮细胞，导致组织破坏和炎症。该菌生化反应和抗原结构近似志贺菌，容易误诊为志贺菌。③ 肠致病型大肠埃希菌。是婴幼儿腹泻的主要病原菌。致病菌黏附于小肠上皮细胞，随后破坏刷状缘，导致严重水样腹泻。④ 肠出血型大肠埃希菌。为出血性结肠炎和溶血性尿毒综合征的病原体。血清型主要为 $O_{157}:H_7$。5 岁以下儿童易感染，夏季多见，症状轻重不一，可为轻度水泻至伴剧烈腹痛的血便。10 岁以下患儿约 10% 可并发为急性肾衰竭、血小板减少、溶血性贫血的溶血性尿毒综合征，病死率达 3%～5%。污染食品是该菌感染的重要传染源，致病因子主要有菌毛和志贺样毒素。⑤ 肠聚集型大肠埃希菌。引起婴儿和旅行者持续性水样腹泻，偶有血便。这类细菌的特点是能通过菌毛在细胞表面自动聚集，形成砖状排列，并产生毒素。

（三）微生物学检查

1. 患者标本中细菌的分离与鉴定　取标本时，肠外感染取血液、脓汁、脑脊液和中段尿，肠内感染取粪便。分离培养与鉴定粪便标本直接接种于选择培养基；血标本需先经肉汤培养基增菌，再接种于血琼脂平板。观察菌落并挑选可疑菌落进行生化反应鉴定。致病性大肠埃希菌需用血清学定型，必要时检测肠毒素。

2. 水、食品等卫生细菌学检查　大肠埃希菌寄居在肠道中，不断随粪便排出，污染周围环境、水源和食品等。大肠埃希菌存在的数量越多，表示粪便污染越严重，间接提示有可能受到肠道致病菌的污染。因此水、食品和饮料等的卫生细菌学检查常以大肠菌群指数作为被粪便污染的指标。大肠菌群指数是指每升样品中的大肠菌群数。大肠菌群系指 37 ℃、24 小时内发酵乳糖产酸产气的肠道杆菌，包括大肠埃希菌属、枸橼酸杆菌属、克雷伯菌属等。我国的卫生标准是每升饮水中不得超过 3 个大肠菌群，瓶装汽水和果汁等每 100 mL 中大肠菌群不得超过 5 个。

（四）防治原则

肠产毒素型大肠埃希菌的免疫预防正在研究中。大肠埃希菌耐药性非常普遍，抗生素治疗应在药物敏感试验的指导下进行。尿道插管和膀胱镜检查应严格无菌操作。对腹泻患者应进行隔离治疗，及时纠正水和电解质紊乱，采取各种适宜的措施减少医院感染。

> **提 示**
>
> 大肠埃希菌是埃希菌属中最常见的一种,是肠道正常菌群中的重要成员,也是条件致病菌,可引起肠道外感染,是泌尿道感染最常见的病原体,在卫生学中常被用作粪便污染的检测指标。某些血清型的大肠埃希菌能导致人类胃肠炎,为外源性感染。污染的水和食品是肠产毒素型大肠埃希菌最重要的传染媒介,肠出血型大肠埃希菌则常由污染的肉类和未消毒的牛奶引起,充分的烹饪可减少这两种致病菌株感染的危险。

二、志贺菌属

志贺菌属(Shigella)是人类细菌性痢疾最为常见的病原菌,俗称痢疾杆菌。

(一)生物学性状

志贺菌属可分为 4 群,在我国流行的主要为 B 群(表 10 – 3)。痢疾志贺菌无荚膜,无芽胞,无鞭毛,有菌毛,革兰染色阴性。无鞭毛对痢疾志贺菌的初步鉴别有意义。痢疾志贺菌为兼性厌氧,在肠道菌鉴别培养基上形成无色半透明菌落,在选择培养基上形成淡黄色小菌落。除宋内志贺菌的个别菌株迟缓发酵乳糖外,其余均不发酵乳糖。除 A 群外,均能发酵甘露醇,产酸不产气。

表 10 – 3 志贺菌属的抗原分类

菌 种	群	型	亚 型
痢疾志贺菌	A	1 ~10	8a、8b、8c
福氏志贺菌	B	1 ~6, X、Y 变型	1a、1b、2a、2b、3a、3b、3c、4a、4b
鲍氏志贺菌	C	1 ~18	
宋内志贺菌	D	1	

在各群志贺菌中,以宋内志贺菌抵抗力最强。在被污染物品及瓜果和蔬菜上,志贺菌可存活 10 ~20 天,在适宜温度下可在食品及水中繁殖,引起食源或水源型暴发流行。60 ℃ 15 分钟能杀死志贺菌。志贺菌对酸敏感,粪便中的产酸菌可使志贺菌在数小时内死亡,因此粪便标本必须及时送检。志贺菌对各种消毒剂敏感。志贺菌对磺胺类抗生素敏感,但易产生耐药性。

志贺菌属易发生变异,如 S – R 变异、生化反应变异、耐药性变异、抗原和致病性变异,这给细菌的鉴定和防治工作带来困难。随着抗生素的广泛使用,耐药菌株逐年增多,给治疗带来很大困难。由于营养缺陷型变异,形成了链霉素依赖志贺菌株(Sd 株),其已被制成口服菌苗用于预防志贺菌痢疾。

(二)致病性和免疫性

1. 致病物质　志贺菌主要引起消化道感染,其致病物质主要为侵袭力、内毒素和外毒素。

（1）侵袭力。菌毛能黏附于回肠末端和结肠黏膜上皮细胞，在黏膜固有层内繁殖形成感染灶，引起炎症反应。一般不入侵血液。各群志贺菌的侵袭相关基因都位于大质粒上。

（2）内毒素。志贺菌产生毒性强烈的内毒素。内毒素作用于肠壁可使其通透性增加，促进毒素吸收。内毒素可破坏肠黏膜，形成炎症和溃疡，出现脓血样便；作用于肠壁自主神经，导致肠道功能失调、肠蠕动紊乱和痉挛。直肠括约肌受毒素刺激最明显，临床表现为腹痛、腹泻和里急后重等症状。

（3）外毒素。A 群志贺菌能产生一种外毒素，称为志贺毒素，与肠出血型大肠埃希菌产生的毒素相同。志贺毒素在小部分患者中可介导肾小球内皮细胞的损伤，形成溶血性尿毒综合征。

2. 所致疾病　志贺菌引起细菌性痢疾。痢疾志贺菌感染患者病情较重，易引起小儿急性中毒性菌痢和溶血性尿毒综合征以及痢疾的流行；宋内志贺菌多引起轻型感染；福氏志贺菌感染易转变为慢性，病程迁延。我国常见的流行型别主要为福氏志贺菌和宋内志贺菌。

传染源是患者和带菌者。急性期患者排菌量大，传染性强；慢性病例排菌时间长，可长期储存病原体；恢复期患者带菌可达 2 ~ 3 周，有的可达数月。传播途径主要通过粪 – 口途径，随饮食进入肠道。人类对志贺菌较易感，少于 200 个志贺菌即可引起典型的细菌性痢疾感染。志贺菌感染几乎只局限于肠道，一般不侵入血液。

志贺菌感染有急性和慢性两种类型。典型的急性细菌性痢疾经过 1 ~ 3 天的潜伏期后，突然发病。常有发热、腹痛和水样腹泻，水样腹泻后转为脓血黏液便，伴有里急后重、下腹部疼痛等症状。若及时治疗，预后良好。但在体弱儿童和老人中，可导致失水、酸中毒，在不少病例中还可引起溶血性尿毒综合征，甚至死亡。急性细菌性痢疾如治疗不彻底，可造成反复发作，迁延不愈，病程在 2 个月以上者则属慢性细菌性痢疾。慢性患者症状不典型者，易被误诊。也有少数患者，细菌可在结肠形成无症状的定植，成为持续的传染源。

急性中毒性痢疾多见于儿童，常无明显的消化道症状而表现为全身中毒症状。原因是内毒素致使微血管痉挛、缺血和缺氧，导致弥散性血管内凝血、多器官功能衰竭和脑水肿。临床主要以高热、休克、中毒性脑病为表现。可迅速发生循环及呼吸衰竭，若抢救不及时，往往造成死亡。

3. 免疫性　感染局限于肠黏膜层，一般不入血，抗感染免疫主要是消化道黏膜表面的 sIgA。细菌停留在肠壁局部，型别多且缺乏型间交叉免疫，因而病后免疫期短，也不牢固。

（三）微生物学检查

采集标本应挑取粪便的脓血或黏液部分。中毒性痢疾患者宜用肛拭子。将标本接种于肠道鉴别或选择培养基上，37 ℃培养 18 ~ 24 小时。挑取无色半透明可疑菌落，做生化反应和血清学凝集试验鉴定。侵袭力可用致豚鼠角膜结膜炎试验（Senery 试验）测定，即将受试菌制备成 9×10^8/mL 的菌液接种于豚鼠结膜，如果发生炎症，则 Senery 试验阳性。志贺毒素测定，可用 HeLa 或 Vero 细胞，也可用聚合酶链反应（Polymerase Chain Reaction，PCR）测定产毒基因。

(四) 防治原则

人类是志贺菌的主要宿主，因此，预防的重点是防止人的感染和传播。措施包括：水、食物和牛奶的卫生学监测；垃圾处理；隔离患者和消毒排泄物；检测发现亚临床病例和带菌者，抗生素治疗感染个体。治疗志贺菌感染的药物颇多，但此菌很易出现多重耐药菌株。特异性预防主要是口服活疫苗。现已能生产多价志贺菌 Sd 疫苗。

> **提　示**
>
> 志贺菌属是人类细菌性痢疾的病原菌。感染只局限于肠道，一般不侵入血液。致病物质包括侵袭力、内毒素和外毒素。痢疾志贺菌感染病情较重，宋内志贺菌多引起轻型感染，福氏志贺菌感染易转变为慢性。

三、沙门菌属

沙门菌属（Salmonella），目前已知有 2 000 个以上血清型。沙门菌属中少数血清型如伤寒沙门菌、甲型副伤寒沙门菌、肖氏沙门菌和希氏沙门菌是人的病原菌，非人类宿主不致病。绝大多数血清型，如鼠伤寒沙门菌、肠炎沙门菌和猪霍乱沙门菌等，宿主范围广泛，其中部分是人畜共患病的病原菌，可引起人类食物中毒或败血症，动物则大多无症状或为自限性胃肠炎。

(一) 生物学性状

沙门菌属为 $(0.6 \sim 1.0)$ μm × $(2 \sim 4)$ μm 的革兰氏阴性杆菌。无芽胞，一般无荚膜。多数有菌毛、周身鞭毛。为兼性厌氧菌。营养要求不高，在普通琼脂平板上生长良好，形成中等大小、无色半透明的 S 型菌落。不发酵乳糖或蔗糖。对葡萄糖、麦芽糖和甘露糖发酵，除伤寒沙门菌产酸不产气外，其他沙门菌均产酸产气。沙门菌在克氏双糖管中，斜面不发酵，底层产酸产气（但伤寒沙门菌产酸不产气），硫化氢阳性或阴性，动力阳性。可同大肠埃希菌、志贺菌等区别；生化反应对沙门菌属各菌的鉴定有重要意义。

抗原构造有 O 抗原、H 抗原、Vi 抗原三种。O 抗原即细菌细胞壁的脂多糖，性质较稳定。O 抗原刺激机体产生 IgM 类抗体，与其相应免疫血清混合时，出现颗粒状凝集。H 抗原为蛋白质，细菌经甲醛处理后，仍保留 H 抗原。H 抗原刺激机体主要产生 IgG 类抗体，与相应免疫血清混合时可出现絮状凝集。Vi 抗原位于 O 抗原外，人工培养后易消失。Vi 抗原不耐热，加热 60 ℃ 即被破坏。抗原性弱，体内存在时才有抗体产生，无该菌时抗体也消失，故可作伤寒沙门菌带菌者指标。

沙门菌对理化因素的抵抗力较差，65 ℃ 湿热 15 ~ 30 分钟即被杀死。对一般消毒剂敏感，但对某些化学物质如胆盐、煌绿等的耐受性较其他肠道菌强，故用作沙门菌选择培养基的成分。该菌在水中能存活 2 ~ 3 周，在粪便中可存活 1 ~ 2 个月，在冰水中能存活更长时间。

（二）致病性和免疫性

1. 致病物质

（1）侵袭力。沙门菌有毒株可侵入小肠黏膜上皮细胞，并穿过上皮细胞层到达上皮下组织，细菌在此部位被吞噬细胞吞噬，但吞噬后不易被杀死，而在细胞中继续生长繁殖。其抗吞噬作用可能与 O 抗原有关，在伤寒沙门菌感染中则与 Vi 抗原有关。

（2）内毒素。沙门菌死亡或裂解后释放出的内毒素可引起宿主体温升高，白细胞数下降，大剂量时导致中毒症状和休克。此外，内毒素可激活补体系统致使肠道局部发生炎症。某些菌株可通过改变脂多糖中的 O 特异多糖结构，抑制补体系统对细菌细胞的攻击作用。

（3）肠毒素。个别沙门菌（如鼠伤寒沙门菌）可产生肠毒素，其性质与肠产毒素型大肠埃希菌的肠毒素类似。

2. 所致疾病　人类沙门菌感染临床上常见三种类型。

（1）肠热症。肠热症即伤寒和副伤寒，伤寒沙门菌可引起伤寒，甲型副伤寒沙门菌、肖氏沙门菌和希氏沙门菌等可引起副伤寒。二者临床症状相似，区别是副伤寒病情较轻、病程较短。病菌随污染的食物进入消化道后，从小肠上部侵入。细菌穿透肠黏膜上皮细胞到达肠壁固有层的淋巴结，被巨噬细胞吞噬，但能在其胞质中继续生长繁殖。部分细菌通过淋巴液到达肠系膜淋巴结大量繁殖，后经胸导管进入血液引起第一次菌血症。患者出现发热、不适、全身疼痛等前驱症状。细菌随血液进入肝、脾、肾、胆囊等器官并在其中繁殖，被所在器官中吞噬细胞吞噬的细菌再次入血造成第二次菌血症。此时症状明显，持续高热，出现相对缓脉，肝脾大，全身中毒症状显著，皮肤出现玫瑰疹，外周血白细胞明显下降。胆囊中细菌通过胆汁进入肠道，一部分随粪便排出体外，另一部分又再次侵入肠壁淋巴组织，使已经致敏的组织发生超敏反应，导致局部坏死和溃疡，严重的有出血、肠穿孔等并发症。肾脏内的细菌可随尿排出。以上病变在疾病的第 2~3 周出现。若无并发症，自第 3 周以后病情开始好转。

（2）胃肠炎（食物中毒）。胃肠炎是最常见的沙门菌感染，主要由鼠伤寒沙门菌、肠炎沙门菌、猪霍乱沙门菌和丙型副伤寒沙门菌所引起。通常于吞入细菌 18 小时后出现发热、恶心、呕吐、腹痛、腹泻等症状。病程 2~4 天，重者可持续几星期，病后很少有慢性带菌者。常为集体性食物中毒。大部分病例可痊愈。

（3）败血症。败血症多见于儿童或原有慢性疾病的成年人。病菌以猪霍乱沙门菌、丙型副伤寒沙门菌、鼠伤寒沙门菌和肠炎沙门菌等常见。

3. 免疫性　肠热症后可获得一定程度的免疫性，较少再感染。细胞免疫是主要防御机制，特异性体液抗体也有辅助杀菌作用。胃肠炎的恢复主要是局部免疫。败血症则为细胞免疫和体液免疫均起作用。

（三）微生物学检查

（1）标本。肠热症因病程不同采集不同的标本。第 1 周取静脉血，第 2 周起取粪便和尿液。第 1~3 周都可取骨髓液。胃肠炎则取粪便、呕吐物和可疑食物。败血症取血液。

（2）分离培养与鉴定。血液和骨髓液先增菌，粪便和经离心的尿沉淀物可直接接种于 SS 等肠道选择培养基。37 ℃ 24 小时后，挑取无色半透明的乳糖不发酵菌落接种至克氏双糖管，若疑为沙门菌，再做系列生化反应。应用协同凝集试验、乳胶凝集试验和 ELISA 等方法，可早期快速测定粪、血清或尿液中的沙门菌可溶性抗原。

（3）血清学诊断（肥达试验）。用伤寒沙门菌 O 抗原和 H 抗原与患者血清做定量凝集试验，以测定患者血清中相应抗体的效价，作为伤寒或副伤寒诊断的参考。

（4）带菌者检查。一般先用血清学方法检测可疑者血清中 Vi 抗体效价，若≥1∶10，再反复取粪便等进行病原分离培养，以确定是否为带菌者，此法用于流行病学调查和传染源追踪。

（四）防治原则

沙门菌感染通过消化道传播，应加强饮水、食品等的卫生监督，切断传播途径。及时发现早期患者并予以隔离治疗。对饮食加工及服务人员定期进行健康检查，以控制传染源。

伤寒、副伤寒的免疫预防，过去沿用的皮下接种死菌苗效果弱而不良反应大。目前使用的伤寒 Vi 荚膜多糖疫苗，安全、有效、免疫持久。伤寒沙门菌抗药性给治疗带来了较大困难，免疫易感人群是控制伤寒流行的重要手段。

提　示

只对人致病有伤寒沙门菌、甲型副伤寒沙门菌、肖氏沙门菌和希氏沙门菌；引起人类食物中毒或败血症的有鼠伤寒沙门菌、猪霍乱沙门菌、肠炎沙门菌和鸭沙门菌等十余种，为人畜共患病的病原菌。致病物质有内毒素、侵袭力、肠毒素。少数患者在感染症状消失后 1 年或更长时间内仍可在其粪便中检出有相应沙门菌，此为无症状带菌，细菌存留在胆囊中，成为人类伤寒和副伤寒菌的储存场所与重要传染源。

第三节　弧菌属与螺杆菌属

弧菌（Vibrio）属细菌是一大群菌体短小、弯曲成弧形的革兰氏阴性菌。该属细菌广泛分布于自然界，以水表面最多。该菌属中霍乱弧菌、副溶血性弧菌与人类感染有关。

1982 年首次从人胃黏膜组织中分离出幽门螺杆菌（Helicobacter Pylori，Hp），从而正式划分出一个新的菌属——螺杆菌属。此后在人和其他哺乳动物及鸟类的肠、肝内发现也有螺杆菌存在，这些肠肝内螺杆菌具有与胃内螺杆菌相类似的形态学和生理、生化特点。

一、霍乱弧菌

霍乱弧菌（Vibrio Cholerae）是烈性传染病霍乱的病原菌。自 1817 年以来，全球共发生过 7 次世界性霍乱大流行，其病原体均属 O1 群霍乱弧菌。1992 年一个新的流行株 O139 在孟加拉湾的一些城市出现，并很快在亚洲传播，这是首次由非 O1 群霍乱弧菌引起的大流行。

（一）生物学性状

1. 形态与染色　霍乱弧菌呈弧形或逗点状，菌体大小为宽 0.5 ~ 1.5 μm，长 0.8 ~ 3 μm。自患者新分离出的细菌形态典型，但经人工培养后，细菌常呈杆状。革兰染色阴性，在菌体一端有一根单鞭毛，运动非常活泼，若直接取患者米泔水样粪便或培养物做悬滴观察，可见弧菌平行排列，如鱼群呈穿梭样或流星状运动。无芽胞，电镜观察有菌毛，有些菌株（包括 O139）有荚膜（图 10 - 6）。

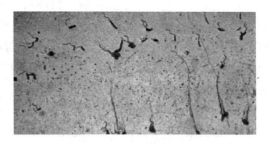

图 10 - 6　霍乱弧菌形态图

2. 培养特性　霍乱弧菌兼性厌氧，营养要求不高。生长繁殖的温度在 18 ~ 37 ℃。耐碱不耐酸，在 pH = 8.8 ~ 9.0 的碱性蛋白胨水或碱性琼脂平板培养基上生长良好。霍乱弧菌可在无盐环境中生长，其他致病性弧菌则不能。霍乱弧菌过氧化氢酶阳性，能发酵多种糖，产酸不产气；不分解阿拉伯糖，能还原硝酸盐，吲哚试验阳性。

3. 抗原构造　霍乱弧菌有 O 抗原、H 抗原、外膜蛋白抗原以及菌毛抗原。根据 O 抗原不同，将霍乱弧菌分为 200 多个血清群，引起霍乱的是 O1 群、O139 群。O1 群霍乱弧菌分为 2 个生物型，即古典生物型和 EI Tor 生物型。O139 群在抗原性方面与 O1 群之间无交叉。

4. 抵抗力　古典生物型比 EI Tor 生物型和其他非 O1 群霍乱弧菌在外环境中的生存力要弱。该菌不耐酸，在正常胃酸中仅能存活 4 分钟。55 ℃湿热 15 分钟，100 ℃煮沸 1 ~ 2 分钟能杀死霍乱弧菌，耐低温、耐碱。霍乱弧菌对氯敏感，0.5 ppm[①]氯 15 分钟能杀灭。

（二）致病性和免疫性

1. 致病物质　霍乱弧菌致病物质有多种，包括菌毛、鞭毛、肠毒素等，但主要是肠毒素。细菌进入小肠，穿过肠黏膜的黏液层到达绒毛间隙，定居在小肠黏膜细胞表面后产生霍乱肠毒素致病。

（1）霍乱肠毒素。是目前已知的致泻毒素中最为强烈的毒素，是肠毒素的典型代表。毒素可使细胞内烟酰胺腺嘌呤二核苷酸（Nicotinamide Adenine Dinucleotide，NAD）上的腺苷二磷酸核糖转移到 G 蛋白上，称为 Gs；Gs 使细胞内 cAMP 水平升高，主动分泌 Na^+、K^+、HCO_3^- 和水，导致严重的腹泻与呕吐。

（2）鞭毛、菌毛及其他毒力因子。霍乱弧菌活泼的鞭毛有助于细菌穿过肠黏膜表面黏液层。普通菌毛是细菌定居于小肠所必需的因子。O139 群除了具有 O1 群致病物质外，还有多糖荚膜和特殊脂多糖毒性决定簇，其功能是抵抗血清中杀菌物质并能黏附到小肠黏膜上。

2. 所致疾病　人类是霍乱弧菌的唯一易感者，主要是通过污染水源或食物经口摄入，引起烈性肠道传染病——霍乱。霍乱为我国甲类法定传染病。病原菌到达小肠后，黏附于肠黏膜表面并迅速繁殖，细菌在繁殖过程中产生肠毒素致病。典型的临床症状一般是在感染后 2 ~ 3 天突然出现剧烈腹泻和呕吐，严重时，每小时失水量可高达 1 L，腹泻物如米泔水样。

————————————

① ppm 是用溶质质量占全部溶液质量的百万分比来表示的浓度，也称百万分比浓度。

因大量水分和电解质丧失导致脱水、代谢性酸中毒、低碱血症和低容量性休克及心肾功能衰竭。O139 群霍乱弧菌感染比 O1 群严重，表现为严重脱水和高病死率。病愈后部分患者可短期带菌，一般不超过 2 周。病菌主要存在于胆囊中。

3. 免疫性 感染霍乱弧菌后，机体可获得牢固免疫力。产生保护性的肠毒素抗体及抗菌抗体。抗体可凝集肠黏膜表面的病菌，使其失去动力；与菌毛结合可阻止细菌黏附至肠黏膜上皮；与霍乱肠毒素结合，阻断肠毒素与小肠上皮细胞受体作用。O1 群获得的免疫对 O139 群感染无交叉保护作用。O139 群的保护性免疫以针对脂多糖和荚膜多糖的抗菌免疫为主、抗毒素免疫为辅。

（三）微生物学检查

霍乱是烈性传染病，对首例患者的病原学诊断应快速、准确，并及时做出疫情报告。在流行期间，典型患者的诊断并不困难；但散在的、轻型病例应与其他原因的腹泻相区别。标本为患者粪便或肛拭子，流行病学调查还包括水样。直接镜检革兰染色阴性弧菌，悬滴法观察细菌呈穿梭样运动有助于诊断。分离培养标本先接种至碱性蛋白胨水增菌，37 ℃孵育 6 ~ 8 小时后直接镜检并做分离培养及鉴定。

（四）防治原则

加强饮水消毒和食品卫生管理，培养良好的个人卫生和饮食习惯，是预防霍乱弧菌感染和流行的重要措施。特异性预防可接种霍乱弧菌灭活疫苗，但其保护率仅为 50% 左右，持续时间为 3 ~ 6 个月。研究中的霍乱口服疫苗有效保护率有待做出评价，O139 群疫苗也正在研制中。理想的疫苗是制成包括预防 O1 群和 O139 群霍乱弧菌感染的二价菌苗。

加强检疫，及时检出患者，并严格隔离治疗。必要时实行疫区封锁，以防疫情蔓延。对患者应及时补充液体和电解质，预防大量失水导致的低容量性休克和酸中毒是治疗霍乱的关键。抗生素的使用降低外毒素的产生，加速细菌的清除。

提 示

霍乱弧菌为革兰氏阴性、弯曲、运动活泼的弧菌。霍乱肠毒素 A 单位激活腺苷酸环化酶，导致大量水分、钠盐、钾盐、氯离子和碳酸氢盐进入肠腔。霍乱主要的临床症状为水样腹泻。霍乱感染与摄入污染水源相关。

二、副溶血性弧菌

副溶血性弧菌（Vibrio Parahaemolyticus）存在于近海的海水、海底沉积物和鱼类、贝壳等海产品中，主要引起食物中毒，是沿海地区食物中毒中最常见的一种病原菌。

该菌呈弧形、球杆状或长杆状等多种形态，革兰染色阴性。无芽胞和荚膜，菌体一端有单鞭毛，运动活泼；营养要求不高，具有嗜盐性。能发酵葡萄糖、甘露醇，产酸不产气；不发酵蔗糖、乳糖；分解色氨酸。不耐热，56 ℃ 5 分钟或 90 ℃ 1 分钟即被杀死；不耐酸。副溶血性弧菌在普通血琼脂平板上不溶血或只产生 α 溶血。某些致病菌株在含人血或兔血琼脂平板上可产生 β 溶血，这是鉴定致病菌株与非致病菌株的一项重要指标。致病性菌株主要有两种致病因子，即耐热直接溶血素和耐热相关溶血素。其他致病物质可能还包括黏附素和黏液素酶。

该菌引起的食物中毒经烹饪不当的海产品或盐腌制品传播。常见的为海蜇、海鱼、海虾及各种贝类。该病常年均可发生，潜伏期为 5~72 小时，平均为 24 小时，可表现为自限性腹泻至中度霍乱样病症不一，恢复较快，病后免疫力不强。该菌还可引起浅表创伤感染、败血症等。预防与其他细菌性食物中毒相似。

三、幽门螺杆菌

幽门螺杆菌是螺杆菌属的代表菌种。它与胃窦炎、十二指肠溃疡、胃溃疡、胃腺癌和胃黏膜相关 B 细胞淋巴瘤的发生关系密切。

（一）生物学性状

1. 形态与染色　幽门螺杆菌是一种单极、多鞭毛、末端钝圆、螺旋形弯曲的细菌，有 1~2 个微小弯曲，大小为 $(0.3~1.0)$ μm × $(2.0~5.0)$ μm，只有一条环状染色体。细菌常排列成 S 形或海鸥状，革兰染色阴性。菌体一端或两端可有多根带鞘鞭毛，运动活泼，通常在黏液层下面、黏膜上皮表面，在胃小凹内及腺腔内呈不均匀的集团状分布。

2. 培养特性与生化反应　微需氧，生长时需 CO_2，营养要求高，培养时需动物血清或血液，最适生长温度为 37 ℃，pH 为 6~8 时繁殖最为活跃，另外还需一定湿度（相对湿度 98%），培养 3~6 天可见针尖状无色透明菌落。传代培养后可变成杆状或圆球体形。生化反应不活泼，不分解糖类。过氧化氢酶和氧化酶阳性，尿素酶丰富，可迅速分解尿素释放氨，是鉴定该菌的主要依据之一。

（二）致病性和免疫性

幽门螺杆菌是一种专性寄生于人胃黏膜上的革兰氏阴性细菌，人群中的感染非常普遍。在发展中国家，10 岁以下儿童的感染率已达 70%~90%；在发达国家，幽门螺杆菌在胃中的定植发展相对较晚。幽门螺杆菌的传染源主要是人，主要经粪 - 口传播。幽门螺杆菌肯定是慢性胃炎的病原因子，现在一般都接受幽门螺杆菌是大多数胃炎、十二指肠溃疡的病源菌的说法。慢性胃炎是胃腺癌的危险因素，因此幽门螺杆菌感染与胃窦、胃体部位的胃腺癌关系密切。此外，幽门螺杆菌还和胃黏膜相关 B 细胞淋巴瘤密切关联。

该菌生长于胃黏液深层、胃黏膜表面，多在胃窦部以胃小凹、上皮皱褶的内折及腺腔内。幽门螺杆菌可游移至胃黏膜表面，也可由十二指肠内胆总管的开口处逆行到肝脏。该菌对胃酸敏感，因此，幽门螺杆菌能产生一种酸抑制蛋白，封闭胃酸的产生。幽门螺杆菌产生的大量尿素酶可分解食物中的尿素产生氨，产生的氨包绕细菌本身，从而与酸性胃液隔绝，并中和胃酸。幽门螺杆菌引起胃炎与消化性溃疡可能是多种因子的协同作用，如细菌的鞭毛、黏附素、尿素酶、蛋白酶、空泡毒素、内毒素等协同作用的结果。急性炎症可引起患者恶心和上消化道疼痛，呕吐和发热也时有发生，急性症状一般会持续 1~2 周。尽管有慢性活动性胃炎存在，但大多数感染者无症状，且内镜显示胃黏膜是正常的。幽门螺杆菌一旦定植，由其导致的炎症就可持续数年或数十年，甚至一生。大约90%的患者患十二指肠溃疡，50%~80%是胃溃疡。幽门螺杆菌的感染可刺激机体产生IgM、IgG和IgA型抗体，但是否有保护作用尚不清楚。

（三）微生物学检查

组织活检标本可用于组织学检查或将活检组织磨碎用于分离培养。分离培养则用选择培养基在微需氧和湿润的环境中，35℃孵育4天观察菌落。再以氧化酶、过氧化氢酶及脲酶试验进行鉴定，也可测血清中抗体含量。

（四）防治原则

目前尚无有效的预防措施，幽门螺杆菌的疫苗正在研制中。治疗多采用以枸橼酸铋钾或抑酸剂为基础，再加两种抗生素的三联疗法。

提　示

幽门螺杆菌以弯曲的革兰氏阴性杆菌、微需氧、多鞭毛、尿素酶阳性为主要特征。临床上与胃炎、胃溃疡、黏膜相关B细胞淋巴瘤、胃腺癌相关。幽门螺杆菌通过粪－口途径传播。治疗采用抑酸剂、抗生素及其他辅助治疗。

第四节　厌氧性细菌

厌氧性细菌（Anaerobic Bacteria）是专性厌氧，必须在无氧环境条件下才能生长繁殖的细菌。主要可分为两大类：一类是有芽胞的革兰阳性厌氧梭菌；另一类是无芽胞的革兰氏阳性和革兰氏阴性的球菌与杆菌。

一、厌氧芽胞梭菌属

厌氧芽胞梭菌属是一类能形成芽胞的革兰阳性菌，大多为严格厌氧菌。因能形成芽胞，芽胞直径多比菌体粗，使菌体膨大呈梭状，又名梭状芽胞杆菌。除产气荚膜梭菌外，均无荚膜，大多数有周鞭毛。对干燥和消毒剂均有强大的抵抗力。多数为腐生菌，仅少数为致病菌。

（一）破伤风梭菌

破伤风梭菌（Clostridium Tetani）是破伤风的病原体，大量存在于土壤、人和动物肠道中。破伤风梭菌为外源性感染，细菌侵入伤口生长繁殖，释放外毒素，发病后导致机体强直性痉挛、抽搐，可因窒息或呼吸衰竭而死亡。

1. 生物学性状　破伤风梭菌为革兰氏阳性细长杆菌。芽胞呈正圆形，大于菌体，位于菌体的顶端，使菌体呈鼓槌状。有周鞭毛（图10-7）。为专性厌氧菌，常用庖肉培养基培养，呈均匀混浊生长，肉渣部分消化呈微黑色，生成甲基硫醇、硫化氢、氨等，有腐败臭味。若在厌氧血琼脂平板上经 37 ℃培养 48 小时后可见薄膜状边缘不整齐的菌落，伴有明显溶血环。大多数生化反应阴性，不发酵糖类，不分解蛋白质。该菌的繁殖体抵抗力与其他细菌相似，但芽胞抵抗力甚强，在泥土中能存活几十年，能耐受煮沸 60 分钟，干热 150 ℃ 1 小时。对青霉素敏感。

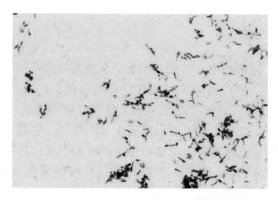

图 10 - 7　破伤风梭菌形态图

2. 致病性与免疫性　破伤风梭菌的芽胞由伤口侵入人体，无侵袭性，仅在局部繁殖，通过释放外毒素致病，该菌属于专性厌氧菌，因此无氧坏境的创口是破伤风梭菌繁殖的重要条件。创口无氧环境形成的原因主要有：窄而深的伤口，有泥土、异物污染；大面积创伤、烧伤，坏死组织多，或局部组织缺血；同时有需氧菌、兼性厌氧菌混合感染等。

破伤风梭菌能产生两种外毒素：破伤风溶血毒素和破伤风痉挛毒素。破伤风溶血毒素在功能与抗原性上与链球菌溶血素 O 相似，在破伤风致病中的作用尚不清楚。破伤风痉挛毒素由质粒编码，为蛋白质，不耐热，65 ℃ 30 分钟即可被破坏，可被肠道中的蛋白酶破坏。破伤风痉挛毒素自菌体内释出后，被细菌的蛋白酶切割成重链（B 链）与轻链（A 链），但轻链与重链间仍由二硫键连接在一起。重链与运动神经元外胞质膜上的受体结合，促进毒素进入细胞内小泡中。小泡从外周神经末梢沿神经轴突逆行向上进入中枢神经胞体。通过重链的介导使轻链进入胞质溶胶。轻链可阻止抑制性神经介质的释放。

在正常生理情况下，当机体屈肌的运动神经元受到刺激而兴奋时，同时还有冲动传递给抑制性神经元，使其释放出 γ - 氨基丁酸、甘氨酸等抑制性介质，以抑制同侧伸肌的运动神经元。因此，当屈肌收缩时伸肌自然松弛，肢体屈伸动作十分协调。此外，屈肌运动神经元还受到抑制性神经元的反馈调节，使屈肌运动神经元的兴奋性强弱受到控制，不致过高。当破伤风痉挛毒素阻止抑制性神经介质的释放，干扰了抑制性神经元的协调作用时，肌肉活动的兴奋与抑制失调，导致屈肌、伸肌同时发生强烈收缩，肌肉出现强烈痉挛。

破伤风潜伏期为几天至几周不等，与原发感染部位距离中枢神经系统的远近有关。典型的症状是咀嚼肌痉挛所造成的苦笑貌及持续性背部痉挛（角弓反张）。其他早期症状还包括漏口水、出汗和激动；因自主神经系统功能紊乱，还可产生心律不齐、血压波动和因大量出汗造成的脱水。

破伤风免疫属于抗毒素免疫，主要是抗毒素发挥中和作用。破伤风痉挛毒素毒性很强，极少量毒素即可致病，而如此少量的毒素尚不足以引起免疫，且毒素与组织结合后，也不能有效刺激免疫系统产生抗毒素，故一般病后不会获得牢固免疫力。获得有效抗毒素的途径是进行人工免疫。

3. 微生物学检查　伤口直接涂片镜检和病菌分离培养阳性率很低。典型的症状和病史即可做出诊断。

4. 防治原则

（1）正确处理创口，及时清创、扩创，防止厌氧微环境的形成。

（2）特异性预防措施。目前我国采用含有百日咳疫苗、白喉类毒素和破伤风类毒素的百白破三联疫苗，对3～6个月的儿童进行免疫，可同时获得对这三种常见病的免疫力，包括针对破伤风的基础免疫。今后如有可能引发破伤风的外伤，立即再接种一针类毒素，血清中抗毒素滴度在几天内即可迅速升高。对伤口污染严重而又未经过基础免疫者，可立即注射破伤风抗毒素（Tetanus Antitoxin，TAT）以获得被动免疫做紧急预防。注射 TAT 被动预防的同时，可给予类毒素同时做主动免疫。

（3）特异性治疗。对已发病者，应早期、足量使用 TAT，一旦毒素与细胞受体结合，抗毒素就不能中和其毒性作用。由于目前应用的 TAT 是用破伤风类毒素免疫马所获得的马血清纯化制剂，因此注射前，无论用于紧急预防还是治疗，都必须先做皮肤试验，测试有无超敏反应。必要时可采用脱敏注射法或用人抗破伤风免疫球蛋白。抗菌治疗可采用四环素、红霉素。

（二）产气荚膜梭菌

产气荚膜梭菌（Clostridium Perfringens）广泛存在于土壤、人和动物肠道中，能引起人和动物多种疾病。

1. 生物学性状　产气荚膜梭菌为革兰氏阳性粗大杆菌，芽胞呈椭圆形，位于菌体的次极端，但在感染的组织和普通培养基中很少形成，无鞭毛，在机体内形成明显的荚膜。该菌厌氧生长并不十分严格，在20～50 ℃均能生长。在血琼脂平板培养基上，多数菌株产生双层溶血环，内环完全溶血，由 θ 毒素的作用所致，外环不完全溶血则是 α 毒素所致。在蛋黄琼脂平板培养基上，菌落周围出现乳白色混浊圈，是由细菌产生的 α 毒素（卵磷脂酶）分解蛋黄中的卵磷脂所致。该菌代谢十分活跃，可分解多种常见的糖类，产酸产气。在牛奶培养基中能分解乳糖产酸，使其中的酪蛋白凝固；同时产生大量气体（H_2 和 CO_2），可将凝固的酪蛋白冲成蜂窝状，将液面封固的凡士林层上推，甚至冲走试管塞，气势凶猛，称为"汹涌发酵"。

根据产气荚膜梭菌主要毒素不同，将产气荚膜梭菌分为 A、B、C、D、E 五个型别，其中对人致病的主要是 A 型。A 型为人和动物肠道的正常菌群，可引起气性坏疽和食物中毒；B～E 型主要寄生于动物肠道内，在土壤中不能存活。

2. 致病性与免疫性

（1）致病物质。具有荚膜并产生多种侵袭性酶，因此侵袭力强。能产生多种外毒素，其中 α 毒素最重要。α 毒素造成红细胞、白细胞、血小板和内皮细胞溶解，引起血管通透性增加，伴有大量溶血、组织坏死、肝脏和心功能受损，在气性坏疽的形成中起主要作用。此外，有些菌株还能产生肠毒素，整段肠毒素肽链可嵌入细胞膜，破坏膜离子运输功能，改变膜的通透性，而引起腹泻。肠毒素还可作为超抗原参与致病作用。

（2）所致疾病。① 气性坏疽。60%~80%由 A 型产气荚膜梭菌引起。致病条件与破伤风梭菌相同。该菌潜伏期短，繁殖快，产生大量毒素和侵袭性酶；各种侵袭性酶溶解组织，促进细菌迅速扩散至周围正常组织中，发酵肌肉和组织中的糖类，产生大量气体，造成气肿并挤压软组织，阻碍血液循环。细菌产生多种外毒素溶解细胞，导致组织坏死，同时增加血管壁通透性，形成水肿。患者的局部组织剧烈胀痛，严重水肿、气肿，触摸有捻发感。组织迅速坏死，分泌物恶臭。大量毒素和坏死组织的毒性产物吸收入血，导致全身毒血症、休克，病死率高达40%~100%。② 食物中毒。因食入被大量产气荚膜梭菌（10^8~10^9 个细菌繁殖体）污染的食物引起。潜伏期约 10 小时，临床表现为腹痛、腹胀、水样腹泻，无热，无恶心呕吐。1~2 天后自愈。③ 坏死性肠炎。C 型菌株能引起坏死性肠炎，致病物质可能与 O 毒素有关。潜伏期短，发病急，腹痛，腹泻，粪便带血，可伴发腹膜炎、循环衰竭。儿童尤为显著。

（3）免疫性。人体一般缺乏抵抗气性坏疽和其他梭状芽胞梭菌所致的创伤感染的防御能力。产气荚膜梭菌的多次创伤感染，似乎都不能使机体产生有效的免疫力。

3. 微生物学检查　产气荚膜梭菌引起的气性坏疽发展急剧，后果严重，应及早做出确切的细菌学报告，及早治疗。

（1）直接涂片镜检是极有价值的快速诊断方法。

（2）分离培养与动物试验。可取坏死组织制成悬液，接种血琼脂平板或庖肉培养基，厌氧培养，观察生长状况，涂片镜检及生化反应进一步鉴定。必要时可感染动物并分离细菌检测。

4. 防治原则　预防措施主要是伤口及时处理，扩创，改变厌氧环境，并用有效的抗生素，抑制细菌的生长繁殖。气性坏疽要清除感染部位的坏死组织，必要时须截肢以防止病变扩散。早期可用多价抗毒素血清，同时用大剂量青霉素以杀死病原菌及其他细菌。近年来有用高压纯氧浸透疗法治疗气性坏疽的报道，可能部分抑制厌氧菌的生长与毒素产生，有一定疗效。

（三）肉毒梭菌

肉毒梭菌（Clostridium Botulinum）主要分布于自然界的土壤中。该菌在厌氧条件下可产生剧毒的肉毒毒素，经消化道或创口吸收，引起食物中毒和婴儿肉毒症。

1. 生物学性状　肉毒梭菌为革兰氏阳性粗短杆菌，芽胞呈椭圆形，粗于菌体，位于次极端，使菌体呈汤匙状或网球拍状。有周鞭毛，无荚膜。严格厌氧，可在普通琼脂平板或血琼脂平板培养基上生长。能产生肉毒神经毒 A~F 的菌株均可产生脂酶，在蛋黄培养基上菌落周围出现混浊圈。肉毒梭菌的芽胞抵抗力强，经高压蒸汽121 ℃ 30 分钟或干热 180 ℃ 5~15 分钟杀死。肉毒毒素对酸和蛋白酶的抵抗力强，但不耐热。

2. 致病性与免疫性

（1）致病物质。肉毒梭菌的致病物质为肉毒毒素，是已知最剧烈的神经外毒素。肉毒毒素由细菌死亡自溶后释放，与一些非毒性蛋白结合形成大小不等的复合物，复合物进入小肠后解离并被吸收进入血液循环；毒素的作用机制是抑制神经介质乙酰胆碱的释放，导致弛缓性麻痹。

（2）所致疾病。① 食物中毒。肉毒杆菌芽胞污染食品，在厌氧条件下产生毒素，被误食后，发生单纯的毒素性中毒。国外多见于罐头、香肠、腊肉等肉制品，国内多见于发酵的豆制品和面制品。该病潜伏期短，临床表现为运动神经末梢麻痹，开始为眼肌麻痹，然后咽部肌肉麻痹造成吞咽、咀嚼困难，进一步发展为膈肌麻痹、呼吸困难，严重者因呼吸衰竭或心力衰竭而死亡。② 婴儿肉毒症。因婴儿肠道内缺乏拮抗肉毒梭菌的正常菌群，食用被肉毒梭菌芽胞污染的食品后，肉毒梭菌定居于盲肠产生毒素，引起中毒。临床表现为便秘，啼哭、吮乳无力，吞咽困难，眼睑下垂，全身肌张力减退。严重者因呼吸肌麻痹而猝死。主要见于 1 岁以下儿童。

3. 微生物学检查

（1）分离培养与鉴定。将粪便和可疑食物等标本 80 ℃加热 10 分钟杀死繁殖体，进行厌氧培养分离鉴定。

（2）毒素检测。取粪便、可疑食物、患者血清等标本检测毒素活性，或利用动物进行毒力试验及毒力保护试验。

4. 防治原则　加强食品卫生管理和监督；低温保存食品，防止芽胞发芽。对患者应尽早根据症状做出诊断，迅速注射多价抗毒素，加强护理和对症治疗，特别是维持呼吸功能，以降低病死率。

二、无芽胞厌氧菌

无芽胞厌氧菌是一大类寄生于人和动物体内的正常菌群，包括革兰氏阳性和革兰氏阴性的球菌和杆菌。厌氧菌在人体正常菌群中占绝对优势，广泛分布于皮肤、口腔、上呼吸道、泌尿生殖道。在肠道菌群中，厌氧菌占 99.9%。在正常情况下，它们对人体无害，但在某些特定状态下，这些厌氧菌作为条件致病菌可导致内源性感染，甚至危及生命。

（一）主要种类、性状与在感染中的作用

1. 革兰氏阴性厌氧杆菌　临床上常见的革兰氏阴性厌氧杆菌中，类杆菌属的脆弱类杆菌最为重要。其大小、形态呈多形性，有荚膜。梭杆菌菌体延伸成梭形，其余菌属形态都非常小。除类杆菌在培养基上生长迅速外，其余均生长缓慢。

2. 革兰氏阴性厌氧球菌　此类细菌中，韦荣菌属最重要，是寄生在咽喉部的主要厌氧菌，常为混合感染菌之一。

3. 革兰氏阳性厌氧球菌　此类细菌最重要的是消化链球菌属，该属细菌生长缓慢。主要寄居于阴道，在临床厌氧菌分离株中，仅少于脆弱类杆菌，大多数为混合感染。

4. 革兰氏阳性厌氧杆菌　临床分离菌株大部分为丙酸杆菌（短棒菌苗），其次为真杆菌。丙酸杆菌属小杆菌，能发酵糖类产生丙酸。与人类有关的丙酸杆菌以痤疮丙酸杆菌最为多见。真杆菌是肠道重要的正常菌群，部分菌种与感染有关，但都出现在混合感染中。

（二）致病性

1. 致病条件　无芽胞厌氧菌是人体正常菌群，在其寄居部位改变、宿主免疫力下降和菌群失调等情况下，伴有局部厌氧微环境的形成，如因血管损伤、肿瘤压迫等组织缺氧或氧

化还原电势降低，则易引起内源性感染。

2. 毒力

（1）通过菌毛、荚膜等表面结构吸附和入侵。

（2）产生多种毒素、胞外酶和可溶性代谢物等。

（3）改变对氧的耐受性，以适应新的生态环境，利于细菌生长而致病。

3. 感染特征　感染多呈慢性过程；大多为化脓性感染，形成局部脓肿或组织坏死，也可形成败血症；分泌物或脓液黏稠，有恶臭，呈黑色、乳白色混浊或血色；使用氨基糖苷类抗生素长期治疗无效；分泌物直接涂片可见细菌，但普通培养法无细菌生长。

4. 所致疾病

（1）败血症。致病菌多数为脆弱类杆菌，其次为革兰氏阳性厌氧球菌。

（2）中枢神经系统感染。脑脓肿最常见，主要继发于中耳炎、乳突炎、鼻窦炎等邻近感染，亦可经直接扩散和转移而形成。革兰氏阴性厌氧杆菌最为常见。

（3）口腔与牙齿感染。多起源于牙齿感染，主要由革兰氏阴性厌氧杆菌引起。

（4）呼吸道感染。厌氧菌可感染上下呼吸道的任何部位。

（5）腹部和会阴部感染。手术、损伤、穿孔及其他异常引起的腹膜炎、腹腔脓肿等感染，主要与消化道厌氧菌有关。

（6）女性生殖道感染。手术或其他并发症引起的女性生殖道一系列严重感染中，如盆腔脓肿、输卵管卵巢脓肿、子宫内膜炎、脓毒性流产等，厌氧菌是主要病原体。

（7）皮肤和软组织感染、心内膜炎等。

（三）微生物学检查

（1）无芽胞厌氧菌大多是人体正常菌群，标本应从正常无菌部位采集。标本采集后应立即排除空气，无菌接种于厌氧标本瓶中，迅速送检并进行厌氧培养。

（2）直接涂片镜检。

（3）分离培养与鉴定。常用的培养基是牛心脑浸液血琼脂平板。送检标本应立即在厌氧环境中接种。生化反应可鉴定菌种。

（四）防治原则

避免正常菌群侵入非正常寄生部位，及时清创引流，防止创伤局部出现微厌氧环境。绝大多数临床厌氧菌对氯霉素、亚胺培南、氨苄西林、氟哌嗪、青霉素、甲硝唑、头孢西丁等药物敏感。某些重要部位的感染，如骨髓炎、脑脓肿、心内膜炎等，需进行药敏试验。

提　示

厌氧性细菌感染的治疗除了使用甲硝唑、氟哌嗪、青霉素等治疗外，需考虑使用外科清创。大部分厌氧菌感染往往是黏膜表面混合感染的一部分。脆弱类杆菌是人体胃肠道感染最常见的厌氧菌。脆弱类杆菌可合成超氧化物歧化酶，可使细菌在有少量氧气的环境中生存。

第五节　分枝杆菌属

分枝杆菌（Mycobacterium）属是一类细长略弯曲的杆菌，有时有分枝生长趋势。该属细菌的主要特点是：① 其胞壁中含有大量脂质，可达菌体干重的40%左右，难以用一般染料染色，需用助染剂并加温使之着色，着色后又不易以含有3%盐酸的乙醇脱色，故也称为抗酸杆菌（Acid - fast Bacilli）。② 该菌属无鞭毛，无芽胞，而且不产生内毒素和外毒素，其致病性与菌体成分有关。③ 分枝杆菌属种类较多。致人类疾病的主要是结核分枝杆菌、牛分枝杆菌和麻风分枝杆菌。④ 所致感染多为慢性感染过程。

一、结核分枝杆菌

结核分枝杆菌（Mycobacterium Tuberculosis），俗称结核杆菌，是引起结核病的病原菌。结核病至今仍为重要的传染病，估计世界人口的1/3感染了结核分枝杆菌。近年来我国的发病率也逐渐上升，肺结核的发病率和死亡人数在27种法定报告传染病中排第一位，每年死于结核病的人数约为25万。

（一）生物学性状

1. 形态与染色　典型的结核分枝杆菌为细长略弯曲的杆菌，大小为 $0.4 \mu m \times (1 \sim 4) \mu m$，分枝状排列或聚集成团，在组织中呈直杆状，经人工培养后可呈球形、丝状（图10 - 8）。因细胞壁脂质含量较高，一般染色方法不易着色，常用齐 - 尼（Ziehl - Neelsen）抗酸染色法。即以5%苯酚复红加温染色，染料与胞壁中分枝菌酸结合成牢固复合物后，能抵抗含3%盐酸的乙醇脱色，经亚甲蓝复染，结核杆菌仍保持红色，其他细菌则被亚甲蓝复染呈蓝色。结核分枝杆菌因具抗酸性，故称抗酸杆菌。近年来发现结核分枝杆菌在细胞壁外尚有一层荚膜。

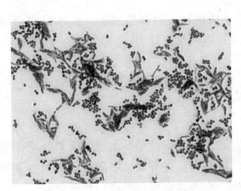

图10 - 8　结核分枝杆菌形态图
（齐 - 尼抗酸染色）

结核分枝杆菌在体内、外经溶菌酶、青霉素或环丝氨酸诱导可影响细胞壁肽聚糖的合成，可导致其变为 L 型，使结核杆菌呈颗粒状或丝状。异烟肼影响分枝菌酸的合成，既可导致 L 型，又可使其抗酸染色变为阴性。这种多形性和染色性改变，在肺内外结核感染标本中常能见到。

2. 培养特性　结核分枝杆菌为专性需氧菌，营养要求高。在含有蛋黄、马铃薯、甘油和抑制杂菌生长的孔雀绿等的固体培养基（罗氏固体培养基）上才能生长。最适 pH 为 6.5 ~ 6.8，最适温度为37 ℃，生长缓慢，12 ~ 24 小时繁殖一代，接种后培养3 ~ 4 周才出现肉眼可见的菌落。菌落干燥、坚硬，表面呈颗粒状、乳酪色或黄色，形似菜花样。在液体培养基中呈粗糙皱纹状菌膜生长。

结核分枝杆菌不发酵糖类。可合成烟酸和还原硝酸盐,有别于牛分枝杆菌。热触酶试验可用于区别结核分枝杆菌与非结核分枝杆菌,方法是将浓细菌悬液置于68℃水浴加温20分钟,再加H_2O_2,观察有无气泡产生,有气泡者为阳性。结核分枝杆菌大多数触酶试验为阳性,而热触酶试验阴性;非结核分枝杆菌大多数两种试验均阳性。

3. 抵抗力 结核分枝杆菌细胞壁中含有脂质,故对乙醇敏感,在70%乙醇中2分钟死亡;脂质可防止菌体水分丢失,故对干燥的抵抗力特别强,在尘埃中传染性可保持8~10天,在干燥痰中可存活6~8个月。对湿热敏感,62~63℃15分钟或煮沸即被杀死。对紫外线敏感,日光照射数小时可被杀死。耐酸碱,在3% HCl或6% H_2SO4以及4%NaOH作用下,30分钟不被杀死,对1:13 000孔雀绿或1:75 000结晶紫有抵抗力,在培养基中加入上述染料可抑制杂菌生长。对链霉素、异烟肼、利福平、环丝氨酸、乙胺丁醇、卡那霉素以及对氨基水杨酸等敏感,但长期用药容易出现耐药性。

4. 变异性 结核分枝杆菌的菌落、毒力等易发生变异。1908年卡尔梅特和介朗将有毒的牛分枝杆菌培养于含胆汁、甘油、马铃薯的培养基中,经230次传代,历时13年,使其毒力发生变异,成为对人无致病性,而仍保持良好免疫原性的疫苗株,称为卡介苗。卡介苗广泛用于结核病的预防接种。长期使用抗结核化疗药物,如链霉素、利福平、异烟肼等,细菌易发生耐药性变异。近年来,结核分枝杆菌多重耐药菌株逐渐增多,甚至引起暴发流行,给治疗造成困难。

(二)致病性

结核分枝杆菌无毒素,也不产生侵袭性酶类,无菌毛。其致病性可能与菌体成分和代谢物质的毒性、细菌繁殖引起的炎症、机体免疫应答导致的损伤有关。

1. 致病物质 结核分枝杆菌的致病物质主要为脂质、蛋白质和荚膜。

(1) 脂质。结核分枝杆菌的脂质占菌体干重的20%~40%,主要是磷脂、脂肪酸和蜡质D,它们大多与蛋白质或多糖结合以复合物存在。① 磷脂:能刺激单核细胞增生,并可抑制蛋白酶的分解作用,使病灶组织溶解不完全,形成结核结节和干酪样坏死。② 索状因子:此为分枝菌酸和海藻糖结合的一种糖脂,唯有毒力株才能产生,能使结核分枝杆菌在液体培养基中呈平行排列的索状生长。具有破坏细胞线粒体膜,毒害微粒体酶类,抑制中性粒细胞游走和吞噬,引起慢性肉芽肿的作用。③ 蜡质D:为胞壁中的主要成分,能引起迟发型超敏反应,并具有佐剂作用。④ 硫酸脑苷脂:能抑制吞噬细胞中的吞噬体与溶酶体融合,使结核分枝杆菌在细胞内存活。

(2) 蛋白质。结核分枝杆菌菌体内含有多种蛋白质,其中重要的是结核菌素。结核菌素与蜡质D结合,能引起较强的迟发型超敏反应。

(3) 荚膜。结核分枝杆菌荚膜的主要成分为多糖,部分脂质和蛋白质。荚膜对结核分枝杆菌有一定的保护作用。

2. 所致疾病 结核分枝杆菌主要通过飞沫经呼吸道传播,也可经消化道或皮肤黏膜损伤入侵,侵犯肺、肠、肾、骨、神经系统等组织器官,引起结核病,以肺结核最为常见。90%的感染者为无症状感染者。结核病的发病取决于入侵细菌的毒力、数量、机体的免疫状态与超敏反应性。

（1）肺部感染。肺结核主要有以下两类病变：① 原发感染。多发生于儿童，是首次感染结核分枝杆菌引起的病变。细菌进入肺泡后被巨噬细胞吞噬，由于菌体成分能阻止吞噬体与溶酶体的融合，下调氧化性杀菌机制，抵抗胞内溶菌酶的杀伤，细菌仍能大量繁殖。巨噬细胞裂解破坏，释放出的大量细菌，引起渗出性炎症，称为原发病灶，一般多见于肺上叶下部或下叶上部。初次感染时，因机体缺乏特异性免疫，结核分枝杆菌常从原发病灶经淋巴管扩散至肺门淋巴结，引起肺门淋巴结肿大，称为原发性综合征。若机体免疫力强，原发病灶因纤维化或钙化而自愈，但病灶内常仍有一定量的结核分枝杆菌长期潜伏，成为日后内源性感染的来源。原发感染后90%以上患者形成纤维化或钙化，约5%可发展为活动性肺结核，其中极少数因免疫力低下，可经血液和淋巴系统播散至全身，发展成全身粟粒性结核。② 原发后感染。多见于成人。感染可从呼吸道获得，即外源性感染；或来自病灶内潜伏的细菌，即内源性感染。由于机体已有特异性细胞免疫，所以病灶仅限于局部，而不扩散至肺门淋巴结，常见于供氧充足的肺尖部。其特征是出现慢性肉芽肿炎症，即病变中央呈干酪样坏死，周围包绕上皮样细胞、淋巴细胞、巨噬细胞和成纤维细胞，此即结核性结节。因机体已有迟发型超敏反应，易出现干酪样坏死，甚至液化形成空洞，疾病呈慢性过程。

（2）肺外感染。部分肺结核患者体内的结核分枝杆菌可经血液、淋巴液扩散侵入肺外组织器官，引起相应的脏器结核，如脑、肾、骨、关节、生殖器官等结核。免疫力极度低下者，严重时可造成全身播散性结核。痰菌被咽入消化道可引起肠结核、结核性腹膜炎等。通过破损皮肤感染结核分枝杆菌可导致皮肤结核。肺外结核标本中结核分枝杆菌 L 型的检出率比较高。

（三）免疫性

结核分枝杆菌为兼性胞内寄生菌，抗结核免疫主要为以 T 细胞为主的细胞免疫。但抗体在抗结核菌免疫中可发挥协调、增强作用。结核的免疫属于感染免疫，又称有菌免疫，即只有当结核分枝杆菌或其组分在体内存在时才有免疫力，一旦细菌或其组分在体内清除，免疫也随之消失。在结核分枝杆菌感染时，保护性的细胞免疫与迟发型超敏反应同时存在。抗结核分枝杆菌细胞免疫与迟发型超敏反应是由不同的结核分枝杆菌抗原诱导，由不同的 T 细胞亚群介导和不同的细胞因子承担的，是独立存在的两种反应。

提　示

结核分枝杆菌为抗酸杆菌，培养营养要求高，专性需氧，生长缓慢，菌落表面粗糙，呈菜花状。其致病性与菌体脂质含量高、细菌在细胞内大量繁殖引起的炎症以及免疫损伤有关。该菌引起结核病，以肺结核最为常见。肺结核的原发感染以渗出性炎症为主，而原发后感染则以肉芽肿炎症为主。结核分枝杆菌为胞内寄生菌，机体抗结核免疫以细胞免疫为主，并与迟发型超敏反应共存。

（四）结核菌素试验

1. 原理和试剂　人类感染结核分枝杆菌后，产生免疫力的同时也会发生迟发型超敏反应。将一定量的结核菌素注入皮内，如受试者曾感染结核分枝杆菌，则在注射部位出现迟发型超敏反应炎症，为阳性；未感染结核分枝杆菌的则为阴性。此法可用于检测可疑患者是否感染过结核分枝杆菌、接种卡介苗后是否阳转以及检测机体细胞免疫功能。

结核菌素试剂有两种：一种为旧结核菌素（Old Tuberculin，OT），为结核分枝杆菌加热灭菌后的浓缩滤液。另一种为结核菌素纯蛋白衍生物（Tuberculin Purified Protein Derivative，PPD）。PPD 有两种，即结核分枝杆菌提取的 PPDC 和卡介苗制成的 BCGPPD，每 0.1 mL 含 5 单位。

2. 方法　目前多采用 PPD 法。规范的试验方法是取 PPDC 和 BCGPPD 各 5 单位分别注入受试者两前臂皮内，48～72 小时后，红肿硬结小于 5 mm 者为阴性反应；超过 5 mm 者为阳性；>15 mm 为强阳性。两侧红肿中，PPDC 侧大于 BCGPPD 侧为感染，反之则可能为接种卡介苗所致。

3. 结果分析　阳性反应表明机体已感染过结核分枝杆菌或卡介苗接种成功，对结核分枝杆菌有迟发型超敏反应，并说明有特异性免疫力。强阳性反应则表明可能有活动性结核病。阴性反应表明受试者可能未感染过结核分枝杆菌或未接种过卡介苗。但应注意受试者处于原发感染早期，超敏反应尚未产生；或正患严重的结核病（如全身粟粒性结核和结核性脑膜炎）时机体无反应能力；或患其他严重疾病致细胞免疫功能低下者也无反应。

4. 应用　结核菌素试验可用于：① 诊断婴幼儿的结核病；② 测定接种卡介苗后免疫效果；③ 在未接种卡介苗的人群中做结核分枝杆菌感染的流行病学调查；④ 测定肿瘤患者的细胞免疫功能。

（五）微生物学检查

1. 标本　根据感染部位不同，可取痰、尿、粪、脑脊液、关节液、胸水、腹水等。

2. 直接涂片镜检　标本直接涂片或集菌后涂片，抗酸染色，找到抗酸杆菌即可初步诊断。脑脊液、胸水、腹水等无杂菌的标本可直接离心沉淀集菌。痰、支气管灌洗液、尿等污染标本需先经 4% NaOH 处理 15 分钟，以消化标本中的黏性有机物，杀灭杂菌，再离心沉淀集菌。

3. 分离培养　将集菌处理后的沉淀物接种于罗氏培养基中，37 ℃培养。通常 2～4 周长出肉眼可见的粗糙型菌落。也可将标本接种于含血清液体培养基，37 ℃培养 1～2 周后，在管底可出现颗粒沉淀。取上述菌落或沉淀物可直接涂片，或进一步做生化、药物敏感试验、菌种鉴定等。接种至高渗结核分枝杆菌 L 型培养基，能提高 L 型结核分枝杆菌培养阳性率。

4. 动物试验　将集菌后的材料注射于豚鼠腹股沟皮下，3～4 周后若局部淋巴结肿大，结核菌素试验转阳性，即可解剖，观察肺、脾、淋巴结等器官有无结核病变，在病变处可检查到结核分枝杆菌，或培养出结核分枝杆菌。

5. 快速诊断　PCR、核酸分子杂交、结核分枝杆菌抗体检测等技术已用于结核分枝杆菌快速鉴定。芯片技术已应用于结核分枝杆菌耐药性的检测。

（六）防治原则

结核病的防治需采取综合措施，包括提高人民的生活水平，改善环境、住房、基本医疗条件等。主要预防措施包括及时发现、治疗痰菌阳性患者以及接种卡介苗。新生儿可直接进行卡介苗接种。1 岁以上者须先做结核菌素试验，阴性者接种。接种后 2~3 个月做结核菌素试验，阳性者表示接种成功；阴性者需补种。细胞免疫缺陷者应慎用或不用。早期、联合、适量、规律和全程用药是结核病治疗原则。合理联合应用抗结核药物可增加药物协同作用，降低耐药性的产生。异烟肼、利福平、链霉素、乙胺丁醇、吡嗪酰胺为一线抗结核药物。异烟肼和利福平合用或在其基础上加用吡嗪酰胺为常用联合用药方案。

提 示

结核菌素试验可用于了解机体有无结核分枝杆菌感染和对该菌的免疫力，阳性仅表示与病原体有过接触，并不意味着发生结核病。微生物学检查以直接涂片和分离培养为主。结核病的特异性预防可用卡介苗，因细菌易发生耐药性变异，治疗宜联合用药。

二、麻风分枝杆菌

麻风分枝杆菌（Mycobacterium Leprae），又称麻风杆菌，是麻风的病原菌。中华人民共和国成立前，我国麻风流行较严重，约有 50 万患者。目前，其发病率已大幅度下降，患者基本控制在 2 000 例以内。

（一）生物学性状

麻风分枝杆菌在形态上酷似结核分枝杆菌，有明显的抗酸染色特性，常在患者破溃皮肤渗出液的细胞中发现，呈束状排列。该菌是典型的胞内寄生菌，某些类型患者的渗出物标本中可见有大量麻风分枝杆菌存在的感染细胞，这种细胞的胞质呈泡沫状，称为泡沫细胞或麻风细胞，这是与结核分枝杆菌感染的一个主要区别。麻风分枝杆菌是至今唯一仍不能人工培养的重要致病细菌。以麻风分枝杆菌感染小鼠足垫或接种至犰狳可引起动物的进行性麻风感染，是研究麻风病的主要动物模型。

（二）致病性和免疫性

麻风的传染源主要是麻风患者，可通过皮肤黏膜接触或由飞沫传播。细菌由患者鼻黏膜分泌物、痰、汗、泪、精液和阴道分泌物排出而感染他人。麻风的潜伏期长，一般为 2~10 年。麻风分枝杆菌主要侵犯皮肤组织细胞、内皮细胞和神经施万细胞，导致皮肤及浅表神经损伤。与结核相似，人对麻风分枝杆菌的抵抗力较强，主要依靠细胞免疫。根据机体的免疫状态、病理变化和临床表现可将大多数患者分为瘤型和结核型两型。瘤型麻风患者多为细胞免疫功能缺损，大量免疫复合物可沉淀于皮肤或黏膜下，形成红斑和结节，即麻风结节。结核型麻风细胞免疫多正常，病情稳定。少数患者处于两型之间的界线类和属非特异性炎症的未定型，它们可向上述两型分化。

（三）微生物学检查

微生物学检查主要是取鼻黏膜或皮损处标本，涂片或病理切片后抗酸染色，用显微镜检查的方法。找到成束或成团的抗酸性杆菌，特别是存在于细胞内的，有重要诊断价值。

（四）防治原则

麻风病目前尚无特异性预防方法，应早发现、早治疗。治疗药物主要有砜类、利福平、氯苯吩嗪和丙硫异烟胺等，并多采用联合用药以降低耐药性的产生。

第六节　其他致病性细菌

常见的其他致病性细菌见表 10 - 4。

表 10 - 4　常见的其他致病性细菌

细菌	生物学性状	致病性及所致疾病	检查方法	防治原则
铜绿假单胞菌 （*Pseudomonas aeruginosa*）	革兰氏阴性杆菌，有鞭毛，无芽胞，有荚膜。需氧。产生绿色带荧光的水溶性色素。多数菌不液化明胶。分解尿素，氧化酶阳性。抵抗力较强	常见的条件致病菌。主要致病物质是内毒素。导致局部化脓性炎症，如伤口、烧伤组织的化脓性感染，也可引起中耳炎、角膜炎、菌血症、败血症、胃肠炎等	将标本接种于血琼脂平板，根据菌落特征、色素及生化反应等进行鉴定	防止医源性感染。预防采用铜绿假单胞菌疫苗，治疗可选用庆大霉素、多黏菌素等
嗜肺军团菌 （*Legionella pneumophila*）	革兰氏阴性杆菌。有鞭毛，无芽胞。需氧，营养要求较高。该菌在人工管道的水源中常见，生存能力较强	致病物质为菌毛、微荚膜、毒素和多种酶类。军团菌可导致细胞死亡。引起军团病，通过呼吸道传播	标本可采集下呼吸道分泌物、胸水、血液及活检肺组织等	预防主要是加强水源的管理，目前尚无有效疫苗。治疗首选红霉素，可合用其他药物
流感嗜血杆菌 （*Haemophilus influenzae*）	革兰氏阴性小杆菌。需氧或兼性厌氧，培养时必须提供 X 因子和 V 因子。与金黄色葡萄球菌在血琼脂平板上共同孵育时，有卫星现象。抵抗力弱	主要致病物质为荚膜、菌毛与内毒素等。所致疾病包括原发性与继发性感染。原发性感染多引起急性化脓性感染，常继发于多种原发感染之后	脑脊液和脓汁标本可直接涂片镜检，同时用型特异血清进行荚膜肿胀试验快速鉴定	预防接种 B 型流感嗜血杆菌的荚膜多糖疫苗。治疗可选用广谱抗生素

细　　菌	生物学性状	致病性及所致疾病	检查方法	防治原则
肺炎克氏菌（*Klebsiella pneumoniae*）	革兰氏阴性短粗杆菌，常成双排列，无鞭毛，有厚荚膜和菌毛。在普通培养基上生长成黏液状大菌落	重要的条件致病菌，当机体免疫力下降或长期使用抗生素导致菌群失调时引起肺炎、支气管炎、泌尿道感染和创伤感染等	取相应标本分离培养，用血清学鉴定	治疗首选氨基糖苷类抗生素
变形杆菌属（*Proteus*）	革兰氏阴性，可呈多形性。无荚膜，有菌毛和鞭毛。培养基上呈迁徙生长。能迅速分解尿素	正常居留于人和动物肠道。奇异变形杆菌和普通变形杆菌可导致泌尿系统感染，有的可引起败血症、脑膜炎等	普通培养基分离培养，血清学等鉴定	治疗可选用庆大霉素、卡拉霉素，但耐药菌株较多
百日咳鲍特菌（*Bordetella pertussis*）	革兰氏阴性小杆菌，无芽胞，无鞭毛。初次分离培养需用鲍金培养基。人工培养后菌落由 S 型转变为 R 型	致病物质包括荚膜、菌毛、内毒素及多种生物活性物质。是百日咳的病原菌，传染源主要是早期患者和带菌者	分离百日咳鲍特菌并培养。出现典型菌落时，做涂片染色镜检、生化反应	预防接种百白破三联疫苗。治疗首选红霉素，也可选用其他广谱抗生素
空肠弯曲菌（*Campylobacter jejuni*）	革兰氏阴性，形态细长，呈弧形、螺旋形、S 形或海鸥状。微需氧，生化反应不活泼。马尿酸盐水解试验阳性。抵抗力较弱	主要致病物质有黏附素、细胞毒性酶类、肠毒素及内毒素。可引起散发性细菌性肠炎。人常通过饮用被该菌污染的饮食或水源，或与动物直接接触而感染	粪便标本根据形态特性鉴定。分离培养可直接用选择性培养基。鉴定用马尿酸盐水解试验等	预防主要是注意饮水和食品卫生，加强人、畜、禽类的粪便管理。治疗可用红霉素、氨基糖苷类抗生素、氯霉素等
白喉棒状杆菌（*Corynebacterium diphtheriae*）	细长微弯，末端常膨大呈棒状，阿尔伯特染色可见着色较深的异染颗粒。营养要求较高，抵抗力较强	致病物质主要是由 β 棒状杆菌噬体毒素基因编码的白喉毒素。该毒素能抑制细胞蛋白质合成。导致白喉	标本涂片镜检、分离培养、细菌毒力检测	接种百白破三联疫苗；患者用抗毒素并选用青霉素、红霉素治疗

细 菌	生物学性状	致病性及所致疾病	检查方法	防治原则
布鲁菌属 (Brucella)	革兰氏阴性小球杆菌,两端钝圆,无芽胞,无鞭毛,光滑型菌有微荚膜。需氧菌,营养要求较高,抵抗力较强	人畜共患疾病的病原菌。致病物质是内毒素。人类对布鲁菌易感,反复菌血症,使患者出现波浪热	血液、骨髓分离培养,血清学鉴定	控制和消灭家畜布鲁菌病,免疫接种以畜群为主,急性期患者用抗生素治疗
鼠疫耶尔森菌 (Yersinia pestis)	革兰氏阴性的卵圆形短杆菌。两端浓染,在肉汤培养基中24小时后表现为沉淀生长,48小时后逐渐形成菌膜,稍加摇动菌膜呈钟乳石状下沉,抵抗力较弱	毒力强。自然疫源性传染病,鼠蚤为主要的传播媒介,人患鼠疫后,又可通过人蚤或呼吸道等途径在人群间流行。临床常见有腺鼠疫、肺鼠疫和败血症型鼠疫	鼠疫属于甲类烈性传染病。直接涂片或印片,镜检观察。分离培养及血清学鉴定	灭鼠灭蚤,消灭鼠疫疫源相关人员接种疫苗。治疗必须早期足量使用抗生素
炭疽芽胞杆菌 (Bacillus anthracis)	粗大的革兰氏阳性杆菌,两端截平,芽胞位于菌体中央。形成灰白色粗糙型菌落,边缘呈卷发状	主要致病物质是荚膜和炭疽毒素。该菌感染人类可导致肠炭疽、肺炭疽和皮肤炭疽	直接镜检、分离培养及青霉素串珠试验	家畜感染的防治,接种炭疽减毒活疫苗,治疗首选青霉素

本章小结

球菌是细菌中的一大类。葡萄球菌属中主要的致病菌为金黄色葡萄球菌,引起化脓性炎症以及各种毒素性疾病。链球菌种类较多,主要的致病菌为 A 群链球菌,可导致化脓性、中毒性和超敏反应性疾病。甲型溶血性链球菌为条件致病菌。肺炎链球菌是人类细菌性肺炎的主要病原体。脑膜炎奈瑟菌和淋病奈瑟菌分别是人类流行性脑膜炎及淋病的病原体。

肠道杆菌是一大群寄居于人类和动物肠道中的革兰氏阴性杆菌,与医学有关的有沙门菌属、志贺菌属、埃希菌属。大肠埃希菌是肠道正常菌群中的条件致病菌,是人类泌尿系统感染的主要病原菌,某些大肠埃希菌则是肠道感染的致病菌。沙门菌属中的伤寒沙门菌和副伤寒沙门菌、肖氏沙门菌、希氏沙门菌则是人类肠热症的病原体;部分沙门菌是人畜共患病的病原菌,可引起人类食物中毒或败血症。志贺菌属则是人类细菌性痢疾的病原体,痢疾杆菌无鞭毛是其一个重要特征,所导致的感染只局限于肠黏膜。

弧菌属中的霍乱弧菌是人类霍乱的病原体，导致水样腹泻的致病物质为肠毒素。副溶血性弧菌主要引起食物中毒，通过摄入被污染的海产品而感染。幽门螺杆菌为寄生于胃黏膜的弯曲的革兰氏阴性杆菌。临床上与胃炎、胃溃疡、黏膜相关 B 细胞淋巴瘤、胃腺癌等疾病相关。

厌氧性细菌可分为两大类：一类是革兰氏阳性有芽胞的厌氧梭菌；另一类是无芽胞的革兰氏阳性和革兰氏阴性的球菌与杆菌。厌氧芽胞梭菌中主要致病菌为破伤风梭菌、产气荚膜梭菌和肉毒梭菌，均为外源性感染。破伤风梭菌是破伤风病原体，致病机制是该菌释放的破伤风痉挛毒素抑制了抑制性神经递质释放，导致肌肉强直性痉挛，病死率极高。产气荚膜梭菌具有荚膜并产生多种外毒素、侵袭性酶，引起人和动物多种疾病，如气性坏疽、食物中毒、坏死性肠炎等。肉毒梭菌是人类肉毒病病原体。无芽胞厌氧菌是一大类寄生于人和动物体内、占绝对优势的正常菌群，在某些特定状态下，这些厌氧菌作为条件致病菌可导致内源性感染，甚至危及生命。

分枝杆菌属是一类细长略弯曲的杆菌。致人类疾病的主要是结核分枝杆菌、牛分枝杆菌和麻风分枝杆菌。结核分枝杆菌为抗酸杆菌，培养营养要求高。其致病性与菌体脂质含量高、细菌在细胞内大量繁殖引起的炎症以及免疫损伤有关。该菌引起结核病，以肺结核最为常见。麻风分枝杆菌是麻风病的病原体，该菌生物学特点与结核分枝杆菌相似。麻风病的转归与患者细胞免疫功能密切相关。

此外，可导致人类疾病的病原体还有白喉棒状杆菌、嗜肺军团菌、铜绿假单胞菌、肺炎克氏菌、流感嗜血杆菌、百日咳鲍特菌、空肠弯曲菌以及动物源性细菌，如布鲁菌、鼠疫耶尔森菌、炭疽芽胞杆菌等。

学习活动 10-1

案例与分析

案例 1： 患儿为 6 岁大的男孩，既往身体健康，无既往病史。9 月下旬，患儿的母亲带着孩子来到儿科诊所，主诉为咽喉疼痛、发热、头痛，症状已持续 36 小时。检查发现，患者体温为 38 ℃，咽喉红肿，扁桃体上有黄色分泌物，颈部多个淋巴结肿大，淋巴结柔软而不坚硬，有压痛。患者无其他相关的症状。

问题：

1. 患儿最有可能感染的病原体是什么？

2. 通过哪些实验手段能确诊？

案例 2： 21 岁，女性，近 3 天排尿不畅、尿频前来就诊。患者尿中有很浓的异味，无发热，无腹痛，无背痛，无皮疹，阴道也无异物排出。患者性生活过频，通过口服避孕药避孕。体检显示，患者其他体征正常，无发热，也无肋椎角部压痛（肋椎角部压痛经常提示可能有高位泌尿系统感染）。腹部检查唯一值得注意的是耻骨弓上的压痛。尿液样本离心后沉淀在显微镜下检查发现，每个高倍视野有 10~15 个白细胞及大量的细菌。

问题：

1. 尿中出现的细菌革兰染色是阳性还是阴性？

2. 患者感染的病原体可能什么？来自何处？

3. 此病原体感染患者泌尿道的机制是什么？

案例3： 48岁的男性患者，因腹部绞痛、恶心、呕吐、腹泻及发热2天来急诊科就诊。患者大便中无血，自述最近没有接触过有相似症状的患者，也没有吃过生的或未经过热加工处理的食物。出现以上症状的前天晚上吃了早上准备的早餐，即荷包蛋和咸肉。除此之外，这一周中没有自己制作过任何食物。

检查发现，患者疲倦、乏力，体温37.7 ℃，躺下心率每分钟95次，坐起来心率增加到120次/min。患者躺下血压为145/85 mmHg，坐起来血压为110/60 mmHg。这种现象表明患者的倾斜试验为阳性，反映出患者存在体液大量丢失的现象，同时也观察到患者黏膜干燥。腹部检查有弥散性触痛，但无可触及的包块，也无反跳痛。大便检查为水样大便，但未查到血红蛋白。

问题：

1. 导致患者消化道感染的最可能的病原体是什么？

2. 日常生活中，此类病原体可能的来源是什么？

案例4： 50岁男性患者，因咳嗽、痰中带血来急诊科就诊。患者大约2个月前开始咳嗽，但痰不多，过去几天痰量开始明显增加，且痰中带血明显。报告显示在发病期间患者大约失血500 mL。过去1个月，患者每周中出现2~3晚的盗汗，全身浸湿。患者有50年的吸烟史，没有其他既往病史。检查中发现，患者瘦小、虚弱，基本生命体征正常。头、颈检查正常，颈或腋下淋巴结无明显肿大。肺部检查仅仅观察到弥散的轻微的呼吸声。胸部X射线检查显示左肺上叶有一个浸润性空洞。

案例与分析
参考答案

问题：

1. 痰涂片标本中用革兰染色能否容易查到病原体？

2. 查找病原体应该用哪种染色技术？

3. 该病例确诊后，应当如何治疗？

自测练习

一、单项选择题（请扫二维码进行在线测试）

在线自测

二、问答题

1. 简述致病性葡萄球菌的重要致病物质及所致疾病。
2. 简述乙型溶血性链球菌感染的主要致病物质及所致疾病。
3. 简述肠道杆菌的共同特性。
4. 防治破伤风的要点是什么?
5. 简述结核菌素试验的原理、应用及结果判定方法。

(王旭丹)

第十一章

其他原核细胞型微生物

学习目标

掌握：

支原体、衣原体、立克次体、螺旋体、放线菌的基本概念。

熟悉：

支原体、衣原体、立克次体、螺旋体的主要生物学性状、传播方式和所致疾病。

了解：

支原体、衣原体、立克次体、螺旋体、放线菌的检查及防治原则。

本章知识结构导图

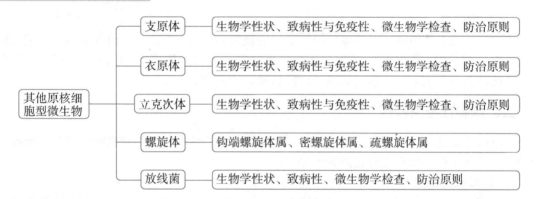

原核细胞型微生物广义上统称为细菌，除了典型细菌外，还包括支原体、衣原体、立克次体、螺旋体、放线菌等。它们具有与典型细菌不同的结构和生物学性状，也可引起人类感染性疾病，一般对抗生素敏感。

第一节　支原体

支原体（Mycoplasma）是一类没有细胞壁，呈高度多形性，在人工培养基中能生长繁殖的最小原核细胞型微生物，可通过滤菌器。大多数支原体不致病，仅少数致病。

一、生物学性状

（一）形态与结构
支原体无细胞壁，繁殖方式多样（以二分裂为主，也见出芽、分枝等），因而呈高度多形性（图11-1），有球状、球杆状、棒状、长丝状及不规则形状，大小相差悬殊。革兰染色阴性，不易着色，吉姆萨（Giemsa）染色呈淡紫色。

（二）培养特性

营养要求高于一般细菌，必须补充血清、腹水或卵黄等。支原体3~4小时繁殖一代，在固体培养基上培养2~7天，方能形成"油煎蛋"样小菌落（图11-2），在液体培养基中生长后不易见到混浊。

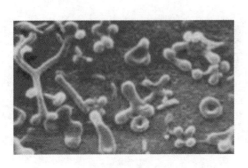
图11-1　支原体电子显微镜下形态

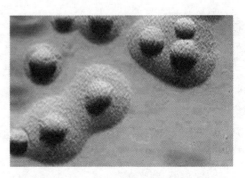
图11-2　支原体"油煎蛋"样菌落

（三）抵抗力

支原体因没有细胞壁，对低渗作用敏感。易被脂溶剂、去垢剂、酒精等溶解。能被常用的消毒剂（如苯酚、甲醛等）灭活。对干扰蛋白质合成的抗生素（如大环内酯类）敏感，但对干扰细胞壁合成的抗生素（如β-内酰胺类）则有抵抗力。

二、致病性与免疫性

支原体主要通过呼吸道或性传播，引起相应局部感染性炎症，并对胸膜、腹膜、滑膜的间质细胞以及中枢神经系统有较强的亲和力。

（一）呼吸道感染

呼吸道感染主要由肺炎支原体经飞沫传播感染，导致支原体肺炎，也称为原发性非典型性肺炎。儿童和青少年易感，多发于秋冬季节。先有上呼吸道感染症状，继而出现间质性肺炎，有时并发支气管肺炎。

> **提　示**
>
> 支原体肺炎又称为原发性非典型性肺炎，是临床常见肺炎之一，占肺炎总数的15%~30%，流行年可高达40%~60%。需与细菌性肺炎和病毒性肺炎相区别，分别用不同药物治疗。

（二）泌尿生殖道感染

生殖道支原体是性传播疾病的主要病原体之一，也可导致垂直感染。生殖道支原体主要有解脲脲原体、生殖支原体和人型支原体。解脲脲原体主要引起非淋球菌性尿道炎、前列腺炎、附睾炎，孕妇感染可导致流产、早产、死胎和新生儿呼吸道感染等，此外还可能与不孕症有关。生殖支原体主要引起尿道炎；人型支原体引起附睾炎、盆腔炎、产褥热等。

三、微生物学检查

可采集呼吸道或泌尿生殖道标本，进行分离培养。目前临床多用 ELISA 法检测支原体抗原，用 PCR 技术和核酸杂交技术检测支原体基因，可做快速诊断和鉴定分型。

临床常用冷凝集试验检测肺炎支原体。即用患者血清与人 O 型红细胞或自身红细胞混合，4 ℃过夜时可发生凝集，在 37 ℃时凝集又分散开呈阳性。

四、防治原则

目前尚无有效疫苗。预防以切断传播途径为主，治疗常用大环内酯类（如红霉素等）或喹诺酮类（如氧氟沙星等）、四环素类抗生素。

第二节　衣原体

衣原体（Chlamydia）是一类严格寄生于活的组织细胞内，具有独特发育周期，能通过滤菌器的原核细胞型微生物。我国学者汤飞凡首次分离培养出沙眼衣原体，为预防和治疗沙眼做出了卓越贡献。

一、生物学性状

（一）形态结构与发育周期
衣原体在宿主细胞内生长繁殖有独特的发育周期。在发育周期中有原体和始体两种形态。

1. 原体　原体呈球形，小（直径 0.2 ~ 0.4 μm）而致密，无繁殖能力，具有较强的感染性。原体与易感细胞的受体结合，细胞膜内陷形成空泡，原体在空泡内逐渐增大，发育成始体。

2. 始体　始体又称网状体，体积较大（直径 0.5 ~ 1.0 μm）而呈纤细网状。始体不具感染性，以二分裂方式繁殖，充满于空泡中形成子代原体，并组成各种形态的包涵体。成熟子代原体从宿主细胞中释放，再感染新的细胞，整个生活周期需 48 ~ 72 小时（图 11 - 3）。

（二）培养特性
衣原体不能在无生命的人工培养基上生长，常用鸡胚卵黄囊或原代及传代细胞株培养。

（三）抵抗力
衣原体对热敏感，56 ~ 60 ℃仅能存活 5 ~ 10 分钟。在 - 70 ℃可保存数年。0.1%甲醛液、0.5%苯酚可将衣原体在短时间内杀死。75%乙醇杀灭力很强，30 秒即可使之灭活。对红霉素、利福平、多西环素、氨苄西林等均敏感。

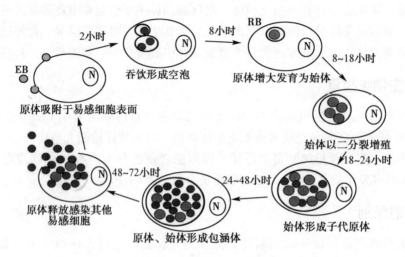

EB 原体   RB 始体   N 细胞核

图 11-3   衣原体的发育周期

二、致病性与免疫性

不同衣原体的嗜组织性不同，故其感染的组织部位和所致疾病也不同。

(一) 沙眼衣原体

引起人类疾病的沙眼衣原体分为沙眼生物亚种、性病淋巴肉芽肿亚种。

1. 沙眼生物亚种   沙眼生物亚种有 15 个血清型，不同血清型可引起不同疾病。

(1) 沙眼：主要通过眼-眼直接或眼-手-眼间接接触传播。沙眼衣原体侵犯结膜上皮细胞并在其中增殖，表现为滤泡性结膜炎，有黏液脓性分泌物、结膜充血，后移行为慢性炎症，出现结膜瘢痕，眼睑内翻，如不经治疗，会反复发作使瘢痕加重，角膜混浊，最后失明。

(2) 泌尿生殖道感染：经性接触传播。男性表现为非淋菌性尿道炎，女性则为尿道炎、宫颈炎、盆腔炎，也可并发子宫内膜炎。

(3) 包涵体结膜炎：婴儿经产道感染，引起急性化脓性结膜炎（又称包涵体脓漏眼），不侵犯角膜，可自愈；成人可经性接触、手-眼接触、游泳池污染水感染，引起滤泡性结膜炎（又称游泳池结膜炎），一般经数周或数月痊愈，无后遗症。

2. 性病淋巴肉芽肿亚种   性病淋巴肉芽肿亚种有 4 个血清型。性病淋巴肉芽肿是一种性病，主要通过性接触传播。衣原体侵入后，在外阴部形成小溃疡，能自愈，但病原体转而侵犯腹股沟淋巴结，引起化脓性炎症和慢性淋巴肉芽肿。女性可因会阴、肛门、直肠及盆腔的淋巴组织受累而导致会阴-肛门-直肠组织狭窄及瘘管形成。

(二) 肺炎衣原体

肺炎衣原体经呼吸道传播，是呼吸道疾病的重要病原体。多见于肺炎，其次是支气管炎、咽炎和鼻窦炎等。肺炎衣原体感染与冠心病、动脉粥样硬化等慢性病的发生密切相关，但其机制尚不清楚。

（三）鹦鹉热衣原体

该菌在鸟类和家禽中传播，引起自然疫源性疾病，临床上称为鹦鹉热。人类主要通过吸入病鸟粪便、分泌物或污染的羽毛、气雾、尘埃等感染，也可经破损皮肤、黏膜或结膜感染。临床多表现为间质性肺炎，可并发心肌炎。

三、微生物学检查

经涂片检查标本中细胞内包涵体，如急性期沙眼及包涵体结膜炎，可从患病部位刮片，用吉萨姆染色后检查上皮细胞质内有无包涵体。通过检测标本中衣原体抗原或基因型做诊断和鉴定分型。检测患者血清抗体，可做辅助诊断。

四、防治原则

衣原体感染尚无特异性预防方法。重点是注意个人卫生、性卫生，避免直接或间接的接触传播。治疗可用利福平、四环素、罗红霉素、阿奇霉素等。

> **提 示**
>
> 沙眼衣原体通过接触传播，在日常生活中要避免共用毛巾、脸盆等，护理人员一定要把不同患者使用的物品分开，防止由于共用而引起感染。

第三节 立克次体

立克次体（Rickettsia）是一类专性寄生于活细胞内的原核细胞型微生物，大小介于细菌与病毒之间。立克次体天然寄生在一些节肢动物（虱、蚤、蜱、螨等）体内，并以这些节肢动物为媒介进行传播。

一、生物学性状

（一）形态与染色

立克次体呈多形性，为短杆状或球状，大小为（0.3~0.6）μm×（0.8~2.0）μm，吉萨姆染色呈蓝色。立克次体的细胞壁类似于革兰氏阴性菌细胞壁，由脂多糖、蛋白质组成。

（二）培养特性

立克次体必须在活细胞内寄生，以二分裂方式繁殖，繁殖一代需 8~10 小时。可用细胞或鸡胚卵黄囊接种培养，也可接种于动物（如豚鼠、大鼠、小鼠或家兔等）体内繁殖。

（三）抗原结构

普氏立克次体等的抗原与普通变形杆菌 X19、X2、Xk 菌株的菌体抗原有共同抗原成分，故可用这些菌株的菌体抗原（OX19、OX2、OXk）代替立克次体抗原检测患者血清中的相应抗体，此交叉凝集试验称为外斐反应。

（四）抵抗力

立克次体对理化因素抵抗力较弱，56 ℃ 30 分钟能被灭活，对低温及干燥的抵抗力较强。在节肢动物粪便中能存活 1 年以上，对多种抗生素敏感。磺胺类药能促进立克次体生长。

二、致病性与免疫性

人类立克次体病绝大多数为自然疫源性疾病和人畜共患病。不同的立克次体引起的疾病也不相同。

（1）普氏立克次体。普氏立克次体是流行性斑疹伤寒（虱型斑疹伤寒或典型斑疹伤寒）的病原体。传染源是患者，传播媒介为人虱。立克次体在虱的肠管上皮细胞中繁殖，随粪便排出。当人虱叮咬人时，普氏立克次体经抓痒伤口侵入体内，潜伏期约 2 周。因血管内皮细胞损害而出现皮疹或神经系统、心血管系统和其他实质器官的损伤。

（2）莫氏立克次体。莫氏立克次体又称斑疹伤寒立克次体，是地方性斑疹伤寒（鼠型斑疹伤寒）的病原体。鼠为储存宿主，借鼠蚤或鼠虱在鼠间传播，随粪便排泄。当鼠蚤叮咬人时，莫氏立克次体经抓痒伤口进入人体。地方性斑疹伤寒临床特征与流行趋势均与流行性斑疹伤寒相似，但病情较轻，病程较短，很少累及中枢神经系统和心肌，多为地区性流行。

（3）恙虫病东方体。恙虫病东方体是恙虫病（丛林斑疹伤寒）的病原体。恙螨是储存宿主和传播媒介，主要流行于啮齿动物间。人被带有病原体的恙螨叮咬后，随血液散播，在全身血管内皮细胞及单核/吞噬细胞系统中繁殖，出现高热、皮疹、焦痂，附近淋巴结肿大，并有脏器（肝、肺等）受损等症状。在叮咬处出现焦痂是恙虫病的特征之一。

抗感染免疫以细胞免疫为主，体液免疫为辅。病后可获持久免疫力。

三、微生物学检查

根据临床症状，通过外斐反应，用变形杆菌 OX19、OX2、OXk 抗原检测患者血清中与之发生交叉反应的立克次体抗体以协助诊断。用细胞培养、鸡胚卵黄囊或动物接种培养可分离病原体，通过检测基因确诊和鉴定分型。

四、防治原则

灭虱、灭蚤、灭鼠是预防斑疹伤寒的重要措施，用鼠肺灭活疫苗等接种后免疫有效期为 1 年左右。氯霉素、四环素、多西环素等抗生素治疗有效，禁用磺胺类药。

第四节　螺旋体

螺旋体（Spirochaeta）是一类细长、柔软、弯曲呈螺旋状、运动活泼的原核细胞型微生物。基本特征与细菌相似，有细胞壁、原始核质，以二分裂方式繁殖，对抗生素敏感。对人致病的主要有钩端螺旋体属、密螺旋体属和疏螺旋体属。

一、钩端螺旋体属

钩端螺旋体属中的致病性钩端螺旋体，可引起人类或动物钩端螺旋体病（简称钩体病）。

（一）生物学性状

1. 形态与染色　钩端螺旋体大小为（0.1~0.2）μm×（6~20）μm，螺旋致密而规则，菌体一端或两端有钩，整个菌体呈 C 形、S 形。用冯塔纳（Fontana）镀银染色法可染成棕褐色。

2. 培养特性　钩端螺旋体营养要求复杂，生长缓慢，需氧，25~30 ℃培养5~7天，在柯索夫（Korthof）液体培养基中近液面1 cm处生长旺盛，呈云雾状混浊。

3. 抵抗力　钩端螺旋体在湿泥土中可存活半年以上，在水中可存活数月。对热敏感，55 ℃ 10分钟可被灭活；对多种消毒剂敏感。

（二）致病性与免疫性

钩体病为人畜共患传染病，在野生动物、家畜、鼠类中广泛流行，以鼠类和猪为主要储存宿主和传染源。钩端螺旋体在感染动物肾小管中生长繁殖，并不断从尿中排出，污染环境。经皮肤小创伤和黏膜（如鼻、眼、口腔等）侵入人体，也可经饮用污染水或摄取污染食物经消化道感染。多在夏秋季节流行，内涝水淹或山洪暴发时，可引起暴发流行。

钩端螺旋体侵入人体后先在局部繁殖，进入血液大量繁殖，引起钩端螺旋体血症。随后侵入肝、脾、肾、肺、心、脑等器官组织，并在其中繁殖引起病变。患者出现高热、乏力、头痛、腰痛、眼结膜充血、腓肠肌疼痛、淋巴结肿大和黄疸等临床症状。严重时可出现休克、微循环障碍、心肾功能不全及脑膜炎症状等。

钩端螺旋体感染后1~2周，血中可出现特异性抗体，杀伤和溶解钩端螺旋体。肾小管中钩端螺旋体不易被清除，尿液可长期（数周至数年）排菌。患者和隐性感染者均可获得持久免疫力。

（三）微生物学检查

在钩体病发病第1周取血，1周后取尿，有脑膜刺激症状者取脑脊液。经离心集菌后，直接镜检，或用直接免疫荧光法、免疫酶染色法或镀银染色法检查。检测人或动物血清中特异性抗体，进行钩体病诊断和流行病学调查。

（四）防治原则

钩体病的预防措施主要是：搞好防鼠、灭鼠工作；加强带菌家畜管理，保护水源；水田作业避免直接接触污水；对流行地区人群接种多价灭活疫苗。治疗首选青霉素，青霉素过敏者可用庆大霉素或多西环素等。

二、密螺旋体属

人类最常见的密螺旋体感染是苍白密螺旋体的苍白亚种，又称梅毒螺旋体，可引起梅毒。

（一）生物学性状

1. 形态与染色　梅毒螺旋体大小为（0.1～0.2）μm×（6～20）μm，螺旋致密而规则，两端尖直。镀银染色呈棕褐色。

2. 培养特性　梅毒螺旋体培养较困难，易失去毒力，繁殖缓慢。

3. 抵抗力　梅毒螺旋体抵抗力较弱，对冷、热、干燥均敏感。血液中梅毒螺旋体在4℃放置3天后死亡，故冷藏3天以上的血液，无传染梅毒危险。50℃5分钟死亡。离体后在干燥环境中1～2小时死亡，不易通过直接接触以外的方式感染。

（二）致病性与免疫性

人是梅毒的唯一传染源，主要通过性接触感染，引起梅毒；孕妇可通过胎盘传给胎儿，引起先天性梅毒。梅毒有反复隐伏和再发的特点，临床分为三期。

（1）一期梅毒：主要临床表现为生殖器无痛性硬性下疳。下疳分泌物中有大量螺旋体，传染性极强。约经1个月，下疳常可自愈，再经2～3个月隐伏后进入二期。

（2）二期梅毒：全身皮肤黏膜出现梅毒疹，周身淋巴结肿大，有时可累及骨关节、眼及其他器官，传染性极强。不经治疗1～3个月后症状自然消退，但常出现复发性二期梅毒。少数病例呈潜伏状态，经2～4年被激活进入三期。

（3）三期梅毒：皮肤黏膜溃疡性坏死，内脏器官或组织出现慢性肉芽肿样病变（梅毒瘤）。该期病灶中不易查到螺旋体，传染性小。严重者在感染10～15年后引起心血管及中枢神经系统病变。

抗感染免疫以细胞免疫为主。梅毒患者可产生抗体，能抑制螺旋体运动，激活补体溶解螺旋体。

（三）微生物学检查

一期梅毒取下疳渗出液，二期梅毒取梅毒疹渗出物或淋巴结抽出液，用暗视野显微镜直接检查或冯塔纳镀银染色法检查。目前临床上主要通过检测患者血清中特异性抗体及反应素（抗脂质抗体）诊断，分为非螺旋体抗原试验（VDRL试验、RPR试验）和螺旋体抗原试验（FTA－ABS试验、MNA－TP试验）两大类。

（四）防治原则

预防梅毒的根本措施是避免不洁性行为，洁身自爱；治疗可用大剂量青霉素。

提　示

梅毒主要通过性接触传播。发现梅毒患者必须强迫进行隔离治疗，患者的衣物及用品，如毛巾、衣服、被褥等，要在医务人员指导下进行严格消毒，以杜绝传染源。应追踪患者的性伴侣，查找患者所有性接触者，进行预防检查，追踪观察并进行必要的治疗，未治愈前绝对禁止与配偶有性生活。

三、疏螺旋体属

疏螺旋体属（Borrelia）也称包柔螺旋体属，部分对人、哺乳动物和禽类有致病性。

1. 伯氏疏螺旋体　伯氏疏螺旋体感染人导致莱姆病，莱姆病是一种全球性自然疫源性疾病。主要宿主为小型野生脊椎动物、鸟类与家畜，通过硬蜱叮咬吸血而传播。经3～30天潜伏期后，皮肤出现环状游走性红斑性丘疹，中心部分无病变。2～3周后皮损消失留有斑痕与色素沉着。患者主要症状有发热、寒战、头痛、颈项强直和乏力，也可并发关节炎、脑膜脑炎、心肌炎和游走性肌痛等。疾病常反复发作数年，最后能导致软骨或骨骼损伤，甚至致残。

该病以预防为主，疫区人员加强个人防护，避免硬蜱叮咬。治疗可用青霉素、四环素等。

2. 回归热疏螺旋体　引起人类回归热的螺旋体有回归热疏螺旋体（以虱为传播媒介）和杜通疏螺旋体（以蜱为传播媒介）。

回归热的临床特点：潜伏期3～7天，患者可突然高热，头、肌肉、关节疼痛，肝脾大，经5～7天后发热骤退，血中螺旋体消失；间歇1～2周后，可再次发热，血中又出现螺旋体，如此发作与缓和多次反复（3～10次），每次发作病情可轻于前次，直至痊愈，故称回归热。

第五节　放线菌

放线菌（Actinomyces）是一类丝状、呈分枝状生长的原核细胞型微生物。在自然界分布极广，主要存在于土壤中。放线菌大多为腐生菌，是抗生素的重要来源。少数是寄生菌，为人体正常菌群，可引起内源性感染。

> **提　示**
>
> 约80%的天然抗生素是由放线菌产生的。放线菌产生的多种酶类，在废物转化和再生、医药工业的开发与利用中均有重要作用。

一、生物学性状

放线菌的菌丝直径为0.5～0.8 μm，菌丝末端膨大呈棒状。以裂殖方式繁殖，常形成分枝状无隔菌丝，但不形成气中菌丝。放线菌培养比较困难，厌氧或微需氧，生长缓慢。

二、致病性

某些放线菌为寄居于人体的正常菌群，可引起机会感染，导致放线菌病。放线菌病是一种软组织化脓性炎症，临床以面颈部最为常见，约占患者的60%。面颈部感染可累及唾液腺、泪腺、眼眶等部位，也可累及肺部引起肺部感染，若累及颅骨可引起脑膜炎和脑脓肿。若无继发感染，多呈慢性肉芽肿，常伴多发性瘘管形成，脓汁中可找到特征性硫黄样颗粒。

三、微生物学检查

放线菌感染检查，主要是在脓液、痰液和组织中寻找硫黄样颗粒；对可疑颗粒制成压片，经革兰染色，镜检特征性菊花状菌丝。

四、防治原则

注意口腔卫生，及时治疗牙病和牙周炎等预防感染。治疗首选青霉素，也可用林可霉素、四环素、利福平和磺胺类药物等治疗。

本章小结

除了细菌外，原核细胞型微生物还包括支原体、衣原体、立克次体、螺旋体、放线菌等，引起的疾病大多可用抗生素治疗。支原体无细胞壁，呈高度多形性，是能在无生命培养基中繁殖的最小原核细胞型微生物；肺炎支原体通过呼吸道传播引起支原体肺炎，生殖道支原体感染可导致性传播疾病。衣原体严格寄生于活细胞内，具有独特发育周期（原体和始体两种形态）；衣原体主要引起沙眼、包涵体结膜炎、性病淋巴肉芽肿等疾病。立克次体大小介于细菌与病毒之间，专性寄生于活细胞内；以节肢动物（虱、蚤、蜱）为传播媒介或储存宿主，主要引起斑疹伤寒、恙虫病等。螺旋体细长，柔软，弯曲呈螺旋状，运动活泼；对人致病的螺旋体有密螺旋体属、疏螺旋体属、钩端螺旋体属，分别主要引起梅毒、回归热、钩端螺旋体病等。放线菌为丝状，呈分枝状生长，是抗生素的主要产生菌；可导致放线菌病，主要表现为软组织化脓性炎症，多呈慢性肉芽肿，常伴多发性瘘管形成，脓汁中可找到特征性的硫黄样颗粒。

学习活动 11-1

案例与分析

案例：患者，男，20岁，主诉近1周来咳嗽和发热（体温38.5 ℃），伴咽痛、鼻塞、头痛、寒战，开始为干咳，现咳嗽有痰，胸痛。自服阿莫西林6天，无改善。查胸部有啰音，X射线胸透显示支气管肺炎浸润但无实变，常规血和痰液培养2天后未见致病性细菌生长。后经冷凝集试验阳性诊断为支原体肺炎。

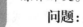
案例与分析
参考答案

问题：

1. 患者为何服阿莫西林无效？应该使用何种抗生素？

2. 支原体能否在人工培养基中生长？如何才能从痰液中培养出支原体？

学习活动 11－2

自 测 练 习

一、单项选择题（请扫二维码进行在线测试）

在线自测

二、问答题

1. 衣原体具有独特发育周期，其中原体和始体各有何特点？
2. 沙眼的病原体、传播途径和防治原则是什么？
3. 钩端螺旋体的主要储存宿主和传染源及其传播途径是什么？
4. 举出 4 种（除细菌外）引起性传播疾病的原核细胞型微生物。

（郝　钰）

第十二章

病毒学总论

本章知识结构导图

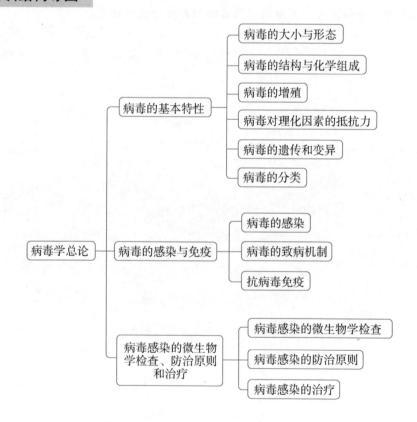

病毒（Virus）属于非细胞型微生物，自然界中分布广泛，人、动物、植物、真菌、细菌等均可被病毒感染。在人类传染病中，约有 75% 由病毒引起，远远超过其他微生物所引起的疾病。许多病毒性疾病不仅传染性强，而且病死率高，有些可引起持续性感染，某些病毒感染还与肿瘤、免疫缺陷、自身免疫性疾病、神经系统疾病和先天性畸形等密切相关。因此，病毒已成为多学科关注的热点，研究病毒的生物学特性、致病性与免疫性，对于控制和消灭病毒性传染病、开发抗病毒制剂和疫苗有重要的意义。

提　示

病毒体积微小，构造简单，无细胞结构，仅有一种核酸（DNA 或 RNA）作为其遗传物质。病毒具有严格的寄生性，必须在易感的活细胞内，依靠细胞提供的能量、营养物质和酶类，才能完成其复制过程。

第一节　病毒的基本特性

一、病毒的大小与形态

结构完整并具有感染性的病毒颗粒称为病毒体（Virion），是病毒在细胞外的结构形式。病毒体的大小以纳米（nm）表示，不同病毒的大小差异很大，大的直径可达 300 nm，如痘类病毒，小的直径只有 27～30 nm，如脊髓灰质炎病毒，绝大多数人类病毒的直径在 100 nm 左右，必须在电子显微镜下才能看见（图 12–1）。

病毒的形态因种而异。大多数人类病毒呈球形或近似球形，也有的呈子弹形或砖形；植物病毒多为杆状；细菌病毒（噬菌体）多为蝌蚪形（图 12–2）。

二、病毒的结构与化学组成

最简单的病毒体由核心和衣壳构成，称为核衣壳。较复杂的病毒在核衣壳外还有一层包膜（图 12–3），称为包膜病毒。

（一）核心

病毒体的核心主要是病毒核酸，携带遗传信息。病毒只有一种核酸，DNA 或 RNA。有些病毒的核酸具有感染性，称为感染性核酸。病毒核心除核酸外，还有一些蛋白质，如聚合酶、转录酶等。

（二）衣壳

病毒核心外包裹的蛋白质衣壳可保护核酸免受周围环境和细胞内核酸酶的破坏，并能介导病毒核酸进入宿主细胞。衣壳具有免疫原性，是病毒体主要的抗原成分。

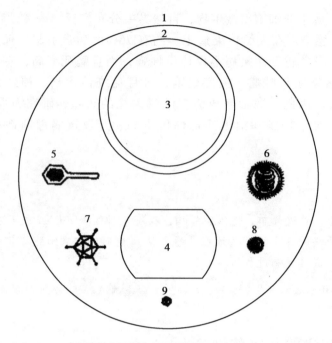

1—葡萄球菌（1 000 nm）；2—立克次体（450 nm）；3—衣原体（390 nm）；4—痘病毒（300 nm×230 nm）；

5—大肠埃希菌噬菌体（65 nm×95 nm，头部；12 nm×100 nm，尾部）；6—流感病毒（100 nm）；

7—腺病毒（70 nm）；8—乙脑病毒（40 nm）；9—脊髓灰质炎病毒（30 nm）。

图 12 -1　微生物大小的比较

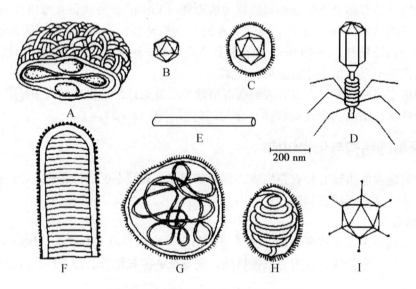

图 12 -2　病毒体的形态与结构模式图

A. 痘病毒；B. 小 RNA 病毒；C. 披膜病毒；D. 噬菌体；E. 烟草花叶病病毒；

F. 弹状病毒；G. 副黏病毒；H. 正黏病毒；I. 腺病毒

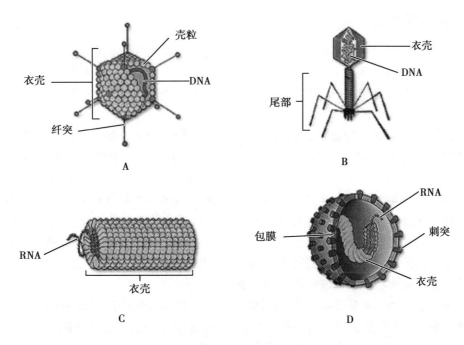

图 12 - 3　病毒颗粒的形态与结构模式图
A. 无包膜病毒（立体对称）；B. 无包膜病毒（复合对称）；
C. 无包膜病毒（螺旋对称）；D. 包膜病毒（螺旋对称）

衣壳由一定数量的壳粒组成，不同病毒体衣壳所含壳粒数目和排列方式不同，可作为病毒鉴别和分类的依据。壳粒的不同排列方式形成病毒体不同的对称型。

1. 螺旋对称型　壳粒沿着螺旋形的病毒核酸链对称排列，见于大多数杆状病毒、正黏病毒和副黏病毒，如烟草花叶病毒、流感病毒等（图 12 - 3C、D）。

2. 立体对称型　核酸浓集成球形或近似球形，外周壳粒排列成具有 20 个面、12 个顶点、30 条棱的正二十面体对称型，每个面均为等边三角形，多见于球形病毒，如脊髓灰质炎病毒、腺病毒等（图 12 - 3A）。

3. 复合对称型　某些结构复杂的病毒体，壳粒排列既有螺旋对称，又有二十面体立体对称，如噬菌体（图 12 - 3B）。

（三）包膜

有些病毒的核衣壳外还有包膜，又称囊膜。包膜中的蛋白质由病毒的基因编码产生，具有抗原特异性。包膜中还含有宿主细胞膜或核膜成分，是病毒在宿主细胞内成熟后以出芽方式向细胞外释放时获得的，主要化学成分为脂类、蛋白质及多糖。病毒表面常有突起，称为包膜子粒或刺突（图 12 - 3D）。包膜构成病毒的表面抗原，可诱发机体产生免疫应答。包膜还与病毒入侵细胞和感染性有关。包膜对干、热、酸和脂溶剂敏感，故用乙醚等脂溶剂可灭活包膜病毒。

三、病毒的增殖

病毒结构简单，缺乏完整的酶系统，只有当其核酸进入宿主细胞后，借助宿主细胞提供的原料、能量、某些酶类以及合成场所才能进行增殖。病毒的增殖是以病毒基因为模板，按一定的程序复制和合成子代病毒所需要的核酸和蛋白质，然后组装并释放子代病毒。

病毒以复制的方式进行增殖，其过程大致分为吸附、穿入、脱壳、生物合成、装配与释放五个阶段。复制周期的长短因病毒的种类、核酸类型、宿主细胞及所处环境等有所差异。

（1）吸附。吸附是指在一定条件下病毒与易感细胞接触并与其膜上的相应受体结合的过程。如流感病毒通过其包膜上的血凝素刺突与呼吸道黏膜上皮细胞表面的唾液酸受体结合，新冠病毒的 S 蛋白与易感细胞上的 ACE-2 受体结合。非易感细胞由于缺乏或失去该病毒受体，则不能实现吸附，如脊髓灰质炎病毒只感染灵长类动物，而不感染非灵长类动物，因为非灵长类动物细胞不具有该病毒的相应受体。

（2）穿入。病毒体吸附于易感细胞后穿过细胞膜进入细胞的过程称为穿入。穿入方式随病毒种类而异。无包膜病毒可直接穿过细胞膜进入胞质，或经细胞膜内陷吞入。包膜病毒大多数依赖病毒包膜与宿主细胞膜发生融合进入细胞。

（3）脱壳。病毒体进入细胞后脱去衣壳，暴露核酸的过程称为脱壳。一般紧接穿入后，或与穿入同时发生。

（4）生物合成。生物合成包括子代病毒核酸的复制与蛋白质的合成。

（5）装配与释放。病毒子代核酸和结构蛋白合成后，DNA 病毒（除痘病毒外）在宿主细胞核内装配，RNA 病毒和痘病毒在胞质内装配。包膜病毒的装配在核衣壳形成后在核膜或胞质膜上完成。如疱疹病毒在胞核内组装成核衣壳后，通过核膜进入胞质时形成内包膜，由胞质向胞外释放时再形成外包膜。

成熟病毒释放的方式依病毒不同而异。有的病毒以出芽方式释放，如流感病毒、疱疹病毒等；有的使宿主细胞破坏而释放出来，如腺病毒、脊髓灰质炎病毒；也有的通过细胞间桥或细胞融合在细胞间传播，如巨细胞病毒；有些肿瘤病毒的基因则整合到宿主细胞基因上，随宿主细胞分裂而传代。

> **提 示**
>
> 病毒增殖过程中任何环节发生障碍都可能影响病毒的增殖，抗病毒药物的作用机制即是阻断病毒增殖周期的某一阶段。所以认识病毒的增殖过程，有助于了解病毒的致病机制和研制抗病毒药物。

两种病毒感染同一细胞时，常常发生一种病毒抑制另一种病毒复制的现象，称为干扰现象。干扰现象可在同种不同型、异种、异株的病毒间发生。

四、病毒对理化因素的抵抗力

病毒受理化因素的作用而失去感染性，称为灭活。多数病毒对热敏感，室温数小时或加热 60 ℃ 30 分钟即被灭活，也有的病毒如乙型肝炎病毒需 100 ℃ 10 分钟才能灭活。绝大多数病毒耐低温，－20 ℃ 可保存数月；－70 ℃、液氮（－196 ℃）或加保护剂冷冻真空干燥后，可长期保存。但也有病毒如呼吸道合胞病毒对低温敏感。病毒对紫外线、氧化消毒剂敏感，常用次氯酸盐溶液、戊二醛等作为病毒消毒剂，过氧乙酸可用于乙型肝炎病毒的消毒。碘附和 75% 乙醇能使多数病毒灭活。包膜病毒对脂溶剂如乙醚、氯仿等敏感。大多数病毒对甘油的抵抗力比细菌强，故常用含 50% 甘油的盐水保存和运送病毒标本。现有的抗生素对病毒无抑制作用，但可以抑制待检标本中细菌的生长，有利于病毒的分离。

> **提　示**
>
> 灭活后的病毒仍保留免疫原性、红细胞吸附、血凝和细胞融合等活性。

五、病毒的遗传和变异

大多数病毒具有明显的遗传稳定性，但由于病毒结构简单，又缺乏自身独立的酶系统，因此更易受到周围环境，尤其是宿主细胞内环境的影响而发生变异。

病毒的遗传变异具有重要的生物学意义。在医学方面，病毒抗原变异可以逃逸免疫系统的监视。如流感病毒血凝素刺突的变异，使人体内已获得的血凝抗体失去作用，造成流感病毒在人群间传播，引起大规模流行；人类免疫缺陷病毒 gp120 的突变，同样可以逃逸免疫系统的监视作用。病毒的毒力变异可引起病毒毒力的下降，如脊髓灰质炎病毒在猴肾细胞中连续传代培养可获得对神经致病性降低的减毒变异株，已广泛用于脊髓灰质炎的预防并取得了良好效果。自从新型冠状病毒肺炎（COVID-19）大流行开始以来，全世界已出现了一系列新冠病毒的变异株，其中，德尔塔（Delta）变异株传染性明显增强。

六、病毒的分类

病毒的分类方法有多种。按其感染途径和与宿主的关系及临床特征分为呼吸道感染病毒、消化道感染病毒、虫媒病毒、性传播病毒、肝炎病毒、嗜神经病毒、出血热病毒、肿瘤病毒等；按病毒核酸的类型分为 DNA 病毒、RNA 病毒。

1995 年国际病毒分类委员会第一次将病毒分为三大类，即在原有的 DNA 病毒与 RNA 病毒之间新增了 DNA 和 RNA 反转录病毒类。这一新类包括原属 RNA 病毒类的反转病毒科

（HIV 属此科）和原属 DNA 病毒类的嗜肝 DNA 病毒科（HBV 属此科）。

另外，卫星病毒（Satellite virus）、类病毒（Viroids）、朊粒（Prion）是一些新的非寻常病毒。朊粒又称朊病毒，是一种传染性蛋白颗粒，对蛋白酶敏感，而对核酸酶有抵抗。研究提示朊粒不含或仅含极微量的核酸，不少学者认为朊粒不宜列入病毒范畴，其生物学地位待定。近来发现动物和人类中枢神经系统慢性进行性传染病与朊粒有关，如动物羊瘙痒病、牛海绵状脑病（疯牛病）、人类库鲁病、克雅病等。

第二节 病毒的感染与免疫

一、病毒的感染

（一）病毒的传播途径

病毒主要通过呼吸道、消化道、泌尿生殖道、眼睛等部位的黏膜以及破损的皮肤进入机体；在特定条件下，病毒可直接进入血液循环而造成感染，如输血、注射、组织器官移植和昆虫叮咬等；亦可由母亲通过胎盘或产道等途径直接传染给胎儿（表 12 - 1）。

表 12 - 1 人类病毒的感染途径

感染途径	传播方式与媒介	病毒种类
呼吸道	空气、飞沫、痰、唾液或皮屑	正黏病毒（流感病毒）、副黏病毒、小 RNA 病毒（鼻病毒）及水痘 - 带状疱疹病毒等
消化道	污染的水或食物	脊髓灰质炎病毒及其他肠道病毒、轮状病毒、HAV 及 HEV 等
眼及泌尿生殖道	接触（直接或间接）、性接触	HIV、HSV - 1、HSV - 2、CMV、HPV、腺病毒及肠道病毒 70 型等
破损皮肤	吸血昆虫、狂犬	脑炎病毒、狂犬病病毒等
血液	输血、注射、器官移植	HIV、HBV、HCV、CMV 等
胎盘或产道	宫内、产道、哺乳	风疹病毒、HIV、HBV、CMV 等

注：HAV—甲型肝炎病毒；HEV—戊型肝炎病毒；HIV—人类免疫缺陷病毒；HSV—单纯疱疹病毒；CMV—巨细胞病毒；HPV—人乳头瘤病毒；HBV—乙型肝炎病毒；HCV—丙型肝炎病毒。

流行病学上将病毒在人群中的传播方式分为水平传播和垂直传播。水平传播是指病毒在人群中不同个体之间的传播，主要通过呼吸道、消化道、皮肤黏膜、虫媒等途径侵入，造成感染。垂直传播是指存在于母体的病毒可经胎盘、产道或母乳由亲代传给子代引起感染，这在其他微生物较少见。如风疹病毒感染孕妇后，可经胎盘感染胎儿，造成胎儿畸形。乙型肝炎病毒、人类免疫缺陷病毒等也可通过垂直传播传给子代。

病毒侵入机体后，有些病毒只在入侵局部感染细胞，病毒不入血，也不向全身扩散，称为局部感染，如鼻病毒、轮状病毒等；有些病毒则从入侵部位经血液或神经系统向其他部位或全身播散，造成全身感染。经血行播散的病毒首先在入侵局部及附近淋巴结增殖后经静脉入血，形成第一次病毒血症。此时若病毒未受到中和抗体等的作用，则在肝、脾细胞内进一步增殖，再由动脉入血引起第二次病毒血症，病毒进入易感靶细胞和靶器官并引起感染，如麻疹病毒、脊髓灰质炎病毒等。

病毒在体内的播散，从细胞水平分为细胞外播散、细胞间播散和细胞核播散。细胞外播散系病毒在易感细胞内增殖、裂解细胞后，大量病毒释放于细胞外，并立即吸附进入其他易感细胞内增殖的过程，如肠道病毒；细胞间播散为病毒通过细胞间桥或细胞融合从感染细胞到另一易感细胞的过程，无胞外过程，如疱疹病毒；所谓细胞核播散，指病毒核酸整合到宿主细胞染色体上，随宿主细胞分裂而传至子代细胞的过程。胞内和核内播散的病毒不易受抗体等免疫分子的影响。

（二）病毒感染的类型

机体感染病毒后，可表现出不同的临床类型。依据有无症状，可分为隐性感染和显性感染。

1. 隐性感染　隐性感染指病毒侵入机体后无明显临床症状，又称为亚临床感染。隐性感染者不出现症状，但病毒仍可在体内增殖并排出体外，成为重要的传染源。这种隐性感染者也称为病毒携带者，在流行病学上具有重要的意义。相当一部分的隐性感染者也可获得对该病毒的免疫力。如脊髓灰质炎病毒和流行性乙型脑炎病毒的大多数感染者为隐性感染，发病率只占感染者的 0.1%。

2. 显性感染　病毒侵入机体后引起明显的临床症状，称为显性感染。显性感染按照症状出现的早晚和持续时间的长短又可分为急性感染和持续性感染。

（1）急性感染。机体感染病毒后，潜伏期短、发病急，病程数日或数周，恢复后机体内无病毒存留并获得特异性免疫，如普通感冒和流行性感冒等。

（2）持续性感染。病毒感染后可在体内持续存在数月或数年，甚至感染者终身带毒，可出现症状，亦可不出现症状。体内病毒存留时间长，感染者成为长期带毒者，可引起慢性进行性疾病，同时也是重要的传染源。持续性感染分为以下三型：① 慢性感染。经显性或隐性感染后，感染者体内持续存在病毒，并可不断排出体外，病程可达数月至数十年。患者临床症状轻微或形成无症状病毒携带者，如乙型肝炎病毒、巨细胞病毒、EB病毒等常可形成慢性感染。② 潜伏感染。某些病毒在急性感染或隐性感染后，潜伏于机体的某些细胞内，并不发病，也查不出有传染性的病毒体。以后在某些诱因下可被激活而急性发作，并可检测出病毒。如单纯疱疹病毒初次感染后可潜伏于三叉神经节细胞中，当机体免疫力降低时，潜伏的病毒可沿感觉神经到达皮肤，引起唇疱疹。③ 慢发病毒感染。又称迟发病毒感染。病毒感染后，可有很长的潜伏期，既不能分离病毒也无症状，但逐渐出现亚急性、进行性疾病，多侵犯中枢神经系统，最终可导致死亡。如麻疹病毒引起的亚急性硬化性全脑炎。此外，由朊粒引起的人克雅病、库鲁病也属于慢发病毒感染。

潜伏感染和慢发病毒感染是病毒特有的两种持续性感染类型。

病毒感染的不同类型是病毒感染在机体整体水平上的表现，其感染的过程和结局取决于病毒和机体间的相互作用。局部或全身感染、显性或隐性感染、急性或持续性感染，病毒的毒力、对组织细胞的亲嗜性、机体的遗传特性及机体的免疫力均可影响感染的类型、进程和结局。

二、病毒的致病机制

病毒感染人体后，其致病作用表现在细胞和机体两个水平上。

（一）病毒感染对宿主细胞的影响

不同种类的病毒与宿主细胞相互作用，可产生不同的结果。

1. 杀细胞感染　病毒在感染细胞内增殖，引起细胞溶解死亡的作用，称为杀细胞效应。能引起杀细胞效应的病毒称为杀细胞病毒或溶细胞型病毒，多为无包膜、杀伤性强的病毒，多数引起急性感染。由杀细胞病毒引起的感染称为杀细胞感染。

杀细胞效应过程所引起的组织学病理变化（称为细胞病变）在光学显微镜下可查见。在单层细胞培养上形成的局部病灶称为病毒空斑，可作为病毒增殖的指标之一。

杀细胞病毒的抗原成分也可插入细胞膜表面，引起抗原改变，造成细胞融合，或引起免疫性细胞损伤。

2. 稳定状态感染　有些病毒（多数为包膜病毒）在感染细胞内增殖，对细胞代谢、溶酶体膜影响不大，由于以出芽方式释放子代病毒，过程缓慢，短时间内不引起细胞溶解死亡，称为稳定状态感染。病毒的稳定状态感染常造成细胞融合和细胞膜上抗原成分的改变。稳定感染状态的细胞不断大量释放子代病毒，造成细胞膜损伤，加上机体的免疫细胞和抗体的作用，最终仍会死亡。

3. 感染细胞出现包涵体　有些病毒感染细胞后，细胞内出现一定形态学特征的、经染色后光学显微镜可见的斑块，称为病毒包涵体。其大小、数目、染色性及分布部位，因病毒不同而有差异，有助于病毒感染的诊断。如狂犬病病毒感染脑神经细胞，其胞质内可出现嗜酸性包涵体（又称内基小体）。包涵体是病毒合成的场所，也可能是病毒颗粒的堆积或是细胞对病毒感染的反应产物。

4. 细胞染色体变化或基因表达异常　有些病毒感染在一定条件下可引起宿主细胞染色体变化（如断裂、易位甚至粉碎等），这些变化与病毒的致畸、致突变甚至致癌有密切关系（如风疹病毒通过垂直感染胎儿，影响胎儿染色体，引起胎儿死亡或畸形）；也有的出现病毒基因携带，即病毒 DNA 或 RNA 的互补 DNA 整合于宿主细胞染色体上，或以质粒形式存在于细胞质中，又称整合感染。整合感染可影响宿主细胞基因组表达的调节，使细胞恶性转化为肿瘤细胞。

5. 细胞凋亡 研究证实，有些病毒（如腺病毒、HPV、HIV 等）感染细胞后可直接或由病毒编码的蛋白因子的间接作用而诱发细胞凋亡。病毒感染诱发细胞凋亡的作用引起学者关注，对其机制的了解有助于减少病毒感染对细胞的损伤。

（二）病毒感染对机体的致病作用

1. 病毒对免疫系统的直接损伤 以麻疹病毒、人类疱疹病毒 4 型、风疹病毒为代表的病毒感染机体后，可能通过直接侵犯免疫细胞而影响免疫功能，引起机体免疫应答能力降低或暂时性免疫抑制；HIV 感染机体后，对巨噬细胞和 CD4$^+$T 细胞具有极强的亲嗜性和杀伤性，使其数量大量减少，从而使机体发生不可逆的免疫功能损伤。

2. 病毒感染造成的免疫病理损伤

（1）由体液免疫造成的损伤。许多病毒（尤其是包膜病毒）感染后能诱使细胞表面出现新抗原，当特异性抗体与这些抗原结合后，激活补体并引起感染细胞的破坏（Ⅱ型超敏反应）。例如，登革病毒在体内与相应抗体在红细胞和血小板表面结合，激活补体，导致血细胞和血小板破坏，出现出血和休克综合征。有些病毒抗原与相应抗体结合形成免疫复合物，可沉积于某些组织器官的膜表面，激活补体并引起Ⅲ型超敏反应，造成局部损伤和炎症。如沉积在肾小球基底膜上可造成肾损伤（蛋白尿、血尿），沉积在关节滑膜上导致关节炎等。某些病毒如登革病毒在再次感染机体后，同体内已存在的非中和类 IgG 抗体形成复合物，通过单核/巨噬细胞表面的 Fc 受体，增强病毒对该类细胞的吸附和感染作用，并进一步造成严重的病理损伤。此即为"抗体依赖的感染增强作用"假说。

> **提 示**
>
> 感染病毒后诱生的抗体未必都对机体发挥有益的作用！

（2）由细胞免疫造成的损伤。细胞免疫在其发挥抗病毒感染的同时，特异性细胞毒 T 细胞（CTL）也对病毒感染细胞（出现新抗原）造成损伤。此外，病毒蛋白与宿主细胞蛋白之间存在共同抗原而导致自身免疫应答。

总之，在病毒感染早期，病毒所致细胞损伤、活性及毒性物质的释放能引起机体的炎症反应而产生全身症状，后期由免疫复合物、补体活化、T 细胞介导的反应和感染细胞溶解等又引起局部组织器官的炎症和严重损伤。

三、抗病毒免疫

机体的抗病毒免疫与抗菌免疫基本相同，但因病毒为细胞内寄生，还有其特殊性。

（一）固有免疫

固有免疫主要由干扰素与 NK 细胞起作用。

1. 干扰素　细胞受病毒感染或某些其他物质作用后产生的一种具有多种生物活性的蛋白质，称为干扰素（Interferon，IFN）。

干扰素种类多，主要有属于Ⅰ型的IFN-α和IFN-β及属于Ⅱ型的IFN-γ，发挥抗病毒作用的以Ⅰ型干扰素为主。基因工程生产的干扰素称为重组干扰素（Recombinant IFN，rIFN）。人的干扰素及其亚型基因都已获得克隆，并能在细菌、酵母菌或哺乳动物细胞中获得高效表达。rIFN具有与自然干扰素（Natural IFN，nIFN）相同的抗病毒、抗细胞生长和免疫调节活性，目前已用于临床防治病毒性疾病等。

细胞本身具有产生干扰素的基因。在正常情况下，其表达受控于一种抑制蛋白而处于抑制状态，不产生干扰素。当病毒或某些物质进入细胞后，能诱生一种抑制蛋白灭活因子，解除抑制蛋白对干扰素基因的控制，使干扰素基因活化、转录、翻译出干扰素蛋白。

干扰素并非直接灭活病毒，而是作用于细胞，诱生一组抗病毒蛋白（Antiviral Protein，AVP），后者能抑制病毒蛋白在细胞内的合成。细胞本身具有抗病毒蛋白的基因，正常情况下处于静止状态，当干扰素作用于细胞膜上的干扰素受体时，编码抗病毒蛋白的基因活化，继而合成抗病毒蛋白，使细胞处于抗病毒状态。抗病毒蛋白包括蛋白激酶和磷酸二酯酶等。它们主要使病毒mRNA降解或抑制病毒蛋白的合成，从而达到抗病毒作用。抗病毒蛋白只影响病毒蛋白的合成，不影响宿主细胞蛋白质的合成。在生理条件下，干扰素浓度≥10 U/mL，只需5分钟就能使细胞处于抗病毒状态。

干扰素诱导抗病毒活性具有动物种属特异性（与细胞膜干扰素受体有关），但其激活细胞产生的抗病毒蛋白没有种属特异性，因此具有广泛的抗病毒作用，但不同病毒对干扰素的敏感性有一定差异。细胞在感染病毒的同时即产生干扰素，早于特异性抗体的出现，并使细胞迅速处于抗病毒状态。因此它既能终止受感染细胞中的病毒复制，又能抑制病毒扩散。

　　2. NK 细胞　　NK 细胞具有杀伤感染病毒的靶细胞的作用。NK 细胞的杀伤作用不依赖抗体，也不受 MHC 抗原的限制，它可被干扰素活化，释放穿孔素；或者改变环核苷酸水平，影响溶酶体分泌并释放蛋白酶和中性丝氨酸蛋白酶；或影响靶细胞膜，直接破坏或融合靶细胞，发挥抗病毒作用。此外，NK 细胞在体内还可被 IL－2、某些中药（如黄芪）和某些细胞成分活化。

　　（二）适应性免疫

　　病毒感染后，能刺激机体产生特异性的体液和细胞免疫应答。体液免疫清除细胞外的病毒，细胞免疫清除细胞内的病毒。对于丙种球蛋白缺乏症（抗体缺陷）者，脊髓灰质炎病毒和人类肠道致细胞病变孤儿病毒（Enteric Cytopathic Human Orphan Virus，ECHO 病毒，又称埃可病毒）所致的中枢神经系统感染会比较严重，排毒时间长，病死率高。当细胞免疫有缺陷时，个体接种牛痘苗后常发生坏疽痘而死亡。有包膜病毒侵犯细胞后，病毒包膜抗原出现在受染细胞表面，此时感染细胞成为靶细胞，能被 T 细胞识别和攻击。靶细胞的破坏使病毒繁殖基地被清除。

　　1. 体液免疫　　受病毒感染后，机体产生特异性抗体来保护机体，包括麻疹病毒、甲肝和乙肝病毒，免疫力可维持数年。抗体能结合游离的病毒，使其失去传染性，即中和抗体。在血清和体液中，IgG 和 IgM 能中和病毒。sIgA 主要在黏膜表面起中和作用。抗体不能进入细胞内，对潜伏感染的病毒及细胞间播散的病毒无效。机体在预防病毒感染及再感染中，体液免疫起重要作用。

　　2. 细胞免疫　　细胞免疫在病毒感染中起着极为重要的作用，主要是通过特异性 CTL 与靶细胞直接接触，对病毒感染的靶细胞产生杀伤效应。Th1 细胞活化后释放 IFN－γ、TNF－α 等多种细胞因子，通过激活巨噬细胞、NK 细胞，促进 CTL 的增殖和分化，诱发炎症反应等发挥抗病毒作用。

第三节　病毒感染的微生物学检查、防治原则和治疗

一、病毒感染的微生物学检查

　　病毒感染的实验室检查和诊断包括病毒的分离、病毒抗原或核酸的检测以及特异性抗体的检测。

　　1. 标本采集与送检　　根据临床症状、病期和目的不同，采集不同标本。呼吸道感染一般采取鼻咽液或痰液，肠道感染可取粪便，脑内感染取脑脊液，病毒血症取血液。作为病毒

分离或抗原检查的标本，应在发病初期或急性期采集。

> **提 示**
>
> 标本处理与送检注意事项：标本采集应遵守无菌操作。对于本身带有杂菌的标本（如粪便、鼻咽液或痰液），应加抗生素处理并及时送检。若不能就地检验，应置于含抗生素的50%甘油缓冲溶液中保存、冷藏送检。暂不能检验的标本，应置 −70 ℃冰箱内保存。某些病毒标本，因对冷敏感，最好床边接种，不宜直接冷藏或低温运输。

对于血清学标本，应采集双份血清，即在急性期和恢复期各采集一份。

2. 病毒的分离培养与鉴定　由于病毒只能在易感的活细胞内复制增殖，因此首先要保证细胞活性及其生长条件，然后将待检标本接种到细胞中继续培养，通过观察感染指标进行鉴定。

（1）病毒的分离培养。病毒培养包括三种方法：动物接种、鸡胚接种和细胞培养。

不同细胞对病毒的易感性不一样，应进行选择。常用的细胞有人胚肾细胞、地鼠肾细胞、猴肾细胞、鸡胚细胞等原代细胞；传代细胞常用人宫颈癌细胞（Hela 细胞）、非洲绿猴肾细胞（Vero 细胞）、人喉上皮癌细胞（Hep − 2 细胞）等。

（2）病毒的鉴定。从标本中新分离到的病毒，如果能稳定传代，应及时冷冻干燥保存，同时做进一步鉴定，以确定种属和型别，包括用已知病毒抗体（最好用单克隆抗体）做血清学鉴定（如血凝抑制试验、中和试验、补体结合试验、ELISA 等），以及生物学与理化性状鉴定（如干扰试验、核酸抑制试验、耐酸耐醚试验、基因分析等）。

3. 血清学方法　病毒性疾病的诊断除了前述的病毒分离与鉴定外，还可采用已知病毒抗原测定患者体内特异性抗体。常用方法有中和试验、补体结合试验、血凝抑制试验或间接血凝试验、免疫沉淀试验和 ELISA 等。标本主要采取患者双份血清（急性期和恢复期）。当恢复期血清抗体水平超过急性期4倍以上时有诊断意义。在单份（或早期）血清中若能测出 IgM，则具有早期诊断意义。

4. 病毒感染的快速诊断　病毒分离与鉴定和传统血清学方法费时费力，不能及时做出诊断为临床防治服务，多用于回顾性诊断、流行病学调查或研究工作。随着新技术、新设备的发展，病毒感染的快速诊断方法不断问世和被采用。

（1）电镜和免疫电镜：包括固相免疫电镜的应用，如直接从小儿腹泻粪便中发现轮状病毒，从乙型肝炎患者血清中发现病毒颗粒。

（2）免疫标记法：包括放射性核素标记（放射免疫法）、免疫荧光法和免疫酶标记技术。免疫酶标记技术已成为病毒诊断的主要方法之一，并仍在发展改良之中，包括化学发光ELISA、斑点酶联免疫吸附试验、亲和素 − 生物素系统 ELISA 和 SPA − ELISA 等。

5. 分子生物学检测法　分子生物学检测法主要包括凝胶电泳技术、核酸分子杂交技术、寡核苷酸指纹图技术、聚合酶链反应等。

二、病毒感染的防治原则

到目前为止,尚无治疗病毒感染的理想药物,因此对病毒感染的预防显得格外重要。

1. 人工主动免疫 人工主动免疫预防病毒感染已取得显著成绩,如普遍接种牛痘苗已使天花从地球上绝迹。在预防病毒性疾病的人工主动免疫制剂中,常用的活疫苗除牛痘苗外还有脊髓灰质炎、麻疹、风疹、腮腺炎、黄热病等减毒活疫苗。乙型脑炎减毒活疫苗我国亦已研制成功。常用的灭活疫苗有狂犬病、乙型脑炎、流感等病毒疫苗。新冠疫苗已在全球广泛接种。

随着分子生物学技术的发展,亚单位疫苗、基因工程疫苗或核酸疫苗等已不断研制与问世。如现在我国普遍使用的乙肝疫苗就是基因工程疫苗,它是将编码 HBsAg 的基因在酵母菌、哺乳动物细胞中高效表达而制成的疫苗,可有效排除血源性疫苗中可能存在的未知感染因子。

2. 人工被动免疫 人工被动免疫主要用于麻疹、脊髓灰质炎、甲型肝炎等的紧急预防,可使接触者不出现或仅出现轻微症状。常用制剂有含特异抗体的免疫血清、胎盘球蛋白、丙种球蛋白和与细胞免疫有关的细胞因子,如转移因子、干扰素、IL－2、IL－6 等。

三、病毒感染的治疗

病毒进入细胞后造成感染,引起细胞病变。抗病毒感染的治疗主要从抑制病毒的增殖入手,理论上认为病毒增殖过程中任何一个环节均可作为抗病毒治疗的分子靶,只要能阻断病毒复制,都可成为有效的抗病毒药物。

抗病毒药物包括化学药物、干扰素和干扰素诱生剂以及中药等。

(1)化学药物一般有明确的抗病毒靶点,如达菲为神经氨酸酶抑制剂,在流感病毒从宿主细胞内释放过程中发挥拮抗作用;利巴韦林(病毒唑)则可抑制病毒 RNA 和蛋白质的合成。

(2)干扰素在同种细胞中具有广泛抗病毒活性,常用 α 干扰素来发挥抗病毒作用。不同的病毒对干扰素敏感性差异较大。高度敏感的有乙型脑炎病毒、乙型肝炎病毒等。

(3)我国的中药资源极为丰富,根据中医理论,运用中药对病毒感染进行辨证论治有较好的疗效,其机制可能为直接抗病毒或通过免疫增强或免疫调节包括诱生内源性干扰素发挥"扶正祛邪"(抗病毒)作用。实验证明不少中药如黄芪、刺五加、石斛、丹参、降香、龙胆草、丝瓜、瓜蒌皮等,能诱导机体产生干扰素;大青叶、板蓝根、满山香、山腊梅、金银花、连翘、柴胡、蟛蜞菊、紫草、香薷草、藿香、贯众、莲心、灵芝、大黄等对某些病毒有一定的抑制作用。

本章小结

病毒属于非细胞型微生物,体积微小,计量单位为纳米;形态多样,以球形为主;构造极为简单,基本结构为核衣壳,有的有包膜;由单一核酸和蛋白质组成,有包膜的还有脂质或多糖成分。

病毒以复制方式增殖，复制周期分为5个阶段：吸附、穿入、脱壳、生物合成、装配与释放。两种病毒感染同一种细胞或机体时，常常发生一种病毒抑制另一种病毒复制的现象，称为干扰现象。病毒对理化因素的抵抗力不强，总体来说耐冷不耐热，对多种理化因素敏感。

病毒感染的途径：个体间以垂直传播与水平传播方式传播，体内以细胞外播散、细胞间播散和细胞核播散的形式扩散。感染的类型包括隐性感染和显性感染，后者又分为急性感染和持续性感染（包括慢性感染、潜伏感染、慢发病毒感染），其中潜伏感染和慢发病毒感染是病毒所特有的感染类型。

病毒的致病机制包括对宿主细胞的直接杀伤和对宿主机体的免疫病理损伤。

病毒感染的实验室检查和诊断是研究病毒及其与临床医学具体结合的重要内容，包括分离病毒、病毒抗原或核酸的检测以及特异性抗体的检测。在采集和运送标本时应注意遵循一定的原则，保证实验结果的可靠性。

学习活动 12－1

案例与分析

案例： 2014年2月，埃博拉病毒引起的出血热疫情在非洲几内亚境内暴发，截至7月23日，几内亚、利比里亚和塞拉利昂报告埃博拉病毒造成的累计病例数达1 201例，其中672例死亡。其他国家和地区也有感染和死亡病例的报道。

埃博拉病毒是一种能引起人类和灵长类动物产生埃博拉出血热的烈性传染病病毒，1976年首次被发现，因其极高的致死率而被世界卫生组织列为对人类危害最严重的病毒之一。埃博拉病毒在常温下较稳定，对热有中等抵抗力，60 ℃ 30分钟方能破坏其感染性；紫外线照射2分钟可使之完全灭活；对化学消毒剂敏感，乙醚、甲醛等可以完全灭活病毒，消除其感染性。

埃博拉病毒是人畜共患病毒，目前认为其自然宿主是果蝠。感染埃博拉病毒的人和大猩猩、黑猩猩、猴子、羚羊等野生动物是其传染源。感染埃博拉病毒的人在潜伏期没有明确的传染性，发病后才会传染他人。而动物对人的影响主要来自人与动物尸体的接触。接触传播是埃博拉病毒最主要的传播途径，若不慎接触了患者或感染动物的血液、分泌物、排泄物、呕吐物以及其他体液，即有传染上该病的高度危险。迄今尚未证实通过性接触和空气传播的病例。感染潜伏期从2天到21天不等。患者最初的症状是突然发热、头痛，随后是呕吐、腹泻和肾功能障碍，最后是体内外大出血，死亡。埃博拉病毒是迄今发现的致死率最高的病毒之一，病死率超过50%，尚无有效的特异性预防和治疗办法。

问题： 面对如此可怕的烈性传染病，应如何在现有条件下做到有效的防控？

案例与分析
参考答案

自 测 练 习

一、单项选择题（请扫二维码进行在线测试）

在线自测

二、问答题

1. 简述病毒体的基本结构和化学组成。

2. 简述病毒感染的途径及其在体内扩散的方式。

3. 何为病毒的垂直传播？

4. 何为病毒的潜伏感染和慢发病毒感染？试各举一例。

（曾郁敏）

病 毒 各 论

本章知识结构导图

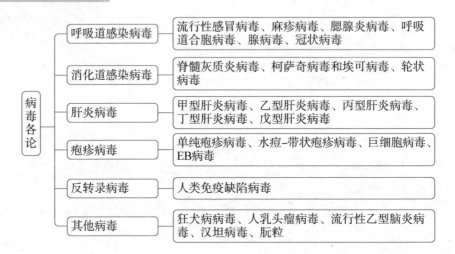

第一节　呼吸道感染病毒

呼吸道感染病毒是一大类能侵犯呼吸道、引起呼吸道局部病变或仅以呼吸道为侵入门户、主要引起呼吸道外组织器官病变的病毒或伴有全身症状的病毒的总称。呼吸道感染病毒包括正黏病毒科（Orthomyxoviridae）的流感病毒，副黏病毒科（Paramyxoviridae）的麻疹病毒、腮腺炎病毒、呼吸道合胞病毒、副流感病毒，以及其他呼吸道病毒，如腺病毒、冠状病毒、风疹病毒、鼻病毒等。

一、流行性感冒病毒

流行性感冒病毒（简称流感病毒）是流行性感冒（简称流感）的病原体，除引起人流感外，还可以引起动物感染。

（一）生物学性状

1. 形态结构　流感病毒属正黏病毒科，系 RNA 病毒。病毒体呈球形或丝状，直径 80 ~ 120 nm。病毒体的结构（图 13 - 1）主要包括核衣壳与包膜。

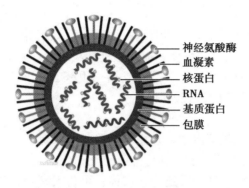

图 13 - 1　流感病毒示意图

（1）核衣壳。核酸和核蛋白缠绕组成核衣壳。核酸为单链负股 RNA，分节段，甲型、乙型流感病毒分 8 个节段，丙型分 7 个节段，每一节段为病毒的一个基因。基因组各节段在复制中易发生基因重组，导致新病毒毒株的出现。核蛋白为可溶性抗原，抗原性稳定，具有型特异性，是流感病毒分型的依据。

（2）包膜。流感病毒包膜有两层结构。内层为病毒基因编码的基质 M 蛋白，它增加了包膜的硬度和厚度，并可促进病毒装配。M 蛋白抗原性稳定，具有型特异性。外层为来自宿主细胞的脂质双层膜，甲型和乙型流感病毒包膜上面镶嵌有两种由病毒基因编码的糖蛋白刺突：血凝素（Hemagglutinin，HA）和神经氨酸酶（Neuraminidase，NA）。二者是甲型流感病毒分亚型的依据。① 血凝素。可与人呼吸道黏膜上皮细胞的黏蛋白结合而吸附，与介导病毒进入宿主细胞有关。HA 具有免疫原性，为保护性抗原，其诱导的相应抗体能抑制血凝现象与中和病毒的感染性，为保护性抗体。② 神经氨酸酶。由四个亚单位组成四聚体，呈蘑菇状，头部含有酶活性中心和四个抗原位点。酶活性作用于宿主细胞表面糖蛋白末端神经氨酸，有利于成熟病毒的释放和扩散。

2. 分型与变异

（1）分型。根据核蛋白和 M 蛋白抗原性的不同可将流感病毒分为甲、乙、丙三型；甲型又可根据 HA 和 NA 抗原性的不同，再区分为若干亚型。

（2）变异。包括抗原漂移和抗原转换。① 抗原漂移。其变异幅度小，属量变，由点突变所造成，每 2 ~ 5 年出现一个新的变异株，引起甲型流感周期性的局部中、小型流行，与人群免疫力有关。② 抗原转换。变异幅度大，属质变，导致新亚型的出现。由于人群普遍缺乏免疫力，每次新亚型出现都曾引起世界性的流感暴发流行，随后该亚型进入抗原漂移阶段，直至新亚型出现才终止流行。

> **提 示**
>
> 流感病毒经常发生抗原漂移和抗原转换，逃避机体免疫系统的防御，这是造成流感大流行的原因。

3. 培养特性　流感病毒可在鸡胚和细胞中增殖。细胞培养一般可用原代猴肾细胞。病毒在鸡胚和细胞中均不引起明显的病变，需用血凝试验判断有无流感病毒增殖。

4. 抵抗力　不耐热，对干燥、紫外线及乙醚、甲醛、乳酸等敏感。56 ℃ 30 分钟被灭活，0 ~ 4 ℃能存活数周，– 70 ℃可长期保存。

（二）致病性与免疫性

1. 传染源与传播途径　传染源主要是患者和隐性感染者，以空气飞沫传播为主，也可通过被病毒污染的物品经手间接传播。

2. 致病机制与免疫　病毒经呼吸道侵入人体，可与人呼吸道黏膜上皮细胞的黏蛋白结合。病毒包膜与细胞膜融合，在呼吸道上皮细胞内增殖，经过 1 ~ 2 天的潜伏，引起细胞空泡变性，纤毛坏死脱落，导致上呼吸道局部炎症。病毒仅在局部增殖，一般不入血。但产生内毒素样物质，引起发热、头痛、肌痛等全身中毒症状。对于少数患者，病毒还可引起下呼吸道感染，甚至导致肺炎。年老体弱、免疫力低下、心肺功能不全者和婴幼儿在感染后 5 ~ 10 天，易继发细菌性感染，特别是肺炎，常危及生命。

机体在感染流感病毒后或疫苗接种后可产生针对流感病毒血凝素的血清抗体和呼吸道黏膜的 sIgA 抗体。对同型病毒有短暂免疫力，一般维持 1 ~ 2 年。

> **提 示**
>
> 流感有别于普通感冒，流感传染性极高，可以短时间内在大范围人群中流行，且症状更加严重；普通感冒起病较急，其最重要的病原体是鼻病毒，如无并发细菌感染，病程一般为 5 ~ 7 天。

（三）微生物学检查

在流感暴发流行时，根据典型症状即可做出临床诊断。实验室检查主要用于分型、预测流行趋势和制备疫苗。检查方法包括：① 病毒分离与鉴定。取发病 3 日内患者的咽洗液或咽拭子，经抗生素处理后，接种培养细胞或鸡胚，培养后进行血凝试验。② 血清学诊断。采取患者急性期（发病 5 天内）和恢复期（2 ~ 4 周）双份血清，常用血凝抑制试验检测抗体。③ 快速诊断。应用免疫荧光染色检查对患者进行快速诊断。

（四）防治原则

预防流感除加强自身体育锻炼以增强体质外，流行期间应尽量避免人群聚集。尤其是老年人、婴幼儿和体弱多病者应根据天气变化增减衣服，尽量少去公共场所，勤洗手，注意室内通风。特异性的预防方法是接种流感疫苗。

> **提　示**
>
> 接种流感疫苗是预防流感的有效措施。接种流感疫苗可以显著降低受种者罹患流感及流感相关并发症的风险，同时还可以减少患流感后传染给他人的风险。接种流感疫苗的最佳时机是在每年的流行季节开始前。冬、春季是每年的流感流行季节，《中国流行性感冒疫苗预防接种指导意见》提出，在流感流行高峰前 1~2 个月接种流感疫苗，能更有效发挥疫苗的保护作用。9、10 月份是最佳接种时机。流感疫苗接种后，能迅速在人体内产生保护性抗体，通常 2 周内就会产生效果，保护性抗体能在人体内持续 1 年，但由于接种疫苗后人体内产生的抗体水平会随着时间的延续而下降，并且每年疫苗所含毒株成分因流行优势株不同而有所变化，所以每年都需要接种当年度的流感疫苗。

二、副黏病毒

副黏病毒与正黏病毒的生物学性状类似，其核衣壳均呈螺旋对称，为有包膜的单负链 RNA 病毒。具有以下特点：① 核酸为一条完整的单负链 RNA，不分节段，不易发生基因重组和变异。② 病毒体较正黏病毒大，直径 150~300 nm。③ 包膜刺突由大刺突和小刺突组成，不同的副黏病毒不完全相同，分别有不同的生物学作用。

（一）麻疹病毒

麻疹病毒是麻疹的病原体。麻疹是儿童时期最为常见的急性传染病，常因并发症而导致死亡。我国自 20 世纪 60 年代开始广泛应用麻疹减毒活疫苗后发病大幅度下降。

1. 生物学性状　麻疹病毒为球形或丝形，直径 120~250 nm，核心为单负链 RNA，不分节段，核衣壳呈螺旋对称，外有包膜。表面有两种刺突，即血凝素（HA）和融合因子（F 蛋白），它们的成分都是糖蛋白，分别凝集和溶解红细胞，F 蛋白还可以引起细胞与细胞的融合，形成多核巨细胞。

2. 致病性与免疫性

（1）传染源与传播途径。人是麻疹病毒的唯一自然储存宿主。急性期患者是传染源，潜伏期为 9~12 天。患者在出疹前 6 天至出疹后 3 天有传染性。通过飞沫传播，也可经用具、玩具或密切接触传播。

（2）致病机制与免疫。经呼吸道进入的病毒首先与呼吸道上皮细胞受体结合并在其中增殖，继之侵入淋巴结增殖，然后入血，形成第一次病毒血症。病毒到达全身淋巴组织大量增殖再次入血，形成第二次病毒血症。第一次病毒血症时，患儿即开始发热，继之由于病毒在结膜、鼻咽黏膜和呼吸道黏膜等处增殖而出现上呼吸道卡他症状。病毒也在真皮层内增殖，口腔两颊内侧黏膜出现中心灰白、周围红色的柯氏斑（Koplik Spot），3 天后出现特征性皮疹，一般患儿皮疹出齐 24 小时后，体温开始下降，呼吸道症状 1 周左右消退，皮疹变暗，有色素沉着。有些年幼体弱的患儿，易并发细菌性感染，如继发性支气管炎、中耳炎，尤其易患细菌性肺炎，这是麻疹患儿死亡的主要原因。

麻疹病愈后人体可获得终身免疫力，细胞免疫是痊愈的主要因素。感染后产生的抗 HA 抗体等在预防再感染中起作用。

3. 微生物学检查 典型麻疹病例无须实验室检查，根据临床症状诊断。病毒分离可采取前驱期呼吸道标本和血液标本接种原代人或猴肾细胞；亦可采取呼吸道、尿沉淀物，用免疫荧光法检查病毒抗原，观察多核巨细胞及包涵体。

4. 防治原则 接种麻疹减毒活疫苗是目前最有效的预防措施。我国采取在 8 个月婴幼儿中初次接种、7 岁时再次接种的免疫程序，免疫力可维持 10 ~ 15 年。

对接触麻疹患者的易感者，可紧急用丙种球蛋白或胎盘球蛋白进行人工被动免疫，防止发病或减轻症状。

（二）腮腺炎病毒

流行性腮腺炎是由腮腺炎病毒引起的，以腮腺肿胀、疼痛为主要症状的儿童常见病。

腮腺炎病毒呈球形，直径 100 ~ 200 nm，核酸为单负链 RNA，衣壳为螺旋对称，包膜上有血凝素、神经氨酸酶和融合因子。

人是腮腺炎病毒唯一储存宿主，病毒主要通过飞沫传播。潜伏期为 7 ~ 25 天，排毒期为发病前 6 天到发病后 1 周。病毒最初于鼻或呼吸道上皮细胞中增殖，入血引起病毒血症，并扩散至唾液腺及其他器官。病毒可扩散至其他腺体如胰腺、睾丸或卵巢，引发炎症，严重者可并发脑炎。患者表现为软弱无力及食欲减退等，前驱期过后，接着出现腮腺肿大，并伴有疼痛及低热，整个病程持续 7 ~ 12 天。病后可获得持久免疫，6 个月以内婴儿的免疫可从母体获得。

对典型病例很容易做出诊断，但不典型病例需做病毒分离或血清学诊断，也可采用 RT – PCR 或核酸序列测定方法进行实验室诊断。

预防腮腺炎应隔离患者，减少传播机会。腮腺炎减毒活疫苗能够有效预防腮腺炎，诱生的抗体可长期维持。

（三）呼吸道合胞病毒

呼吸道合胞病毒简称合胞病毒，它是 6 个月以下婴儿患细支气管炎和肺炎等下呼吸道感染的主要病原微生物；对较大儿童和成人可引起鼻炎、感冒等上呼吸道感染。

病毒为球形，直径 120 ~ 200 nm，基因组为线性、不分节段的单负链 RNA。病毒体有包膜，膜上有刺突，无血凝素、神经氨酸酶和融合因子。一般认为合胞病毒只有一个血清型。病毒抵抗力较弱。合胞病毒感染多流行于冬季和早春，经飞沫传播，也能经污染的手和物体表面传播。传染性较强，也是医院内交叉感染的主要病原之一。

合胞病毒开始于鼻咽上皮细胞中增殖，进而扩散至下呼吸道，但不形成病毒血症。对呼吸道纤毛上皮细胞的破坏轻微，但对于 2 ~ 6 个月的婴儿能引起严重呼吸道疾病，如细支气管炎和肺炎。

合胞病毒所致疾病在临床上与其他病毒和细菌所致类似疾病难以区别，因此需要进行病毒分离和抗体检查。快速诊断常用免疫荧光、免疫酶标、放射免疫等技术检查咽脱落上皮细胞内有无抗原。目前尚无特异的治疗药物和有效的预防疫苗。

三、其他呼吸道病毒

（一）腺病毒

腺病毒是一群分布广泛，在眼、呼吸道、胃肠道和尿道等部位增殖并引起疾病的病原体，为无包膜的双链 DNA 病毒。衣壳由 252 个壳粒组成，其顶角的壳粒为五邻体，五邻体上各有一条长度为 10 ~ 30 nm 纤突，其余 240 个为非顶角壳粒，为六邻体。六邻体、五邻体和纤突构成腺病毒的主要抗原，在病毒检测和疾病诊断中具有重要意义。

腺病毒主要经呼吸道和眼结膜引起感染，主要感染儿童和免疫力低的人群，引起急性咽炎、肺炎、流行性角膜结膜炎、胃肠炎等。感染后在咽部和眼结膜易感细胞中增殖，可在感染细胞中增殖，也可进入血液形成病毒血症，随血液扩散而波及多个器官及皮肤，或可通过胃进入肠道，并随粪便排出。

人体感染腺病毒后可获得对同型病毒的持久免疫力。机体产生的中和抗体对再感染有保护作用。目前对腺病毒感染的治疗仍无有效药物。流行期间，应加强游泳池和浴池水的消毒，禁用公共毛巾与脸盆。

（二）冠状病毒

冠状病毒属于冠状病毒科，分为 α、β、γ 及 δ 四个属，因在电子显微镜下可见如日冕般外围的冠状而得名。冠状病毒科与人和动物的许多疾病有关，冠状病毒感染分布在全世界多个地区，引起人类的主要传染病有严重急性呼吸综合征（SARS）、中东呼吸综合征（MERS）和 2019 新型冠状病毒肺炎（COVID – 19）。

冠状病毒粒子呈不规则形状，直径 60 ~ 220 nm，呈球形或椭圆形，具有多形性。病毒有包膜，膜表面有三种糖蛋白：刺突蛋白（Spike Protein，S）、小包膜蛋白（Envelope Protein，E）和膜蛋白（Membrane Protein，M），S 蛋白是受体结合蛋白，在病毒与宿主细胞表面受体结合及膜融合过程中起关键作用。不同的冠状病毒的刺突有明显的差异。冠状病毒的核酸是 RNA 病毒中最长的 RNA 核酸链，冠状病毒的 RNA 和 RNA 之间重组率非常高，病毒不断变异。这类病毒具有呼吸道、胃肠道和神经系统的嗜性。

提 示

引起 2019 新型冠状病毒肺炎（COVID – 19）的新型冠状病毒（2019 – nCoV，以下简称新冠病毒）属于 β 属冠状病毒，对紫外线和热敏感，乙醚、75% 乙醇、含氯消毒剂、过氧乙酸和氯仿等脂溶剂均可有效灭活病毒。人群普遍易感。基于目前的流行病学调查和研究结果，COVID – 19 潜伏期为 1 ~ 14 天，多为 3 ~ 7 天；发病前 1 ~ 2 天和发病初期的传染性相对较强；传染源主要是 COVID – 19 确诊病例和无症状感染者；主要传播途径为经呼吸道飞沫和密切接触传播，接触病毒污染的物品也可造成感染，在相对封闭的环境中暴露于高浓度气溶胶情况下存在经气溶胶传播可能；由于在粪便、尿液中可分离到新冠病毒，应当注意其对环境污染可能造成接触传播或气溶胶传播。COVID – 19 主要的临床表现为发热、咳嗽和乏力，偶有鼻塞、流涕、咽痛和腹泻等不适；部分患者出现重症肺炎、急性呼吸窘迫综合征、感染性休克和多器官衰竭等。新冠病毒在流行过程中基因组不断发生变异，目前研究提示部分变异病毒传播力增高，但其潜在致病力和对疫苗效果的影响有待进一步研究。

第二节　消化道感染病毒

消化道感染病毒是指主要经消化道传播疾病的病毒，包括肠道病毒（脊髓灰质炎病毒、柯萨奇病毒、埃可病毒和新肠道病毒等）和急性胃肠炎病毒（轮状病毒、杯状病毒、星形病毒和肠道腺病毒等）。

一、肠道病毒

人类肠道病毒的共同特征有：① 主要经粪－口途径传播，临床表现多样化。② 病毒体呈球形，衣壳为二十面体立体对称结构，无包膜。③ 基因组为单股正链 RNA，核酸具有感染性。④ 耐乙醚，耐酸，56 ℃ 30 分钟可被灭活，对紫外线、干燥敏感；在污水或粪便中可存活数月。

（一）脊髓灰质炎病毒

脊髓灰质炎病毒是引起脊髓灰质炎的病原体。人感染该病毒后大多无症状，常为亚临床感染。只有约 0.1% 的感染者因病毒侵犯中枢神经系统，破坏脊髓前角运动神经元，导致松弛性肢体麻痹。该病多见于儿童，故又称小儿麻痹症。1965 年由我国著名病毒学家顾方舟研制的脊髓灰质炎疫苗向全国推广以来，脊髓灰质炎的年平均发病率从 1949 年的 4.016/10 万，下降到 1993 年的 0.046/10 万，使数十万儿童免于致残。2000 年，世界卫生组织宣布中国为无脊灰状态。

1. 生物学性状　脊髓灰质炎病毒呈球形，直径 27～30 nm，核衣壳为二十面体立体对称，无包膜。病毒衣壳蛋白包括 4 种蛋白：VP1、VP2、VP3 和 VP4。其中：VP1、VP2 和 VP3，位于壳粒表面，具有抗原性，是中和抗原，也是病毒分型的依据，VP1 还与病毒吸附有关；VP4 在衣壳内部，与病毒基因组脱壳穿入和抑制宿主细胞蛋白合成有关。脊髓灰质炎病毒有 3 个血清型，均可刺激机体产生中和抗体。病毒对外界环境的抵抗力较强，在污水和粪便中可存活数月。

2. 致病性与免疫性

（1）传染源与传播途径。人是自然界唯一的宿主。脊髓灰质炎的传染源为患者和隐性感染者，经粪－口途径传播。

（2）致病机制与免疫。脊髓灰质炎病毒潜伏期为 7～14 天。病毒经口进入胃肠道后，先在口咽部和肠道集合淋巴结中增殖，入血形成第一次病毒血症，进而扩散至易感的网状内皮组织，病毒大量增殖，再次进入血液形成第二次病毒血症，患者全身症状加重。若机体免疫力强，则中枢神经系统不受侵犯；若机体免疫力弱，则侵犯神经系统，在脊髓前角运动神经元细胞内增殖，引起细胞病变、坏死。轻者引起暂时性肢体麻痹，以下肢多见；重者出现迟缓性麻痹，甚至发生延髓麻痹，导致呼吸衰竭或循环衰竭而死亡。

病毒感染机体后不久产生特异性抗体，并可持续多年。sIgA 可阻止病毒在口咽部、肠道内的吸附，血清中和抗体（IgM 或 IgG）可阻止病毒的播散。感染后对同型病毒有较牢固的免疫力。

3. 微生物学检查

（1）核酸检测。应用 RNA 探针进行核酸杂交试验及 RT－PCR 等方法检测病毒的 RNA，可做出快速诊断。

（2）血清学检测。取患者急性期和恢复期双份血清做中和试验，若后者抗体高 4 倍以上或急性期抗体阴性而恢复期阳性则有诊断意义。

4. 防治原则　在流行期间，及时隔离患者，消毒排泄物，加强饮食卫生管理，保护水源，与患者密切接触的易感者注射丙种球蛋白做紧急被动免疫，可阻止发病或减轻症状。

> **提　示**
>
> 　　脊髓灰质炎减毒活疫苗糖丸是白色固体糖丸。基础免疫为3次，首次免疫从2月龄开始，连续口服3次，每次间隔4~6周，4岁再加强免疫1次，每次人用剂量1粒。其他年龄组在需要时也可以服用。该疫苗只供口服，禁止注射。该疫苗系活疫苗，应直接含服或用凉开水溶化后服用，切勿用热水送服。

（二）柯萨奇病毒和埃可病毒

柯萨奇病毒和埃可病毒能引起人类多种疾病，如心肌炎、心包炎、手足口病、脑膜脑炎和疱疹性咽峡炎等。柯萨奇病毒和埃可病毒的形态结构、理化性状、复制方式、致病性和流行病学等都类似于脊髓灰质炎病毒。

手足口病主要由A组柯萨奇病毒16型（CVA16）和肠道病毒71型（ED71）引起。2008年5月开始，我国已将手足口病纳入国家丙类法定传染病。传染源为患者和隐性感染者。主要是通过密切接触感染者的粪便、口腔分泌物、皮肤疱疹液中的病毒，经粪－口途径或呼吸道感染。该病多发生于5岁以下小儿，表现为手足皮肤和口舌水疱性损伤，可伴有发热，夏秋季易发。

人体感染柯萨奇病毒和埃可病毒后可产生特异性中和抗体，对同型病毒有持久免疫力。

血清学检查可应用免疫荧光检测细胞中的抗原，或ELISA检测抗体。也可应用RT－PCR法检测其特异性核酸片段。目前尚无预防和治疗柯萨奇病毒、埃可病毒感染的疫苗和药物。

二、轮状病毒

轮状病毒是1973年发现的，是引起婴幼儿及动物胃肠炎的最重要的病原体，迄今可分为7个组（A~G）。

（一）生物学性状

病毒颗粒呈球形，双层衣壳，基因组为线形、11个节段的双链RNA，无包膜。轮状病毒抵抗力强，在粪便中存活数天到数周。

（二）致病性与免疫性

（1）传染源与传播途径。A组轮状病毒是世界范围内婴幼儿急性腹泻的最重要的病原体。临床显性感染多见于6个月至2岁儿童，以粪－口途径传播为主，潜伏期为1~4天。B组轮状病毒是引起成人腹泻的病原体，通过污染的水源经粪－口途径传播。

（2）致病机制与免疫。A组轮状病毒典型症状为发热、呕吐、腹泻、腹痛，最终导致脱水。机体受轮状病毒感染后，病毒在小肠黏膜绒毛细胞的胞质中增殖，影响水和电解质的吸收，从而引起腹泻。损伤的细胞脱落至肠腔，释放大量病毒。B组轮状病毒主要感染15~45岁的青壮年。潜伏期为2天左右，病程2.5~6天。临床症状为恶心、呕吐、黄水样腹泻、腹胀，病死率低，常为自限性，可完全恢复。

病后机体很快产生 IgM、IgA、IgG，起主要保护作用的抗体是肠道局部 sIgA。由于抗体只对同型病毒具有中和保护作用，且婴幼儿 6 个月到 2 岁时 sIgA 含量较低，故预后易重复感染。

（三）微生物学检查

轮状病毒因其特殊形态以及粪便中含病毒颗粒数量大的特点，取粪便直接在电子显微镜下检查病毒颗粒，或用 ELISA 试剂盒检测轮状病毒的抗原，方法简便、灵敏、快速。

（四）防治原则

控制传染源，切断传播途径，严密消毒可能污染的物品。儿童受轮状病毒感染后常因腹泻和呕吐造成脱水和电解质紊乱，因此需要及时补液、纠正酸中毒，以减少病死率。

第三节　肝炎病毒

肝炎病毒是引起病毒性肝炎的病原体，目前公认的人类肝炎病毒至少有 5 种型别，包括甲型肝炎病毒（Hepatitis A Virus，HAV）、乙型肝炎病毒（Hepatitis B Virus，HBV）、丙型肝炎病毒（Hepatitis C Virus，HCV）、丁型肝炎病毒（Hepatitis D Virus，HDV）及戊型肝炎病毒（Hepatitis E Virus，HEV）。其中甲型肝炎病毒与戊型肝炎病毒由消化道传播，引起急性肝炎，不转为慢性肝炎或慢性携带者。乙型与丙型肝炎病毒均由输血、血制品或注射器污染而传播，除引起急性肝炎外，也可致慢性肝炎，并与肝硬化及肝癌相关。丁型肝炎病毒为一种缺陷病毒，必须在乙型肝炎病毒等辅助下方能复制，故其传播途径与乙型肝炎病毒相同。

一、甲型肝炎病毒

（一）生物学性状

甲型肝炎病毒（HAV）属小 RNA 病毒科，形态、大小与肠道病毒相似，直径约为 27 nm，呈球形，二十面体立体对称，无包膜。HAV 的核酸为单正链 RNA，衣壳蛋白有抗原性（HAV Ag），可诱生抗体。HAV 抵抗力强，对乙醚、酸、热有较强的抵抗力。

（二）致病性与免疫性

1. 传染源与传播途径　HAV 主要通过粪－口途径传播，传染源多为患者。HAV 随患者粪便排出体外，通过污染水源、食物、海产品（毛蚶等）、食具等传播而造成散发性流行或大流行。甲型肝炎的潜伏期为 15 ~ 50 天。发病 2 周后开始，随着肠道中抗 HAV IgA 及血清中抗 HAV IgM/IgG 产生，粪便不再排毒。由于 HAV 比肠道病毒更耐热、耐氯化物的消毒作用，故可在污染的废水、海水及食品中存活数月或更久。

2. 致病机制与免疫　HAV 主要侵犯儿童和青年，且多为隐性感染。显性与隐性感染均可使机体产生抗 HAV 抗体（IgM 和 IgG）。HAV 经口侵入人体，早期在口咽部或唾液腺中增殖，随后在肠黏膜局部淋巴结中大量增殖，并侵入血液形成病毒血症，最终侵犯靶器官肝脏。除了病毒的直接作用外，机体的免疫应答也对肝细胞的损伤起一定的作用。

显性感染或隐性感染后，机体均可产生抗 HAV 的 IgM 和 IgG 抗体。前者在急性期和恢复早期出现；后者在恢复后期出现，并可维持多年，对病毒的再感染有免疫力。甲型肝炎的预后较好。

（三）微生物学检查

（1）血清学检查：常用放射免疫法和 ELISA 检测血清中抗体，抗 HAV IgM 可作为 HAV 早期感染的指标，有助于早期诊断。

（2）病原学检查：主要检测粪便标本中的 HAV – RNA、HAV 抗原，免疫电镜检测 HAV 颗粒。

（四）防治原则

预防甲型肝炎主要是加强卫生宣传和饮食业卫生管理，管理好粪便，保护水源。对患者排泄物、食具、床单和衣物等应该认真消毒处理。人工主动免疫可接种甲型肝炎减毒活疫苗。人工被动免疫可注射丙种球蛋白。

二、乙型肝炎病毒

乙型肝炎病毒（HBV）是乙型肝炎的病原体。主要经输血、注射、性行为和母婴途径传播。起病徐缓，部分患者可转为慢性，少数还可导致肝硬化和肝癌。

（一）生物学性状

1. 形态结构　HBV 电子显微镜下有 3 种形态，即大球形颗粒、小球形颗粒和管形颗粒。

（1）大球形颗粒：又称 Dane 颗粒，是完整的 HBV，具有传染性，球形、直径为 42 nm。具有双层衣壳结构，外层相当于病毒的包膜，厚 7 nm，由脂质双层与蛋白质组成。脂质双层内含有乙型肝炎病毒表面抗原（HBsAg）、前 S1（PreS1）抗原和前 S2（PreS2）抗原。内层相当于核衣壳，二十面体立体对称，含有乙型肝炎病毒核心抗原（Hepatitis B Core Antigen，HBcAg）。Dane 颗粒中心部含有 HBV 的 DNA 和 DNA 多聚酶。

（2）小球形颗粒：直径为 22 nm，成分主要为 HBsAg，不含 HBV DNA 和 DNA 多聚酶，可大量存在于血液中。

（3）管形颗粒：直径为 22 nm，长度为 50~700 nm，由小球形颗粒连接而成。小球形颗粒和管形颗粒均不是完整的 HBV 颗粒，而是由 HBV 在感染的肝细胞内增殖时合成的过剩病毒衣壳形成，因此无感染性。

2. 抗原组成

（1）HBsAg。HBsAg 是 HBV 感染的主要标志。HBsAg 具有抗原性，可引起机体产生保护性的特异性 HBs 抗体，抵抗 HBV 的再感染，也是制备疫苗的最主要成分。

（2）HBcAg。HBcAg 存在于 Dane 颗粒的核心，为内衣壳成分，其外被 HBsAg 所覆盖，故不易在血液中检出。HBcAg 的抗原性强，能刺激机体产生 HBc 抗体。抗 HBc IgM 出现在感染早期，抗 HBc IgG 在血中持续时间较长，均为非保护性抗体。HBcAg 可在感染的肝细胞表面表达，能被杀伤性 T 细胞识别并清除。

（3）乙型肝炎 e 抗原（Hepatitis B e Antigen，HBeAg）。HBeAg 为可溶性抗原，游离于血清中，与病毒 DNA 及 DNA 多聚酶平行消长，故可作为 HBV 复制及具有强感染性的一个指标。HBeAg 可刺激机体产生乙型肝炎病毒 e 抗体，其能与受染肝细胞表面的 HBeAg 结合，通过补体介导破坏受染的肝细胞，故对 HBV 感染有一定的保护作用。

3. 抵抗力　HBV 对外界环境的抵抗力较强，对低温、干燥、紫外线均有耐受性。不被 70%乙醇灭活，因此这一常用的消毒方法并不能用于 HBV 的消毒。高压灭菌法、100 ℃加热 10 分钟和环氧乙烷等均可灭活 HBV。

（二）致病性与免疫性

1. 传染源与传播途径　HBV 的主要传染源是患者和无症状 HBV 携带者。HBV 携带者 因无症状，不易被察觉，其作为传染源的危害性比患者更严重。乙型肝炎的潜伏期较长， 30～160 天。不论是在潜伏期、急性期还是慢性活动初期，患者血清都有传染性。HBV 传染 性很强，传播途径多样，有血液、血制品传播，性传播和母婴传播，院内污染的器械（如 牙科、妇产科器械）亦可致医院内传播。围生期感染，即分娩经产道时，婴儿可受母体的 病毒感染。哺乳也是传播 HBV 的途径。有些婴儿在母体子宫内已被感染，表现为出生时呈 HBsAg 阳性。

2. 致病机制与免疫　乙型肝炎的临床表现呈多样性，如无症状携带者、急性肝炎、慢 性肝炎和重症肝炎等。病毒不仅存在于肝内，也存在于脾脏和血细胞等。病毒在体内的增 殖，除对肝细胞有直接损害作用外，还可引起机体免疫病理损害。

（1）病毒致机体免疫应答低下。感染 HBV 后，诱导干扰素产生能力下降，且使靶细胞 的 HLA I 类抗原表达低下。因杀伤性 T 细胞（CTL）破坏受染细胞时需有 HLA I 类抗原的 参与，如靶细胞 HLA I 抗原表达低下，则 CTL 作用减弱。此外，感染 HBV 后机体 IL-2 产 生减少，这与 HBV 可在淋巴细胞中存在有关。幼龄期，个体感染 HBV 后，因免疫系统尚未 发育成熟，可对病毒形成免疫耐受，从而不出现或仅出现低度的抗病毒免疫，病毒可长期存 在于体内。

（2）病毒发生变异。HBV 的 Pre C 基因可发生变异，转译出的 HBeAg 不能被检出，从而 出现免疫逃逸现象，逃避机体的免疫清除作用，在 HBV 感染的慢性化过程中具有一定意义。

（3）细胞介导的免疫病理损伤。HBV 在肝细胞内增殖可使细胞膜表面表达 HBsAg、 HBeAg 或 HBcAg，病毒抗原致敏的 T 细胞对胞膜表面带有病毒抗原的靶细胞可通过杀伤效 应以清除病毒。这种由 CTL 介导的效应有双重性：既清除病毒，也造成肝细胞的损伤。

提　示

细胞免疫应答的强弱与临床过程的轻重及转归有密切关系。当病毒感染波及的肝细 胞数量不多、免疫应答处于正常范围时，特异的 CTL 可摧毁病毒感染的细胞，释放至细 胞外的 HBV 则可被抗体中和而清除，临床表现为急性肝炎，并可较快恢复痊愈。若受染 的肝细胞数量较多，机体的细胞免疫应答超过正常范围，引起大量细胞迅速坏死、肝功 能衰竭时，可表现为重症肝炎。当机体免疫功能低下，病毒在感染细胞内复制，受到 CTL 的部分杀伤作用，病毒仍可不断释放，又无有效的抗体中和病毒时，病毒则持续存 在并再感染其他肝细胞，造成慢性肝炎。慢性肝炎造成的肝病变又可促进成纤维细胞增 生，引起肝硬化。

（4）免疫复合物引起的病理损伤。在部分乙型肝炎患者的血液循环中，常可检出 HB-sAg 及抗 HBs 的免疫复合物。免疫复合物可沉积于肾小球基底膜、关节滑囊膜等，激活补体，导致Ⅲ型超敏反应，故患者可伴有肾小球肾炎、关节炎等肝外损害。免疫复合物大量沉积于肝内，可使肝毛细管栓塞，并可诱导产生肿瘤坏死因子（TNF）导致急性重型肝炎，临床表现为重症肝炎。

（5）自身免疫反应引起的病理损害。HBV 感染肝细胞后，细胞膜上除有病毒特异性抗原外，还会引起肝细胞表面自身抗原发生改变，暴露出肝特异性脂蛋白抗原。脂蛋白抗原可作为自身抗原诱导机体产生针对肝细胞组分的自身免疫反应，通过自然杀伤作用或释放淋巴因子的直接或间接作用，损害肝细胞。自身免疫反应引起的慢性肝炎患者的血清中，常可测其抗体或抗核抗体、抗平滑肌抗体等自身抗体。

（三）微生物学检查

1. HBV 抗原、抗体检测　目前主要用血清学方法检测 HBsAg、抗 HBs、HBeAg、抗 HBe 及抗 HBc（俗称"两对半"），抗 Pre S1 或抗 Pre S2 的检测不常用。HBcAg 仅存在于肝细胞内，也不用于常规检查。HBsAg 的检测最为重要，可发现无症状携带者，是献血人员筛选的必检指标。

2. HBV 抗原、抗体检测结果的临床分析　HBV 抗原、抗体的血清学标志与临床关系较为复杂，必须对几项指标同时进行分析，以有助于临床判断（表 13 - 1）。

表 13 - 1　HBV 抗原、抗体检测结果的临床分析

HBsAg	HBeAg	抗 HBs	抗 HBe	抗 HBc	结 果 分 析
+	−	−	−	−	HBV 感染或无症状携带者
+	+	−	−	−	急性或慢性乙型肝炎，或无症状携带者
+	+	−	−	+	急性或慢性乙型肝炎（传染性强）或无症状携带者
+	−	−	+	+	急性感染趋向恢复
−	−	+	+	+	既往感染恢复期
−	−	+	+	−	既往感染恢复期
−	−	−	−	+	既往感染或"窗口期"
−	−	+	−	−	既往感染或接种过疫苗

注：+代表检出，−代表未检出。

（四）防治原则

预防乙型肝炎要采取切断传播途径为主的综合措施。加强对供血人员的筛选，以降低输血后乙型肝炎的发生率。患者的血液、分泌物和排泄物，用过的食具、药杯、衣物以及注射器和针头等，做好消毒灭菌工作。提倡使用一次性注射器具。对高危人群应采取如下特异性预防措施。

1. 主动免疫　注射乙肝疫苗是最有效的预防方法。第一代疫苗为乙肝 HBsAg 血源疫苗，新生儿应用这种疫苗免疫 3 次（0、1、6 个月），可获得 90% 以上的抗 HBs 阳性率。第二代为基因工程疫苗，其优点是可以大量制备且排除了血源疫苗中可能存在的未知病毒感染。第三代为 HBsAg 多肽疫苗或 HBV DNA 核酸疫苗，尚在研究中。

2. 被动免疫　乙肝免疫球蛋白（Hepatitis B Immunoglobulin，HBIg）由含高效价抗 HBs 人血清提纯而成，可用于紧急预防。主要用于以下情况：① 医务人员等皮肤损伤被乙型肝炎患者血液污染伤口者；② 母亲为 HBsAg、HBeAg 阳性的新生儿；③ 发现误用 HBsAg 阳性的血液或血制品者；④ HBsAg、HBeAg 阳性者的性伴侣。先注射用 HBIg，间隔 1～2 周后再全程接种乙肝疫苗对新生儿做被动－主动免疫，可提高阻断母婴传播率。

提　示

医护人员由于皮肤破损或者被污染的注射器刺破皮肤而不慎感染，或接触到乙肝患者血液及其体液后感染，须做好乙肝暴露后的紧急处理。用肥皂液和流水清洗污染的皮肤，用生理盐水冲洗黏膜。如有伤口，应当在伤口旁端轻轻挤压，尽可能挤出损伤处的血液，再用肥皂液和流水进行冲洗，禁止进行伤口局部挤压。受伤部位冲洗后，使用 75% 酒精或者 0.5% 碘酊消毒，并包扎伤口。尽早注射乙肝免疫球蛋白提供暂时性的被动保护。可同时肌内注射乙肝疫苗。

三、丙型肝炎病毒

丙型肝炎病毒（HCV）是丙型肝炎的病原体。其临床和流行病学特点类似乙型肝炎，但症状较轻，演变为慢性者多见，部分患者可发展为肝硬化或肝癌。

（一）生物学性状

HCV 是一类具有包膜结构的单正链 RNA 病毒。病毒体呈球形，大小为 40～60 nm。由 9 个基因区组成，其中 E1、E2/NS1 区基因容易发生变异，导致包膜蛋白的抗原性改变而不被原有的抗体识别，使病毒得以持续存在，这是 HCV 易引起慢性丙型肝炎的原因之一。

（二）致病性与免疫性

1. 传染源与传播途径　丙型肝炎主要经血或血制品传播，目前占输血后肝炎的 80%～90%。多数丙型肝炎患者可不出现症状，发病时已呈慢性过程。

2. 致病机制与免疫　慢性肝炎的表现亦轻重不等，约 20% 可发展为肝硬化。HCV 感染过程中，单核细胞的吞噬功能及 CTL 在细胞免疫应答中起着重要免疫防御作用。HCV 感染后，抗 HCV IgG 出现较迟，一般于病后 2～4 个月才呈阳性，由于持续时间长，可作为慢性丙型肝炎的标志。急性丙型肝炎患者抗 HCV IgM 出现较早，在出现症状后 1～4 周便可检出，其检出率可达 85%。IgM 由于持续时间短（平均 18 周），可作为早期诊断的指标之一。

抗 HCV 抗体对同一毒株攻击有一定免疫力，但对 HCV 变异株的感染则无保护作用。在免疫力低下人群中，HBV 和 HCV 可同时感染，常导致疾病加重。

应用免疫组化染色证实，病毒除存在于肝细胞中，在肝外（如淋巴细胞）亦存在。肝穿刺病理学检查可见肝内淋巴细胞浸润及肝细胞坏死，部分丙型肝炎患者可出现肾小球肾炎，提示 HCV 的抗原可形成免疫复合物沉积于肾小球基底膜。HCV 是引起输血后慢性肝炎及肝硬化的主要原因之一。

（三）微生物学检查

1. 检查病毒 RNA　因 HCV 在血液中含量很少，故需用敏感的检测方法。目前常用 PCR - 荧光法检测 HCV RNA，此法不但可以定性，亦可定量检测。

2. 检查抗体　以核心区蛋白与 NS3、NS4 及 NS5 区蛋白为抗原，用酶联免疫法检测抗体，可快速筛查献血人员并可用于诊断丙型肝炎患者。抗 HCV 阳性者表示已被 HCV 感染，不可献血。

（四）防治原则

丙型肝炎的预防主要通过严格筛选献血人员和加强血制品的管理来降低输血后丙型肝炎的发病率。

四、丁型肝炎病毒

丁型肝炎病毒（HDV）是一种缺陷病毒，必须在 HBV 或其他嗜肝 DNA 病毒辅助下才能复制。

（一）生物学性状

HDV 为球形，直径 35～37 nm，基因组为一单负链环状 RNA。HDV 是缺陷病毒，必须随 HBV 等共同增殖，因此抑制 HBV，则 HDV 亦不能复制。

（二）致病性与免疫性

1. 传染源与传播途径　HDV 传播途径与 HBV 相似，主要经输血或注射传播。与 HBV 相比，HDV 母婴垂直传播少见，而性传播相对重要。

2. 致病机制与免疫　急性丁型肝炎有两种感染方式：一是联合感染，即同时发生急性乙型肝炎和急性丁型肝炎；二是重叠感染，即慢性 HBV 携带者发生急性 HDV 感染。

在 HDV 感染早期，丁型肝炎抗原（Hepatitis D Antigen，HDAg）主要存在于肝细胞核内，随后出现 HDV 抗原血症。HDAg 刺激机体产生特异性抗体，早期为 IgM，随后是 IgG。HDV 感染常可导致 HBV 感染者的症状加重与病情恶化，特别在重叠感染时可导致急性重型肝炎。故在发生重症肝炎时，应注意有无 HBV 伴 HDV 的共同感染。

HDV 致病作用主要是病毒对肝细胞的直接损伤，肝脏损伤程度与 HDV RNA 呈正相关。

（三）微生物学检查

一般可用免疫荧光法、放射免疫分析或 ELISA 检测肝组织或血清中的 HDAg，也可用血清斑点杂交法或 PCR 检测 HDV 基因组进行诊断。血清中 HBsAg 可于急性 HDV 感染早期被检出，但阳性率低。抗 HDV IgM 于第 4～5 周检出率高，有早期诊断意义。慢性丁型肝炎时，HDV 抗体水平持续增高。

（四）防治原则

HDV 与 HBV 有相同的传播途径，预防 HBV 的措施同样适用于预防 HDV，要严格筛选献血人员和血制品，防止注射或其他操作的医源性传染，开展卫生宣传教育，避免性传播。注射乙肝疫苗可预防 HDV 感染。

五、戊型肝炎病毒

戊型肝炎病毒（HEV）称为经消化道传播的非甲非乙型肝炎病毒，是戊型肝炎的病原体。

（一）生物学性状

HEV 为单股正链 RNA 病毒。病毒体呈球状，无包膜，平均直径 32～34 nm，表面有突起和缺刻，形如杯状。HEV 不稳定，对高盐、氯化铯、氯仿敏感。

（二）致病性与免疫性

1. 传染源与传播途径　HEV 主要经粪－口途径传播，潜伏期为 10～60 天，平均为 40 天。潜伏期末和急性期初患者的粪便排毒量最大，传染性最强，是主要传染源。病毒经胃肠道进入血液，在肝内复制，经肝细胞释放到血液和胆汁中，然后经粪便排出体外，污染水源、食物和周围环境而发生传播。

2. 致病机制与免疫　人感染后可表现为临床型和亚临床型（成人中多见临床型，儿童则多为亚临床型）。临床型表现为急性戊型肝炎（包括黄疸型和无黄疸型）、重症肝炎以及胆汁淤积性肝炎。多数患者于病后 6 周即好转痊愈，不发展为慢性肝炎。戊型肝炎的病死率较高，尤以孕妇感染后病情严重，常发生流产或死胎，病死率达 10%～20%。

HEV 通过对肝细胞的直接损伤和免疫病理作用，引起肝细胞的炎症或坏死。病后有一定免疫力，体内可产生保护性中和抗体，但免疫力持续时间较短。

（三）微生物学检查

目前戊型肝炎常规的实验室诊断技术是 EIASA，检测患者血清中抗 HEV IgM 和（或）IgG 抗体，可作为急性 HEV 感染的诊断指标。

（四）防治原则

该病的预防主要以切断传播途径为主，包括保证安全用水、防止水源被粪便污染、加强食品卫生管理和教育、注意个人卫生和提高环境卫生水平。

第四节　疱疹病毒

疱疹病毒（Herpes Virus）是一群中等大小、有包膜的 DNA 病毒，属于疱疹病毒科。目前已发现 110 多种，与人类感染有关的主要有单纯疱疹病毒（Herpes Simplex Virus，HSV）1 型和 2 型，水痘－带状疱疹病毒（Varicella－Zoster Virus，VZV），巨细胞病毒（Cytomegalo Virus，CMV），EB 病毒，人类疱疹病毒 6、7、8 型（表 13-2）。

表 13-2　各型疱疹病毒的病毒潜伏部位、传播途径与所致疾病

常　用　名	病毒潜伏部位	传播途径	所致疾病
单纯疱疹病毒 1 型（HSV-1）	三叉和颈上神经节	密切接触、飞沫	黏膜与皮肤损伤（咽炎、唇疱疹、角膜结膜炎）、疱疹性脑炎、脑膜炎
单纯疱疹病毒 2 型（HSV-2）	骶神经节	性接触	生殖器疱疹、新生儿疱疹
水痘-带状疱疹病毒（VZV）	脊髓后根神经节	呼吸道	水痘、带状疱疹、脑炎
巨细胞病毒（CMV）	B 细胞	血液、密切接触	先天性巨细胞病毒感染、单核细胞增生样综合征、间质性肺炎、先天性畸形
EB 病毒（EBV）	淋巴细胞	唾液	传染性单核细胞增多症、淋巴瘤、鼻咽癌
人类疱疹病毒 6 型	T/B 细胞	唾液	婴儿急疹、间质性肺炎、骨髓抑制
人类疱疹病毒 7 型	T 细胞	唾液	婴儿急疹
人类疱疹病毒 8 型	免疫细胞	血液	卡波济肉瘤

疱疹病毒具有以下共同特点：

（1）球形、衣壳二十面体立体对称，基因组为线性双股 DNA。核衣壳周围有一层厚薄不等的非对称性被膜。最外层是包膜，有糖蛋白刺突。

（2）除 EB 病毒外均能在二倍体细胞核内复制，细胞核内出现嗜酸性包涵体。病毒可通过细胞间桥直接扩散。感染细胞可与邻近未感染的细胞融合成多核巨细胞。

（3）病毒可表现为增殖性感染和潜伏性感染。潜伏和复发感染是疱疹病毒的突出特点。

一、单纯疱疹病毒

（一）生物学性状

单纯疱疹病毒（HSV）有 HSV-1 和 HSV-2 两个血清型，均呈球形，直径 120~150 nm，由核心、衣壳、被膜及包膜组成。核心双股 DNA，衣壳呈二十面体对称，外覆一层厚薄不匀的被膜，最外层为典型的脂质双层包膜，表面有突起。

HSV 感染细胞后很快导致受染细胞病变，表现为细胞肿大、变圆、折光性增强，可见有核内嗜酸性包涵体。HSV 的增殖周期短，需 8~16 小时，其抵抗力较弱，易被脂溶剂灭活。

（二）致病性与免疫性

1. 传染源与传播途径　人是唯一的自然宿主，主要通过直接密切接触和性接触传播。病毒可经口腔、呼吸道、生殖道黏膜和破损皮肤等多种途径侵入机体，孕妇生殖道疱疹可在分娩时传染新生儿。两种不同血清型 HSV 的感染部位及临床表现各不相同，HSV-1 主要引起咽炎、唇疱疹、角膜结膜炎，而 HSV-2 则主要导致生殖器疱疹。

2. 致病机制与免疫　原发感染多发生在无 HSV 特异抗体的婴幼儿和学龄前儿童，其中

大多数为隐性感染。HSV-1病毒潜伏在三叉神经节，原发感染常局限在口咽部，尤以龈口炎最为多见。临床表现为牙龈和咽峡部成群疱疹、发热、咽喉痛，破溃后形成溃疡。此外还可引起脑炎、皮肤疱疹性湿疹，成人可引起咽炎和扁桃体炎。HSV-2病毒潜伏在骶神经节，原发感染主要引起生殖器疱疹，男性表现为阴茎的水疱性溃疡损伤，女性为宫颈、外阴、阴道的水疱性溃疡损伤，并发症包括生殖器外损伤和无菌性脑膜炎。妊娠妇女感染HSV-1，病毒有可能经胎盘感染胎儿，造成流产、死胎或先天性畸形。

HSV能够通过中间神经节或轴突和神经支配的细胞网络传播，并潜伏于感觉神经节。由于病毒的传播发生于细胞间，故不受循环抗体的影响。原发感染后1周左右，血中出现中和抗体（IgM、IgG、IgA）。严重的原发感染或经常性复发感染，抗体水平有所增高。这些抗体不能阻止重复感染或潜伏病毒的复发，但可以减轻疾病的严重程度。

（三）微生物学检查

1. 病毒分离培养　病毒分离培养是确诊HSV感染的"金"标准。水疱液、唾液、脑脊液、眼角膜刮取物、阴道棉拭子等标本接种人胚肾、人羊膜或兔肾等易感细胞。HSV引起的细胞病变常在2~3天后出现，细胞可呈肿胀、变圆、折光性增强和形成融合细胞等特征性病变。

2. 快速诊断　将病变部位等组织细胞涂片后，用特异性抗体做间接免疫荧光或免疫组化染色检测病毒抗原。原位核酸杂交和PCR法可用于检测HSV DNA。

（四）防治原则

避免与患者接触或给易感人群注射特异性抗体，可减少HSV传播的危险。无症状带毒者的唾液、尿道或生殖道是HSV-2的重要载体，一旦出现损伤应避免性接触。在某些情况下（如羊膜未破时）可采取剖宫产，以减少新生儿与病损生殖器的接触。分娩后给新生儿注射特异性抗体或丙种球蛋白可作为紧急预防措施。

二、水痘-带状疱疹病毒

（一）生物学性状

水痘-带状疱疹病毒（VZV）是水痘或带状疱疹的病原体。VZV的生物学性状类似于HSV，该病毒只有一个血清型。同一种病毒引起两种不同的病症。在儿童期，初次感染引起水痘，而潜伏体内的病毒受到某些刺激后复发则导致带状疱疹，多见于成年人和老年人。

（二）致病性与免疫性

1. 传染源与传播途径　人是唯一自然宿主。皮肤是病毒的主要靶器官。VZV感染人有两种类型，即原发感染水痘和复发感染带状疱疹。主要传播途径是呼吸道，也可通过与水痘、疱疹等皮肤损伤部位的接触而传播，皮疹产生前24~48小时感染性最强。

2. 致病机制与免疫　患者急性期水痘内容物及呼吸道分泌物内均含有病毒。病毒经呼吸道、口咽黏膜、结膜、皮肤等处侵入机体后，在局部黏膜组织短暂复制，经血液和淋巴液播散至肝、脾等组织，增殖后再次入血并向全身扩散，因上皮细胞肿胀、气球样变、组织液的积累，全身皮肤出现丘疹、水疱，导致水痘。免疫功能缺陷者、白血病患者、肾病患者以及使用皮质激素、抗代谢药物的水痘患儿，易发展成为严重的、涉及多器官的VZV感染。

孕妇患水痘除病情严重外，尚可导致胎儿畸形、流产或死亡。成人水痘症状较重且常伴发肺炎。

儿童时期患过水痘，病毒可潜伏在脊髓后根神经节等部位，当机体受到某些刺激，如外伤、发热、受冷、机械压迫、X 线照射时，可诱发 VZV 的复活感染。老年人、肿瘤患者、接受骨髓移植者等免疫功能低下者，潜伏的病毒易被激活，带状疱疹多见。

特异性体液免疫和细胞免疫以及细胞因子如干扰素，对限制 VZV 扩散以及水痘和带状疱疹痊愈起主要作用，其中尤以特异性细胞免疫更为重要，但不能阻止带状疱疹的发生。水痘病后可获终身免疫。

（三）微生物学检查

根据临床症状和皮疹特点即可对水痘和带状疱疹做出诊断，但症状不典型或者特殊病例则需辅以实验手段。临床标本主要有疱疹病损基部的涂片、皮肤刮取物、水疱液、活检组织和血清。

（四）防治原则

应用 VZV 减毒活疫苗可以有效地预防水痘的感染与流行，带状疱疹减毒活疫苗主要用于预防老年人带状疱疹的发生。阿昔洛韦可以减轻水痘患者的发热和皮损症状（不推荐用于 18 岁以下人群），另外泛昔洛韦、伐昔洛韦均可用于成人带状疱疹的治疗。

三、巨细胞病毒

（一）生物学性状

巨细胞病毒（CMV）是巨细胞病毒感染的病原体，被感染的细胞肿大，并有巨大的核内包涵体。形态与基因结构特点同其他疱疹病毒。

（二）致病性与免疫性

1. 传染源　人是 CMV 的唯一宿主，感染非常普遍，初次感染多在 2 岁以下，大多呈隐性或潜伏感染，但在一定条件下可侵袭多个器官和系统产生严重疾病。

2. 传播途径　初次感染 CMV 后，病毒潜伏在唾液腺、乳腺、肾脏、白细胞和其他腺体内，可长期或间隙地排出病毒，通过口腔、生殖道、胎盘、输血或器官移植等多途径传播。

（1）先天性感染。CMV 是引起人先天性感染最常见的病原体之一。孕妇感染分为原发感染和复发感染。初次感染的母体可通过胎盘传染胎儿，患儿可发生黄疸、肝脾大、血小板减少性紫癜及溶血性贫血、脉络膜视网膜炎和肝炎等，少数严重者造成早产、流产、死产或出生后死亡。存活儿童常表现为智力低下、神经肌肉运动障碍、耳聋和脉络膜视网膜炎等。

（2）围生期感染。隐性感染 CMV 的孕妇，妊娠后期病毒可被活化并经泌尿生殖道排出，分娩时胎儿可经产道感染，多数症状轻微或无临床症状，偶有轻微呼吸障碍或肝功能损伤。

（3）儿童或成人感染。哺乳、接吻、性接触、输血等均是引起儿童或成人感染的途径。常见的疾病如输血后引起的传染性单核细胞增多症、新生儿产后感染。免疫功能缺陷患者，潜伏的病毒可以复活并导致非常严重的感染；接受骨髓移植的患者，CMV 感染引起的间质性肺炎系重要的致死性病因；CD4$^+$T 细胞数低下的艾滋病患者，CMV 常常扩散至内脏器官，引起脉络膜视网膜炎、胃肠炎、神经系统紊乱以及其他器官疾病。

3. 致病机制与免疫　人受 CMV 感染后，机体产生特异性抗巨细胞病毒 IgG、IgM 和 IgA 抗体，在体液免疫中有一定作用，但不能有效阻止 CMV 感染。细胞免疫对限制 CMV 的扩散和防止潜伏病毒的激活起主要作用。特别是 MHC I 类分子限制性 CD8$^+$T 细胞（CTL）以及 NK 细胞，对限制 CMV 感染的发生和发展起着主要作用。

（三）微生物学检查

病毒分离培养直接观察致细胞病变效应（Cytopathic Effect，CPE）和核内嗜碱性包涵体。病毒核酸检测可快速、敏感地检测 CMV 特异性的 DNA 片段。

（四）防治原则

切断病毒的传播途径，减少传播机会，防止医源性感染。目前尚无安全有效的疫苗及药物防治。

四、EB 病毒

EB 病毒（EBV）是引起传染性单核细胞增多症和某些淋巴细胞增生性疾病的病原体。

（一）生物学特性

EBV 的形态结构、理化性状以及生物学特性与疱疹病毒科的其他成员相似，但其抗原性不同。EBV 是嗜 B 细胞的病毒，B 细胞是 EBV 的主要靶细胞。

EBV 抗原包括两组：病毒潜伏感染时表达的抗原和病毒增殖性感染表达的抗原。抗原及相应抗体的检测具有临床诊断意义。

（二）致病性与免疫性

人群普遍受到 EBV 感染，尤以儿童最为多见。EBV 通过唾液、口咽密切接触或输血传播，引起多种疾病。EBV 在口咽部和唾液腺上皮细胞中复制，低水平排毒数周至数月，而后病毒感染 B 细胞，也可入血造成全身感染。EBV 可长期潜伏在人体淋巴组织中，当机体免疫功能低下时，潜伏的病毒活化形成复发感染。由 EBV 感染引起或与 EBV 感染有关的疾病主要有以下三种。

1. 传染性单核细胞增多症　传染性单核细胞增多症是一种急性淋巴组织增生性疾病。多系青春期初次感染 EBV 后发病。典型症状为发热、咽炎和颈淋巴结肿大。随着疾病的发展，病毒可播散至其他淋巴结；可导致肝、脾大，肝功能异常；实验室检查有外周血单核细胞增多，并出现异型（非典型）淋巴细胞。

2. 非洲伯基特淋巴瘤和 EBV 相关性淋巴瘤　多见于 5～12 岁儿童，在中非新几内亚和美洲温、热带地区呈地方性流行。所有患者血清含 EBV 抗体，其中 80% 以上滴度高于正常人。

3. 鼻咽癌　我国南方及东南亚是鼻咽癌高发区，多发生于 40 岁以上中老年人。EBV 与鼻咽癌关系密切，表现在：① 所有病例的癌组织中有 EBV 基因组存在并表达相应的病毒抗原；② 患者血清中有高效价 EBV 抗原（主要是 EA）的 IgG 和 IgA 抗体；③ 一病例中仅有单一病毒毒株，提示病毒在肿瘤起始阶段已进入癌细胞。

人体感染 EBV 后能诱生针对多种病毒抗原的抗体，也能产生与病毒感染不相关的抗羊、马和牛红细胞等异嗜性抗体。业已证明，针对某些病毒抗原的抗体能中和 EBV，异嗜性抗体有助于临床诊断传染性单核细胞增多症。体液免疫能阻止外源性病毒感染，却不能消灭病毒的潜伏感染。一般认为细胞免疫对病毒活化的"监视"和清除转化的 B 细胞起关键作用。尽管 EBV 感染 B 细胞，但与传染性单核细胞增多症相关的淋巴细胞增多系由 EBV 感染的 B 细胞刺激所引起的循环 T 细胞数增加所致。在传染性单核细胞增多症早期，受感染机体对有丝分裂原或抗原刺激的细胞免疫功能降低，病愈后，T 细胞功能恢复至感染前水平。

（三）微生物学检查

1. 病毒抗原　检测病毒特异性蛋白抗原（如病毒核蛋白 EBNA 等）多采用免疫荧光法。多数 EBV 感染的组织细胞中存在 EBV 抗原，因此，直接检测抗原是诊断 EBV 感染的重要实验室手段。

2. 血清学诊断　血清学诊断包括特异性与非特异性抗体检测两类。前者对鼻咽癌有辅助诊断意义，后者可作为传染性单核细胞增多症的辅助诊断。

（四）防治原则

EBV 可通过人与人的直接接触而传播，应减少有唾液、飞沫、血制品传播的机会。在鼻咽癌高发区进行血清普查更为重要。应用病毒特异性抗原做主动免疫，有可能预防伯基特淋巴瘤和鼻咽癌的发生，这一方法正处于探索阶段。

第五节　反转录病毒

一、反转录病毒的种类及特点

反转录病毒归类于反转录病毒科（Retroviridae），包括一大类含有反转录酶（Reverse Transcriptase）的 RNA 病毒，分为肿瘤病毒亚科、泡沫病毒亚科和慢病毒亚科。反转录病毒具有以下共同特性：

（1）病毒呈球形，有包膜，表面有刺突，其大小为 100 nm 左右。

（2）病毒核心由两条相同的单股 RNA 组成。

（3）反转录病毒基因组相似，均含有 gag、pol 和 env 三个结构基因及多个调节基因。

（4）病毒体内含有反转录酶、核酸内切酶及 RNA 酶 H 等酶类，它们与病毒核酸反转录、病毒的整合作用有关。

（5）病毒增殖的特点是在复制病毒 RNA 时，在反转录酶的作用下首先合成互补 DNA，构成 RNA : DNA 中间体。

二、人类免疫缺陷病毒

人类免疫缺陷病毒属于慢病毒亚科，是获得性免疫缺陷综合征（Acquired Immunodeficiency Syndrome，AIDS，也称艾滋病）的病原体。

（一）生物学性状

病毒呈球形，直径 100 ~ 120 nm、二十面体对称结构。电镜下可见一致密圆锥状核心，内有病毒 RNA 分子和酶，包括反转录酶、整合酶和蛋白酶。HIV 的最外层为脂蛋白包膜，膜上有表面糖蛋白（gp120）和转膜糖蛋白（gp41）两种糖蛋白，gp120 为刺突，gp41 为跨膜蛋白。包膜内面为 p17 构成的基质蛋白，其内为衣壳蛋白（p24）包裹的 RNA。HIV 的结构见图 13 - 2。

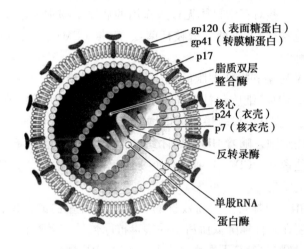

图 13 - 2　HIV - 1 结构示意图

HIV 仅感染具有表面分子 CD4 的 T 细胞、巨噬细胞等，因此实验室常用新鲜正常人或患者自身 T 细胞培养病毒，H9、CEM 等 T 细胞株也可用于 HIV 的培养。病毒感染细胞后可形成不同程度的细胞病变。

（二）致病性与免疫性

1. 传染源和传播途径　传染源是 HIV 携带者及 AIDS 患者。病毒存在于感染者的血液、精液、阴道分泌物、唾液、乳汁、脑脊液、脊髓及中枢神经组织中。主要传播途径有以下三种：

（1）性传播。性传播是主要传播方式，包括同性、异性和双性性传播。

（2）血液传播。输入带有 HIV 的血液或血液制品，包括共用针具静脉吸毒、介入性医疗操作等。

（3）母婴传播。包括经胎盘、产道或哺乳等方式传播，其中胎儿经胎盘感染最多见。

2. 临床表现　从感染到发病有三个主要特点：潜伏期长，严重的免疫系统损伤，合并各种类型的机会感染和肿瘤。临床过程分为以下四个阶段：

（1）原发感染急性期。病毒感染机体后开始大量复制，引起病毒血症，此时从血液、脑脊液及骨髓细胞可分离到病毒，从血清中可查到 HIV 抗原。临床上可出现发热、咽炎、淋巴结肿大、皮肤斑丘疹和黏膜溃疡等症状。持续 1 ~ 2 周后进入无症状潜伏期。

（2）无症状潜伏期。此期持续时间较长，一般 5～15 年。临床无症状，也有些患者出现无痛性淋巴结肿大。此期患者外周血中一般不能或很少检测到 HIV 抗原，这表明长期无症状的临床过程与病毒持续在体内进行低水平的复制有关。

（3）AIDS 相关综合征期。随着感染时间的延长，当 HIV 大量在体内复制并造成机体免疫系统进行性损伤时，临床上则出现发热、盗汗、全身倦怠、慢性腹泻及持续性淋巴结肿大等症状。

（4）典型 AIDS 期。主要表现为免疫缺陷症的机会感染和恶性肿瘤的发生。由于 AIDS 患者机体免疫力低下，一些对正常机体无致病作用的病原生物常可造成 AIDS 患者的致死性感染，如真菌（白色念珠菌）、细菌（分枝杆菌）、病毒（CMV、人类疱疹病毒 8 型、EBV）等。部分患者可并发肿瘤。

3. 致病机制　HIV 感染和损伤细胞的先决条件是被感染细胞与病毒的亲嗜性。CD4 分子是 HIV 的主要受体，$CD4^+$ 细胞包括 T 细胞、巨噬细胞、树突状细胞、星型胶质细胞等。HIV 感染 $CD4^+$ 细胞后，在其中以较快的速度增殖，导致此类细胞的病变和死亡。T 细胞和巨噬细胞是主要的免疫细胞，随着 HIV 的损伤造成免疫细胞数量下降，免疫功能全面障碍，导致机体出现免疫功能紊乱。$CD4^+$T 细胞是重要的免疫调节细胞，其数量和功能的改变都将影响其他免疫细胞的状态。

在 HIV 感染过程中，机体可产生高效价的抗 HIV 多种蛋白的抗体，包括抗 gp120 的中和抗体。这些抗体主要在急性期降低血清中的病毒抗原数量，但不能清除细胞内病毒。若抗体为 IgG，则在 NK 等细胞的参与下发生 ADCC 效应。HIV 感染也可引起细胞免疫应答，包括特异性 CTL 和非特异性 NK 细胞的杀伤作用，其中 CTL 对 HIV 感染细胞的杀伤十分重要，但也不能彻底清除潜伏感染的病毒。

（三）微生物学检查

实验室检测包括 HIV 抗体、HIV 核酸、$CD4^+$T 淋巴细胞计数、HIV 基因型耐药检测等。

（1）检测抗体。一般 HIV 感染 2～3 个月（或更长）后可检出 HIV 抗体，因此检测抗体对筛查（如供血者）和确认 HIV 感染非常重要。我国规定，对供血者筛查时必须同时检查 HIV－1 和 HIV－2 两个型别的抗体。一般检测到两种抗体（如 p24 和 gp120 抗体）方可确定诊断。

（2）检测核酸。应用核酸杂交法检测细胞中前病毒 DNA，可确定细胞中 HIV 潜伏感染情况；定量检测方法常用于监测 HIV 感染者病情发展及评价药效。

（3）检测病毒蛋白抗原。常用 ELISA 法检测细胞中 HIV 的衣壳蛋白 p24。

（四）防治原则

AIDS 是一种全球性疾病，蔓延速度快、病死率高，尚无特效治疗方法。应采取综合措施，开展预防 AIDS 的宣传教育，避免高危性行为，抵制和打击吸毒贩毒；对供血者进行 HIV 抗体检查，禁止进口血液制品，确保输血和血液制品的安全；加强国境检疫；对 AIDS 患者进行积极治疗和关爱。

第六节　其他病毒

一、狂犬病病毒

狂犬病病毒是一种嗜神经病毒，为急性致死性中枢神经系统疾病狂犬病的病原体。

（一）生物学性状

狂犬病病毒形似子弹状，病毒核心系由 12 000 个核苷酸构成的单负链 RNA，其外绕有螺旋对称的核蛋白（N 蛋白），表面尚有嵌着糖蛋白刺突（G 蛋白）的包膜，刺突与病毒感染性和毒力有关。

病毒的动物感染范围较广，在易感细胞（动物和人的中枢神经细胞），如大脑海马回锥体细胞中增殖时，可形成胞质内嗜酸性包涵体（内基小体），在狂犬病的诊断上有重要意义（图 13-3）。

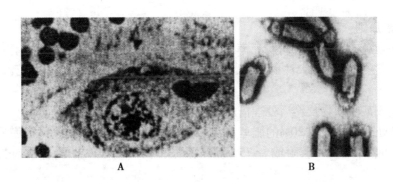

A　　　　　　　　　　　　　　**B**

图 13-3　狂犬病病毒电镜照片
A. 狂犬病病毒胞质内嗜酸性包涵体（×2 000）；B. 狂犬病病毒电镜下形态（×250 000）

该病毒对外界的抵抗力不强，可被有机溶剂或表面活性剂等灭活。

（二）致病性与免疫性

1. 传染源与传播途径　病犬是狂犬病的主要传染源，其次是家猫和狼。此外，野生动物（如狐狸、食血蝙蝠等）也逐渐成为狂犬病的重要传染源。病犬和其他带毒动物的唾液中含有病毒，人患狂犬病主要是被患病动物咬伤所致。

2. 致病机制与免疫　人被带毒动物咬伤后，病毒可经伤口侵入人体。病毒在伤口局部增殖，增殖的病毒进入周围神经并沿传入神经轴索和其外间隙上行，经背根节和脊髓至中枢神经系统，病毒在神经细胞内大量增殖，损伤脑干和小脑等中枢神经系统。而后，病毒又经传出神经播散至全身，大量分布于唾液腺、舌部味蕾、毛囊、皮脂腺、嗅神经上皮细胞等处。因迷走神经核、舌咽神经核、舌下神经核损伤，可出现呼吸肌、舌咽肌痉挛而表现出呼吸困难和吞咽困难等症状，甚至闻水声即引起痉挛发作，故有恐水症之称；脊髓等处损伤则导致各种瘫痪；交感神经可因病毒感染的刺激而使唾液腺和汗腺分泌增加。上述兴奋性表现经 3~5 天后转入麻痹状态，患者可出现昏迷、呼吸和循环衰竭，病死率几乎是 100%。

该病的潜伏期为 10 天至十余年，一般为 3~8 周。潜伏期的长短与年龄（儿童较短）、伤口部位、伤口深浅（距头部近、深者潜伏期短）、入侵病毒的数量及毒力（毒力强者潜伏期短）等因素有关。

感染狂犬病病毒后，机体可产生中和抗体和致敏淋巴细胞。但体液免疫出现时间晚，效应淋巴细胞的量又较少，难以阻止病毒在神经细胞内的复制和扩散。由于感染狂犬病病毒后潜伏期较长，可进行疫苗免疫，以阻止病毒向神经系统传播。

（三）微生物学检查

根据动物咬伤史和典型临床症状可以诊断狂犬病。及时检查可疑动物是否患有狂犬病十分重要。将可疑感染的动物隔离观察，观察 7~10 天仍不发病，则表明该动物并未感染或其唾液中无病毒。若发病，即将发病的动物处死，取其大脑海马回部位组织做印片和组织切片，用免疫荧光法检测病毒抗原和染色后观察内基小体。

对患者可应用免疫荧光方法和免疫酶技术或者 RT - PCR 法等检测病毒抗原及血清中抗体。

（四）防治原则

1. 管理传染源　由于狂犬病病死率高，因此狂犬病的预防十分重要。主要预防措施是捕杀野犬、严管家犬、给家犬注射疫苗，并实行进出口动物检疫等措施，病死动物应予焚毁或深埋处理。

2. 人被犬或某些动物咬伤后处理措施

（1）伤口处理：立即用 20% 的肥皂水、0.1% 新洁尔灭（苯扎氯铵）彻底冲洗伤口至少半小时，彻底冲洗后用 2% 碘酊或者 75% 酒精涂搽，伤口一般不予缝合或包扎，以便排血引流。

（2）人工主动免疫：接种狂犬疫苗。该病的潜伏期较长，因此早期接种疫苗可预防发病，若抗血清与疫苗联用则更为有效。此外，易感人群应进行狂犬病疫苗的预防接种，每年检测一次血清抗体。

（3）人工被动免疫：伤口严重等特殊情况下，主动免疫与被动免疫联合应用，于伤口周围浸润注射高效价狂犬病病毒抗血清，也可采取肌内注射，注射剂量为 20 U/kg。

二、人乳头瘤病毒

人乳头瘤病毒（Human Papilloma Virus，HPV）是引起皮肤和黏膜寻常疣、扁平疣和尖锐湿疣（生殖器疣/性病疣）的病原体，并与宫颈癌的发生有密切关系。

（一）生物学性状

HPV 系无包膜球形病毒，直径为 50 nm；核心为双链 DNA；病毒衣壳由两种结构蛋白构成的 72 个壳微粒组成，为二十面体。

HPV 对皮肤及黏膜上皮细胞具有高亲嗜性，病毒在细胞内的复制受其分化阶段的影响。病毒的感染和复制可诱导上皮细胞增生、表皮变厚，可伴有棘层增生和一定程度的表皮角质化，颗粒层可见核内嗜碱性包涵体，上皮增生所形成的乳头状瘤即称为疣。

（二）致病性与免疫性

1. 传染源与传播途径　HPV 的传播主要通过与感染者病变部位的直接接触、性接触、分娩过程或出生后与母体的密切接触传染所致；少数患者则可通过内裤、浴巾、浴盆等生活用品感染。

2. 致病机制与免疫　HPV 感染的潜伏期通常为 3 个月，也有短至 1 个月或长达 6 个月以上者。HPV 侵犯的部位可因病变发生的部位不同而异，可见多发性乳头瘤样或疣状损伤或生殖道上皮肉瘤样变，长期发展可形成恶性肿瘤。

HPV 感染后可刺激机体产生特异性抗体，但对机体并无保护作用。机体的细胞免疫与抗 HPV 感染相关，细胞免疫功能低下者易感染。

（三）微生物学检查

疣可以通过显微镜观察其组织学特性而证实，包括细胞增殖和角质化。见有中空细胞的鳞状上皮细胞聚集成团，提示有 HPV 感染。免疫荧光和免疫过氧化物酶技术可用以检测 HPV 抗原。

（四）防治原则

目前最好的预防 HPV 感染的方法仍然是避免与感染组织的直接接触。疣可自发消失，但需数月乃至数年的时间，故常采取人工干预的办法，尤其对有痛感的和大块的损伤。

> **提　示**
>
> HPV 的感染率较高，大部分 HPV 感染后可以自动清除，但特定类型的持续性感染就有可能会发展为宫颈癌。与宫颈癌发生最相关的是 HPV16、18 型。国际上目前已经有二价（HPV16，18 型）、四价（HPV6，11，16，18 型）和九价（HPV6，11，16，18，31，33，45，52，58 型）HPV 疫苗，用于预防宫颈癌以及生殖器疣。

三、流行性乙型脑炎病毒

流行性乙型脑炎病毒属于黄病毒科、黄病毒属。通过蚊虫传播，感染人类主要引起流行性乙型脑炎。

（一）生物学性状

1. 形态与结构　病毒颗粒呈球形，直径为 40 nm，外被脂蛋白包膜。病毒包膜的表面有包膜糖蛋白 E 组成的刺突，包膜内层为膜蛋白 M；病毒核心为二十面体对称的核衣壳，直径 20 ~ 30 nm，由单股正链 RNA 和病毒核蛋白 C 组成。病毒 RNA 具有感染性。

2. 病毒血清型　迄今只发现 1 个血清型，抗原性单一，因此疫苗预防效果较好。包膜蛋白 E 是病毒的主要抗原，可以刺激机体产生中和抗体；膜蛋白 M 和核蛋白 C 也具有一定的抗原性。病毒抵抗力弱，可以在短时间内被消毒剂（如 3% ~ 5% 的苯酚液等）灭活。

（二）致病性与免疫性

1. 传染源与传播途径　蚊子是病毒的传播媒介，又是长期储存宿主。家畜是流行性乙型脑炎病毒的扩增宿主。当病毒在蚊子肠道和唾液腺内增殖至一定数量后，可以随着蚊子（带毒期14天）叮咬猪（幼猪多见）、牛、羊、马等家畜时感染这些家畜。家畜被病毒感染后一般仅出现短暂的（4天左右）的病毒血症，多无明显的临床症状。但处于病毒血症期的动物，则成为更多的传染源。

在流行性乙型脑炎的流行区内，猪发生病毒血症的时间比人群发病高峰早1~2个月，因此，在流行季节前，通过检测猪的病毒血症和带毒率，可预测当年人群的流行程度，并且，通过对猪采取特异性预防措施，可控制流行性乙型脑炎在猪及人群中的流行。

2. 致病机制与免疫　人体感染病毒后，绝大多数病例表现为隐性感染或仅出现轻微症状。只有少数病例发生脑炎，出现中枢神经系统症状。

病毒随蚊子叮咬侵入人体后，首先在皮下毛细血管内皮细胞和局部淋巴结等处增殖，并释放入血，形成第一次病毒血症；进而病毒随血液播散到肝脏、脾脏等处的单核/巨噬细胞中继续增殖，经10天左右的潜伏期，在体内增殖的大量病毒再次侵入血液造成第二次病毒血症，引起发热、寒战及全身不适等症状。此时病毒可以形成顿挫感染，经数日后自愈。但有少数（约0.1%）患者体内的病毒可以突破血脑屏障，进入脑组织细胞中进行增殖，造成脑实质及脑膜病变。临床表现为突然高热、头痛、呕吐或惊厥、昏迷等脑膜刺激症状及脑炎症状。病死率一般为10%~30%。部分患者痊愈恢复后可残留精神障碍、运动障碍等严重的后遗症。

流行性乙型脑炎发病后或隐性感染均可刺激机体产生持久的免疫力。除了体液免疫的作用之外，完整的血脑屏障和细胞免疫也具有重要的抗病毒感染作用。机体感染后，首先出现IgM型血凝抑制抗体，随后出现IgG型中和抗体，并维持很长时间。

（三）微生物学检查

根据临床表现和流行病学资料可以进行临床诊断。确诊需要进行血清学诊断、病毒抗原或核酸的检测以及病毒分离等。

（四）防治原则

目前尚无有效的药物可以治疗流行性乙型脑炎。防蚊、灭蚊和易感人群的预防接种与动物宿主管理是预防该病的关键。我国现用的是流行性乙型脑炎病毒灭活疫苗。在流行季节前，提前对猪等家畜进行疫苗接种，终止病毒的自然传播循环，可有效降低人群的发病率。

四、汉坦病毒

汉坦病毒又名肾综合征出血热病毒，是一类导致病毒性出血热的人畜共患病毒。主要引起以发热、出血和严重的肾衰竭等为主要症状的急性病毒性感染。

（一）生物学性状

病毒呈球形或椭圆形，直径75~210 nm（平均为122 nm），病毒外层是双层脂质包膜，表面有由糖蛋白G1和G2组成的刺突。病毒的包膜内有3种大小的病毒核衣壳，呈螺旋对称，均由病毒核蛋白N、RNA聚合酶L分别包绕病毒核酸的不同片段（L、M、S）组成，表现为疏松的带粗颗粒的丝状结构。

汉坦病毒是分节段的RNA病毒，容易发生变异。病毒变异主要由病毒基因的突变与缺失、基因片段间的重排或重组等方式引起。汉坦病毒的不同病毒株之间的抗原性存在差异。

汉坦病毒对热（60 ℃ 30 分钟）、酸（pH < 3）、UV 和 γ 射线等敏感，对各种脂溶剂亦敏感。

（二）致病性与免疫性

1. 传染源与传播途径　在我国，汉坦病毒的传染源主要是啮齿类黑线姬鼠、褐家鼠和林区的大林姬鼠。病毒在鼠体内增殖后，可以随唾液、尿、呼吸道分泌物及粪便等长期、大量地排毒和污染周围环境，经呼吸道、消化道或直接接触等途径传播给人。另外，病毒感染的大鼠或小鼠等实验动物也可以传播病毒，引起汉坦病毒的实验室感染。

2. 致病机制与免疫　人被汉坦病毒感染后，经 1~3 周潜伏期，出现发热、出血及肾脏损害为主的临床症状。流行性出血热的临床表现分为 5 期，即发热期、低血压（休克）期、少尿期、多尿期及恢复期。病死率为 3%~20%，一般为 5% 左右。病理改变以肾脏最为突出，主要表现为肾小球血管的充血和出血、上皮细胞变性和坏死、肾间质水肿出血和炎症细胞浸润等。病死率的高低除了与病毒类型、病情轻重等有关外，还与治疗时间、治疗措施等有很大关系。

（三）微生物学检查

症状典型的流行性出血热患者，可根据临床症状进行诊断。但非典型患者的早期症状与流感相似，不易确诊，需要用病毒分离、血清学检查方法进行辅助诊断。

（四）预防原则

积极采取有效措施防鼠、灭鼠，并注意处理鼠的排泄物，加强实验动物的管理，改善家庭和个人的居住生活环境。注意个人防护，特别是野外工作人员和动物实验工作者的防护，避免与啮齿类动物密切接触，并防止经呼吸道或消化道摄入啮齿类动物的排泄物、污染物等。目前国内外已经研制出细胞培养疫苗、纯化乳鼠脑灭活疫苗和基因工程重组疫苗，可以获得 95% 以上的免疫保护效果。

五、朊粒

朊粒是引起人和动物传染性海绵状脑病的病原体，曾译作朊病毒。海绵状脑病是一特征性的致死性中枢神经系统慢性退化性疾患，临床上出现痴呆、共济失调、震颤等症状，随即昏迷死亡。

朊粒具有以下特点：① 个体微小（< 300 nm，分子质量为 33~35 kDa），不含核酸，其主要成分是一种蛋白酶抗性蛋白，对各种理化作用的抵抗力强，具有传染性，属于一种非寻常病毒；② 致中枢神经系统退化性病变，大脑和小脑的神经细胞融合、消失，形成多数小空泡，并伴有星状胶质细胞增生，出现海绵状改变，朊粒蛋白大量堆积在神经组织里，形成淀粉样斑块。

朊粒引起的疾病表现为致死性中枢神经系统慢性退化性疾病，潜伏期长，可达几十年，发病开始出现精神和感觉方面的症状，随后出现运动失调，晚期出现肌肉痉挛并伴有痴呆等症状。

目前诊断朊粒感染主要依赖神经病理学检查。朊粒感染所致疾病目前均无治疗方法。故应及早建立长期监督、监测和报道疫情的机构，采取有效措施，杜绝朊蛋白的传入和扩散，如应注意避免医源性感染，禁止用任何动物脏器（尤其脑、脊髓、视网膜等）加工成牛或其他动物的饲料，加强进口牛、羊制品和饲料的检疫。

本章小结

流行性感冒病毒以空气飞沫传播为主，也可通过病毒污染物经手间接传播。传染性强，传播快，易造成大流行。HAV 通过粪－口途径传播，主要侵犯儿童和青年，且多为隐性感染；HBV 主要经输血、注射、性行为和母婴传播，HBsAg 是 HBV 感染的主要标志，HBeAg 可作为 HBV 复制及具有强感染性的一个指标。乙型肝炎的临床表现呈多样性，慢性感染多见。病毒在体内的增殖，除对肝细胞有直接损害作用外，还可引起机体产生免疫病理损害。HCV 主要经血或血制品传播。脊髓灰质炎病毒是脊髓灰质炎的病原体，破坏脊髓前角运动神经元，导致松弛性肢体麻痹。蚊子既是流行性乙型脑炎病毒的传播媒介，又是长期储存宿主，家畜是流行性乙型脑炎病毒的扩增宿主。人体感染流行性乙型脑炎病毒后，绝大多数病例表现为隐性感染或仅出现轻微症状，只有少数病例发生脑炎，出现中枢神经系统症状。AIDS 的传染源是 HIV 携带者及 AIDS 患者，传播途径有三种：性传播、血液传播、母婴传播。CD4 分子是 HIV 的主要受体，HIV 感染 $CD4^+$ 细胞后，在其中以较快的速度增殖，导致此类细胞的病变和死亡，从而造成以 $CD4^+T$ 细胞为中心的免疫功能全面障碍。

学习活动 13 –1

案例与分析

案例1：某医院产科新生儿室，3 个月来连续发生新生儿呼吸道病毒感染。患儿发病年龄为 2~3 周不等，主要表现为咳嗽、呼吸急促、轻度缺氧，发热不明显。

问题：

1. 结合本章内容的学习，分析这是一种什么类型的感染？可能感染什么病毒？

2. 如何采取措施阻断感染，制止新的发病？

案例2：男孩，5 岁，因发热、红疹来就诊，疹子从小孩的耳后、前额、颈部扩散到身体的其他部分，为红色斑丘疹，有些地方已脱屑，变成棕色。查体：患有细支气管炎。实验室检查：尿检和颊部疹子刮取物镜检发现包涵体和多核巨细胞，咽喉拭子常规细菌培养阴性，未检出抗链球菌溶血素 O 抗体。

问题：

1. 结合本章内容的学习，分析这是一种什么类型的感染？可能感染什么病毒？

2. 预防该疾病流行的主要措施是什么？

案例3：男性，37 岁，患者主诉腹泻、皮疹和体重减轻。间歇性黄疸 2 年余。一年前他曾因在交通事故中受伤而接受过输血。无静脉毒品注射史，无神经精神病家族史。查体：黄疸，肝脾大，有触痛；无腹水征象。实验室检查：直接高胆红素血症，血清转氨酶显著增高，HBV"两对半"阴性，抗HAV阴性。肝活检显示肝细胞呈气球样变性，肝实质或紧邻肝门区域呈局灶性炎症并伴有肝细胞坏死。

案例与分析
参考答案

问题：

1. 结合本章内容的学习，分析有可能感染哪种病原体？

2. 如何确诊？

学习活动 13 – 2

自测练习

一、单项选择题（请扫二维码进行在线测试）

在线自测

二、问答题

1. 简述流感病毒的致病特点。

2. 目前已发现的肝炎病毒有哪些？从传播途径上可将其分为几类？

3. 分析检测 HBV 各指标的临床意义。

4. 简述 AIDS 的主要传播途径和致病特点。

（唐已婷）

第十四章

真 菌

本章知识结构导图

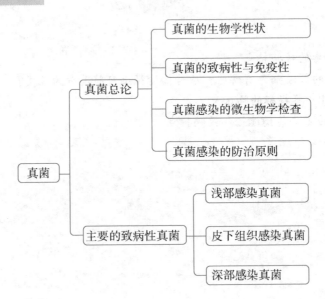

第一节 真菌总论

真菌(Fungus)是一大类真核细胞型微生物,细胞核高度分化,有核膜和核仁,胞质内有完善的细胞器。细胞壁由几丁质或纤维素组成。少数为单细胞,大部分真菌为多细胞结构。真菌在自然界中分布广泛，绝大多数对人类有利。约有 400 余种真菌与人类或动物的疾病有关。

一、真菌的生物学性状

（一）形态和结构

真菌细胞壁中缺乏肽聚糖，其坚韧性主要依赖于多聚 N - 乙酰基葡萄糖构成的几丁质。细胞壁中含葡聚糖、甘露聚糖及蛋白质，某些酵母菌还含类脂体。细胞内有较为典型的核结构和丰富的细胞器。

真菌分为单细胞真菌和多细胞真菌两类。单细胞真菌呈圆形或椭圆形，如酵母菌。多细胞真菌生长成一团具有分支、相互交错的丝状物，并长有各种孢子，又称为丝状菌或霉菌。有些真菌在普通培养基上呈菌丝型；而在动物体内或在特殊培养基上呈酵母型，称双相型真菌。

单细胞真菌的结构较多细胞真菌简单。例如，酵母菌的菌体呈圆形或卵圆形，无性生殖主要以出芽方式产生孢子来繁殖。有些酵母菌细胞出芽的子细胞成熟后也不脱落，相互连接成为类似菌丝的假菌丝。单细胞真菌也存在有性生殖。

1. 菌丝　当多细胞真菌的孢子生长于适合的培养环境时，由孢子发芽长出芽管并且延长，形成具有分支的细丝，每条细丝称为菌丝。大部分真菌菌丝具有横隔的细胞壁，故分节成一串细胞，中隔内通常存在一些"孔洞"，使得每一分隔细胞的细胞质内含物可自由流通，这种菌丝称为有隔菌丝。少数较低等的丝状菌的菌丝则缺少横隔，细胞质和细胞核是混合流通的，称为无隔菌丝（图 14-1）。大部分致病性真菌的菌丝为有隔菌丝。

菌丝按功能可分为：① 营养菌丝。可伸入培养基中或寄生物体内吸收营养和水分的菌丝。② 气生菌丝。向空间生长的菌丝。③ 生殖菌丝。是指气生菌丝体中发育至一定阶段可产生孢子的菌丝。真菌的气生菌丝有球拍状、结节状、鹿角状、梳状和螺旋状等多种形态。菌丝的不同形态有助于鉴别真菌。

2. 孢子　孢子是真菌的繁殖结构。由生殖菌丝产生，一条菌丝可产生多个孢子。孢子也是真菌鉴定和分类的主要依据。孢子可分为有性孢子和无性孢子两种。有性孢子由代表两性的两个配子结合，经过细胞核融合以及减数分裂产生。真

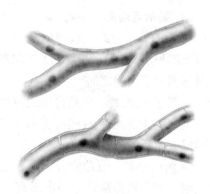

图 14-1　无隔菌丝和有隔菌丝

菌细胞侧缘或末端的普通菌丝以有丝分裂方式产生孢子，即为无性孢子。有性孢子的数目远少于无性孢子。常见的无性孢子主要有以下几种：

（1）叶状孢子。叶状孢子是在生殖菌丝内直接形成的孢子，有 3 种类型：① 芽生孢子。菌丝侧端细胞或单细胞真菌由出芽方式所产生的简单孢子。孢子出芽成熟后可与母细胞芽体分离。② 厚膜孢子。多数真菌在环境不良（如干燥）时，厚膜孢子由生殖菌丝顶端或中间

部分变圆,胞质浓缩,胞壁加厚而形成。大多数真菌在不利的环境中都能形成厚膜孢子。③ 关节孢子。由生殖菌丝细胞分化形成隔膜且断裂成长方形的几个节段,胞壁稍增厚。

(2) 分生孢子。分生孢子是从分生孢子柄的特殊菌丝上分生出芽的孢子。分生孢子柄的顶端只有膨大的柄囊,分生孢子裸露在外。分生孢子柄的形态、分生孢子的特征以及色素的产生与否,在真菌菌种鉴定或分类时非常重要。另外,当同一菌落产生大小两种形态的分生孢子时,体积较小,单独或链状存在的称为小分生孢子。绝大多数真菌能产生小分子孢子,故在鉴别中的意义不大。大分生孢子由数个细胞组成,体积较大,常为纺锤状或棒状。

(3) 孢子囊孢子。菌丝侧端或顶部分生长出孢子囊柄,柄端发生横隔且膨大时则成为孢子囊。孢子囊内具有多个细胞核,每个细胞核可分别发育成有膜的无性孢子,即孢子囊孢子 (图14-2)。

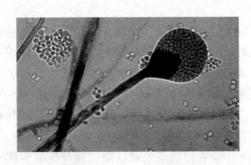

图14-2 孢子囊孢子

(二) 繁殖与培养

1. 真菌的繁殖方式　真菌依靠菌丝和孢子繁殖,无性繁殖是真菌的主要繁殖方式,主要有以下四种形式:① 芽生。从细胞壁发芽,母细胞进行核分裂,一部分核进入子细胞,后在母细胞和子细胞之间产生横隔,成熟后从母体分离。② 裂殖。细胞以二分裂方式产生子细胞。③ 菌丝断裂。菌丝可断裂成许多小片段,每个片段在适宜的环境条件下又可发育成新的菌丝。④ 隔殖。有些分生孢子是在分生孢子梗某一段落形成一隔膜,随之原生质浓缩而形成一个新的孢子。

2. 真菌的培养　真菌能分泌酶,使有机物降解成可溶性营养成分,吸收至细胞内进行新陈代谢。大多数真菌营养要求不高,在沙保培养基 (含4%葡萄糖、1.0%蛋白胨,pH为4.0~6.0) 中,22~28 ℃生长良好。大多于1~2周出现典型菌落。真菌菌落一般有三种类型。

(1) 酵母菌型菌落。大多数的单细胞真菌 (如酵母菌) 在培养基上,长出圆形菌落,灰白色,柔软湿润,大小为2~3 mm。

(2) 类酵母菌型菌落。菌落外观上和酵母菌型菌落相似,但显微镜下可看到假菌丝。假菌丝是有的单细胞真菌出芽繁殖后,芽管延长不与母细胞脱离而形成的,由菌落向下生长,伸入培养基中。白假丝酵母菌菌落属于此型。

（3）丝状菌落。丝状菌落是多细胞真菌的菌落形式。由多细胞菌丝体所组成，由于菌丝一部分向空中生长，并形成孢子，从而使菌落呈絮状、绒毛状或粉末状，菌落正背两面呈现不同的颜色。利用低倍显微镜有时可直接观察到菌落中的菌丝结构、孢子柄、孢子囊或各式孢子。

> **提 示**
>
> 　　真菌是生态系统中重要的分解者。真菌寄生于活的生物体时，它们也像寄生菌一样杀死细胞获取营养。几乎每一种生命类型都被某些种类的真菌寄生。真菌寄生于植物会引起霉病、枯萎、锈病等；寄生于人类可导致皮肤癣、机会性感染等。然而，真菌对于自然界的物质循环具有重要意义；也是人类抗生素的重要生产者；真菌寄生的植物有时是鲜美的食物，如茭白就是黑粉菌感染于禾本科植物菰的嫩茎秆而形成的。

（三）抵抗力与变异性

真菌对干燥、阳光、紫外线及一般化学消毒剂有耐受力。真菌对湿热敏感，一般 60 ℃ 1 小时可杀死真菌菌丝和孢子。孢子的抵抗力较菌丝和单细胞菌体强。真菌对 10 ~ 30 g/L 苯酚、25 g/L 碘酊、1 g/L 升汞及 10% 甲醛液则比较敏感。一般可用甲醛熏蒸被真菌污染的房间。

真菌易发生变异，在人工培养基中多次传代或孵育过久，可出现形态结构、菌落性状、色素及毒力等改变，用不同的培养基或不同温度培养真菌，其性状都有改变。

二、真菌的致病性与免疫性

（一）致病性

真菌的致病形式主要有以下几种类型：

1. **感染性疾病**　感染性疾病包括致病性真菌感染和机会致病性真菌感染。

（1）致病性真菌感染。主要是外源性真菌感染，可引起皮肤、皮下和全身性真菌感染。

（2）机会致病性真菌感染。主要是内源性真菌感染。白假丝酵母菌、曲霉菌和毛霉菌等真菌，在机体全身与局部免疫力降低或菌群失调情况下引起感染。

2. **过敏性真菌病**　临床过敏反应性疾病中部分是由真菌引起的。这些真菌中可以是致病性真菌，更多的是非致病真菌，如交链孢霉、着色真菌、曲霉菌和青霉菌等引起荨麻疹、接触性皮炎、鼻炎以及哮喘等超敏反应。

3. **真菌毒素中毒症**　有些真菌在粮食或饲料上生长，人、畜食后可导致急性或慢性中毒，称为真菌中毒症。引起中毒的可以是真菌本身，但主要是真菌生长后产生的真菌毒素。真菌毒素可侵害肝、肾、脑、中枢神经系统及造血组织。如黄曲霉素可引起肝脏变性、肝细胞坏死及肝硬化，并导致肝癌；桔青霉素可损害肾小管、肾小球引起急性或慢性肾病等。

真菌毒素种类多、相对分子质量小、对热稳定，很难去除或破坏，可通过被污染谷物和被真菌污染的饲料喂养的动物性食物进入食物链，引起人类的真菌毒素中毒。真菌毒素致病有时可表现为地方性发病。因此，遇到原因未明的地方性疾病，需要注意真菌毒素中毒的可能性。

（二）免疫性

固有免疫在阻止真菌感染性疾病的发生上起重要作用，而适应性免疫与疾病的恢复密切相关。

（1）固有免疫。皮肤黏膜屏障发挥着重要作用。皮肤分泌的短链脂肪酸和乳酸具有一定的抗真菌作用。促癣吞噬肽可结合到中性粒细胞膜上，提高其吞噬和杀灭真菌的活性，并具有趋化作用。血浆中的转铁蛋白可扩散至皮肤角质层，具有抑制真菌的作用。

（2）适应性免疫。细胞免疫是抗真菌感染的关键。T 细胞介导的迟发型超敏反应能局限和消灭真菌，以终止感染。体液免疫对部分真菌感染有一定保护作用。

此外，长期应用广谱抗生素后导致菌群失调，或因患肿瘤、服用免疫抑制剂或 HIV 感染等多种原因导致机体免疫力低下均可引起机会致病性真菌感染，这也说明人体免疫在抗真菌过程中发挥重要作用。

三、真菌感染的微生物学检查

1. 直接检查　浅部感染真菌的病变标本如毛发、皮屑、甲屑置于玻片上，滴加 10% KOH，覆盖玻片，微热熔化角质层，再将玻片压紧，用吸水纸吸去周围多余碱液，在显微镜下观察，见皮屑、甲屑中有菌丝，或毛发内部或外部有成串孢子，即可初步诊断为癣菌感染。深部感染真菌标本如痰、脑脊液亦可制成涂片，用革兰染色（白假丝酵母菌）或墨汁负染（新型隐球菌）观察形态特征。

2. 培养检查　常用沙保培养基（22~28 ℃），深部真菌可用血琼脂或脑心葡萄糖血琼脂 37 ℃培养，必要时运用鉴别培养基和生化反应进行鉴定。

3. 免疫学试验　通过检测深部感染真菌的抗体，可辅助诊断荚膜组织胞质菌、白假丝酵母菌、曲霉菌等。从血清或其他部位检测真菌抗原，对早期诊断也具有重要意义。

四、真菌感染的防治原则

真菌感染目前尚无特异性预防方法。皮癣的预防主要是注意皮肤卫生，避免直接或间接与患者接触。预防足癣要保持鞋袜干燥、透气性好，防止真菌孳生。治疗主要是局部使用咪康唑霜等抗真菌药物。癣症严重的患者也可考虑口服灰黄霉素、酮康唑等药物。

深部感染真菌的预防重点是：提高机体的免疫力，严格掌握免疫抑制剂、皮质激素以及广谱抗生素等药物的应用等。对深部真菌感染目前还缺乏高效、安全的较理想的抗真菌药物。

第二节　主要的致病性真菌

一、浅部感染真菌

浅部感染真菌由一群生物学性状相近的皮肤癣菌组成，主要侵犯人或动物体表角蛋白组织（表皮角质层、毛发、甲板）。所造成的疾病称为浅部真菌病，又名为皮肤癣菌病。

（一）生物学性状

皮肤癣菌分属于三个属，即表皮癣菌属、小芽胞癣菌属和毛癣菌属。

（1）表皮癣菌属。通常感染大腿内侧上方至鼠蹊部的皮肤、足间皮肤与指甲，此菌不入侵毛发。沙保培养基中菌落开始如蜡状，继而呈短绒毛状或粉末状，颜色渐变为淡黄绿色。长时间培养菌落可出现不规则皱褶。镜下菌丝较细，有隔，大分生孢子呈棒状。

（2）小芽胞癣菌属。此属真菌通常只感染皮肤与毛发，很少侵犯指甲。菌落多呈绒毛状或粉末状，表面较粗糙。菌落颜色可呈灰色、棕黄色、橘红色等。主要的孢子形式是位于菌丝顶端的大分生孢子，外形巨大且壁厚。

（3）毛癣菌属。不同种毛癣菌菌落形态可见绒毛状、粉末状、颗粒状、光滑蜡样及脑回状等，颜色可呈白色、奶油色、黄色、橙黄色、淡红色、红色或紫色等。菌丝侧面或分生孢子柄上的小分生孢子为其主要的孢子形式。

（二）致病性

皮肤感染真菌引起的疾病统称为癣。一种皮肤癣菌可侵犯不同部位，同一部位的皮癣可由不同的皮肤癣菌所引起。三个菌属均可感染皮肤，引起体癣、股癣和手足癣等；毛癣菌属和小芽胞癣菌属的真菌还可侵犯毛发；絮状表皮癣菌和毛癣菌属的真菌尚能侵犯指（趾）甲。

> **提　示**
>
> 临床上皮肤癣菌感染多见于皮肤及其附属结构，但不意味着皮肤癣菌的感染只局限于浅层，它们也可引起深部感染，甚至出现菌血症或败血症。例如，糠秕马拉色菌主要侵犯皮肤浅层，但发现它也可引起菌血症、浆膜炎和骨关节炎等。

（三）微生物学检查

取病变部位的皮屑、甲屑或毛发，用10% KOH处理并在火焰上微微加温后镜检，如在标本中查到菌丝或孢子即可初步诊断；也可接种到沙保培养基上分离培养以鉴定菌种。

（四）治疗与预防

皮肤癣菌病的治疗在于适当地除去受感染且死亡的表皮组织，并局部使用抗真菌药物治疗，须慎防再次感染与继发感染，并且避免用药过度而造成皮肤癣菌疹。指甲感染除了要口服灰黄霉素外，有时尚须以手术切除部分指甲。

二、皮下组织感染真菌

皮下组织感染真菌主要有申克孢子丝菌与着色真菌。

（一）申克孢子丝菌

申克孢子丝菌为双相型真菌。人类通过有创伤的皮肤接触染菌土壤或植物引起感染。局部皮肤形成亚急性或慢性肉芽肿，使淋巴管出现链状硬结，称为孢子丝菌性下疳。亦可经口或呼吸道侵入，沿血行扩散至其他器官。治疗可口服饱和碘化钾液或伊曲康唑，若引起深部感染，可用两性霉素 B 治疗。

（二）着色真菌

着色真菌是分类上相近、引起临床症状相似的一些真菌的总称。多为腐生菌，广泛存在于土壤及植物中。代表菌有裴氏着色真菌、紧密着色真菌等。一般由外伤侵入人体，病损皮肤呈边界鲜明的暗红色或黑色区，故称着色真菌病。亦侵犯深部组织，呈慢性感染过程。在机体全身免疫功能低下时可侵犯中枢神经系统，导致脑内感染。

三、深部感染真菌

侵犯机体深部组织、内脏，甚至引起全身感染的真菌称为深部感染真菌，所致的疾病统称为深部真菌病。深部感染真菌包括条件致病性真菌和地方流行性真菌两类。地方流行性真菌在我国较为少见。近年来，由于抗生素、类固醇皮质激素、免疫抑制剂及抗肿瘤药物的广泛应用，器官移植、介入性治疗的开展等原因，深部真菌病发病率日益增加，且常导致致死性后果。

（一）条件致病性真菌

1. 白假丝酵母菌　白假丝酵母菌也称白色念珠菌，可引起皮肤、黏膜和内脏的急性或慢性炎症。

（1）生物学性状。白假丝酵母菌呈圆形或卵圆形，直径 $3 \sim 6 \mu m$。培养后的白假丝酵母在假菌丝中间或顶端常有较大、壁薄的圆形或梨形细胞，可以发展成为厚膜孢子，为该菌特征之一。革兰染色阳性，但着色不均匀。白假丝酵母菌在沙保培养基、普通琼脂和血琼脂上，25 ℃和 37 ℃均能生长，主要以芽生方式进行繁殖。在沙保培养基上 37 ℃或室温培养 $2 \sim 3$ 天，菌落为灰白或奶油色，柔软而光滑；培养稍久，颜色略为变深，菌落变硬或有皱褶。在动物血清中 37 ℃孵育 $1 \sim 3$ 小时可形成芽管。在米粉琼脂或玉米粉吐温琼脂中室温培养可形成厚膜孢子。

（2）致病性。白假丝酵母是机会致病菌，通常存在于人的皮肤及口腔、上呼吸道、阴道与肠道黏膜，当机体出现菌群失调或抵抗力下降时，可引起各种白假丝酵母菌病。白假丝酵母菌的致病可能与其侵袭力、毒素和某些酶类有关。所致疾病主要有下列几种：

① 皮肤、黏膜感染。白假丝酵母感染好发于皮肤潮湿、皱褶部位，可引起湿疹样皮肤白假丝酵母菌病、肛门周围瘙痒症及肛门周围湿疹和指间糜烂症等，易与湿疹混淆。黏膜感

染则可见有鹅口疮、口角糜烂、外阴与阴道炎等，其中以鹅口疮最为常见。

② 深部或全身性感染。机体免疫功能低下时易发生深部或全身性白假丝酵母菌感染，如白血病、恶性肿瘤和 AIDS 后期以及肾移植术后等。

呼吸系统感染：临床表现与普通支气管肺炎相似，但咳嗽较顽固，并常有血痰。

泌尿系统感染：白假丝酵母菌可由尿道口上行性感染或由肾盂下行性感染，引起膀胱、尿道、肾盂等处炎症。在膀胱和肾盂内常有菌块。

消化道感染：食道常形成白色伪膜，患者可出现疼痛、吞咽困难、吐血、便血等。

中枢神经系统感染：脑膜炎、脑膜脑炎、脑脓肿等。

（3）微生物学检查。

① 直接镜检。脓、痰标本可直接涂片，革兰染色后镜检。患部如为皮肤或指（趾）甲，取皮屑或甲屑用 10% KOH 处理后镜检。可见圆形或卵形的菌体及芽生孢子和假菌丝。

② 分离培养与鉴定。可将标本接种于沙保培养基中分离培养，25 ℃培养 1~4 天，在表面形成乳白色（偶见淡黄色）酵母样菌落。镜检可见假菌丝及成群的卵圆形芽生孢子。再用芽管形成试验、厚膜孢子形成试验或采用生化试验、血清学方法等进行鉴定。

（4）防治原则。预防白假丝酵母菌感染除应注意增强患者的抵抗力外，还应注意避免由使用广谱抗生素、免疫抑制剂等导致的医源性感染。治疗应根据病情选用两性霉素 B、氟康唑等。

2. 新型隐球菌　隐球菌属广泛分布于自然界，尤其鸽粪中较多，从正常人的体表、口腔和粪便中有时也可分离到。对人致病的主要是新型隐球菌（Cryptococcus neoformans）。

（1）生物学性状。新型隐球菌呈球形，直径 4~12 μm，外周有一层较厚的荚膜（图 14 - 3）。该菌以芽生方式繁殖，一个菌体可同时产生一个或多个芽生孢子，芽颈较细。不能形成假菌丝。该菌在室温及 37 ℃均能生长。在沙保培养基上繁殖后，菌落开始为白色、光滑、湿润、透明发亮，继续培养则逐渐变为黄色、黄棕色。

（2）致病性。新型隐球菌的荚膜多糖是重要的致病物质，有抑制吞噬、诱使动物免疫无反应性、降低机体抵抗力的作用。该菌主要经呼吸道侵入机体，引起肺、中枢神经系统等感染。

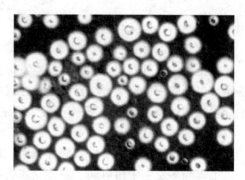

图 14 - 3　新型隐球菌的荚膜

新型隐球菌可侵犯人和动物引起隐球菌病。多数为外源性感染，也可引起内源性感染。对人类而言是机会致病菌。人由呼吸道吸入后引起感染，初感染灶多为肺部。肺部感染一般预后良好。但从肺部可以播散至全身其他部位。播散病灶可发生在各个脏器，最易侵犯的是中枢神经系统，引起慢性脑膜炎。脑及脑膜的隐球菌病预后不良。

（3）微生物学检查。① 直接镜检。取少量痰、脓汁或脑脊液离心沉淀物等标本在载玻片上加一小滴印度墨汁做负染色后镜检。若见有球形菌体，外周有宽厚透明的荚膜，即可初步诊断。② 分离培养与鉴定。将标本接种到沙保培养基上置于 37 ℃培养，分离出可疑真菌后，再用生化试验或免疫学方法进行鉴定。还可应用 ELISA、胶乳凝集试验等方法检测标本中新型隐球菌的荚膜多糖抗原以辅助诊断。

（4）防治原则。减少鸽子数量，及时对鸽粪进行消毒处理。治疗肺、中枢神经系统或全身隐球菌病，两性霉素 B 与 5 - 氟胞嘧啶并用效果较好。此外，还可选用氟康唑、酮康唑等。

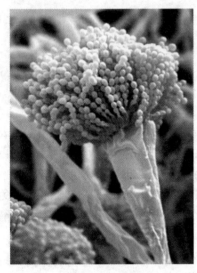

图 14 - 4　曲霉菌

3. 曲霉菌　曲霉属（Aspergillus）真菌在自然界种类较多，其中十余种能引起人类感染，最常见的为烟曲霉。曲霉菌的基本结构是菌丝和分生孢子（图 14 - 4）。曲霉的菌丝为有隔菌丝，接触培养基的菌丝部分形成足细胞，从其侧壁长出分生孢子梗。分生孢子梗顶端形成一串分生孢子。分生孢子为球形或卵圆形，可呈黄、黑等颜色。曲霉菌在沙保培养基上繁殖后，可形成绒毛状或絮状菌落。菌落开始为白色，随着孢子的产生，不同菌种可呈现不同的颜色。

曲霉菌能侵犯机体的许多部位，引起所侵犯部位的曲霉菌病。其致病作用与曲霉菌产生的毒素、某些酶类和机械刺激有关。

（1）肺曲霉菌病。包括真菌球型肺曲霉菌病、肺炎型曲霉菌病及超敏性支气管肺曲霉菌病。

（2）全身性曲霉菌病。原发病灶主要在肺部，多数因败血症而引起全身性感染，预后差。

（3）中毒与致癌。有些曲霉产生的毒素，可引起人或动物中毒或肿瘤。

微生物检查可取痰、脓汁等标本直接涂片镜检，培养后根据菌落及镜下形态特征等进行鉴定。也可应用免疫学方法检测患者血清中的特异性抗体进行辅助诊断。呼吸系统曲霉病的治疗可用两性霉素 B、5 - 氟胞嘧啶、氟康唑等。

4. 毛霉菌　毛霉属（Mucor）真菌广泛分布于自然界，是粮食和食品霉变、实验室污染的重要原因。还可作为条件致病性真菌，在机体免疫功能低下时引起毛霉病。

毛霉病多发生于白血病、重症糖尿病等免疫功能低下的患者。该菌侵袭力强，可破坏血管和淋巴管，并进入血液中繁殖，导致血管栓塞或出血。毛霉菌感染多发在鼻或耳部，经口腔唾液流入上颌窦和眼眶，形成肉芽肿；也可经血液入脑，引起脑膜炎。诊断与治疗原则同其他深部感染真菌。

5. 卡氏肺孢菌　卡氏肺孢菌在自然界分布广泛。卡氏肺孢菌经呼吸道吸入肺内，多为隐性感染。当宿主抵抗力低下时，潜伏在肺内以及新侵入的卡氏肺孢菌得以大量繁殖，引起肺炎。该病多见于营养不良和身体虚弱的儿童、接受免疫抑制剂或抗癌化疗以及先天性免疫缺陷病的患者，近年来成为 AIDS 患者常见的并发症。该菌对多种抗真菌药物不敏感，治疗其感染可用复方新诺明或羟乙磺酸戊烷胺。

（二）地方流行性真菌

　　这类真菌主要包括荚膜组织胞质菌、粗球孢子菌和皮炎芽生菌等。这些真菌均为双相型真菌，致病作用比其他真菌强。荚膜组织胞质菌经呼吸道侵入机体，引起肺部感染，多数患者可自愈，少数患者能扩散到全身。粗球孢子菌可引起原发性的肺部感染，少数患者还可扩散到全身，全身感染病死率较高。皮炎芽生菌病是一种慢性感染性疾病，以化脓或肉芽肿性病变为特征，好发于肺和皮肤，也可扩散至全身。

本章小结

　　真菌是真核细胞型的微生物，在自然界分布广泛。真菌分为单细胞和多细胞两类；单细胞真菌主要为酵母菌和类酵母菌，呈圆形或椭圆形，多细胞真菌由菌丝和孢子组成。大多数真菌营养要求不高。真菌菌落分为酵母菌型菌落、类酵母菌型菌落和丝状菌落三种。真菌易发生变异，对干燥、阳光、紫外线及一般化学消毒剂有耐受力，但对热敏感。真菌引起的疾病大致包括真菌性感染、真菌性超敏反应和真菌毒素中毒。

　　真菌感染性疾病分为浅部真菌感染、皮下组织真菌感染、深部真菌感染。皮肤癣菌是常见的浅部感染真菌，在人与人之间通过直接接触或毛巾衣服等途径传播。深部感染真菌侵袭深部组织、内脏以及全身。导致深部感染的条件致病性真菌主要有新型隐球菌、白假丝酵母菌、曲霉菌、毛霉菌及卡氏肺孢菌，此类真菌感染多发生在机体免疫力低下或菌群失调时。

学习活动 14－1

案例与分析

　　案例： 患者，男性，32岁，AIDS患者，因头痛和发热3天，来到急诊科就诊。据和患者在一起的家属陈述，患者出现发热和头痛之前几周即开始出现神志不清、健忘、易激怒等症状；患者目前处于AIDS晚期，CD4$^+$T细胞计数极低，并饱受卡氏肺孢菌肺炎、白假丝酵母菌食管炎和卡波西肉瘤的折磨。患者目前采用多种措施实施治疗，但家属们仍不能确定患者是否确实真的进行了所有相应的治疗。检查中发现，患者为恶病质体质，极度虚弱，神志不清，仅对自己的名字有反应。体温为 37.8 ℃，其余基本生命体征正常；脑神经检查正常，

案例与分析
参考答案

有轻度的颈强直；心血管、肺、腹部检查正常；患者反射功能亢进，头部 CT 扫描正常。腰椎穿刺进行脑脊液检查发现，其中有大量白细胞，以淋巴细胞为主，革兰氏染色未发现微生物，用印度墨汁负染发现有病原微生物。

问题：

1. 本例病患最有可能感染的病原微生物是什么？
2. 这种病原微生物的毒力主要来自什么？

学习活动 14 - 2

自 测 练 习

一、单项选择题（请扫二维码进行在线测试）

在线自测

二、问答题

1. 简述真菌的培养特性。
2. 简述真菌性疾病的几种形式。
3. 简述两种常见的能引起深部感染的条件致病性单细胞真菌的致病性。

（王旭丹）

参 考 文 献

［1］ABBAS A K, LICHTMAN A H, PILLAI S. Cellular and Molecular Immunology. 10th ed. Philadelphia：Elsevier, 2021.

［2］MURPHY K, WEAVER C. Janeway's Immunobiology. 9th ed. New York：Garland Science, 2016.

［3］郝钰, 万红娇, 邝枣园. 医学免疫学与病原生物学. 4 版. 北京：科学出版社, 2017.

［4］曹雪涛. 医学免疫学. 7 版. 北京：人民卫生出版社, 2018.

［5］程纯, 郝钰. 免疫学基础与病原生理学. 3 版. 北京：人民卫生出版社, 2021.

［6］周光炎. 免疫学原理. 4 版. 北京：科学出版社, 2018.

［7］曹雪涛, 何维. 医学免疫学. 3 版. 北京：人民卫生出版社, 2015.

［8］罗恩杰. 病原生物学. 5 版. 北京：科学出版社, 2016.

［9］李凡, 徐志凯. 医学微生物学. 9 版. 北京：人民卫生出版社, 2018.

［10］吕厚东, 吴爱武. 临床微生物学检验技术. 武汉：华中科技大学出版社, 2020.

［11］李凡, 徐志凯. 医学微生物学学习指导与习题集. 2 版. 北京：人民卫生出版社, 2018.

［12］MURRAY P R, ROSENTHAL K S, PFALLER M A, et al. Medical Microbiology 8th ed. Philadelphia：Elsevier, 2015.

［13］刘运德, 楼永良. 临床微生物学检验技术. 北京：人民卫生出版社, 2015.

［14］蔡保健. 医学微生物电子显微镜图谱. 北京：华夏出版社, 1990.

［15］谢念铭. 医学细菌电镜图谱. 北京：人民卫生出版社, 1994.

［16］RAGAB D, ELDIN H S, TAEIMAH M, etal. The COVID – 19 Cytokine Storm；What We Know So Far. Front Immunol, 2020, 16 (11)：1446.